Matthias Frank

Qualitätsmanagement in der Arztpraxis – erfolgreich umgesetzt

2. Auflage

Matthias Frank

Qualitätsmanagement in der Arztpraxis – erfolgreich umgesetzt

Mit Handlungsanleitungen, Arbeitshilfen und Checklisten für niedergelassene Ärzte

2. Auflage

Mit einem Geleitwort von

Ferdinand M. Gerlach

Mit 29 Abbildungen
und 24 Tabellen

Schattauer Stuttgart New York

Dr. med. Matthias Frank
Facharzt für Allgemeinmedizin,
Naturheilverfahren und Rehabilitationswesen
Am Brurain 12
76187 Karlsruhe

Bibliografische Information der Deutschen Bibliothek
Die Deutsche Bibliothek verzeichnet diese Publikation in der Deutschen Nationalbibliografie; detaillierte bibliografische Daten sind im Internet über <http://dnb.ddb.de> abrufbar.

E-Mail: info@schattauer.de
Internet: http://www.schattauer.de
Printed in Germany

Lektorat: Eva Wallstein, Stefanie Schell; Stuttgart
Umschlagabbildung: Katja Dalkowski, 91054 Buckenhof; www.meddesign.onlinehome.de
Satz: Satzpunkt Ewert GmbH, 95444 Bayreuth
Druck und Einband: Gulde Druck GmbH, 72072 Tübingen

ISBN 3-7945-2391-1 (Verlagsausgabe)

Für meinen Vater – Erich Frank – in Dankbarkeit

Geleitwort

Titel und Untertitel dieses Buches versprechen nicht zu viel: Es geht um „praktisches Qualitätsmanagement" in der „Arztpraxis". Der Autor ist dabei sogar im doppelten Sinne ein Praktiker. Zum einen ist Matthias Frank ein Praktiker des Qualitätsmanagements, der konkrete eigene Erfahrungen mit verschiedenen Verfahren zum Qualitätsmanagement in der eigenen Praxis gemacht hat. Er kennt die Chancen und Grenzen der Einführung und Weiterentwicklung einer systematischen Qualitätsförderung nicht nur aus der Theorie oder der Perspektive eines externen Beraters, sondern er (durch)lebt das Geschriebene gemeinsam mit seinem Praxisteam. Als Facharzt für Allgemeinmedizin und praktizierender Hausarzt in Karlsruhe ist er zum anderen auch ein ärztlicher Praktiker, der die niedergelassene Alltagspraxis und all ihre Tücken und Herausforderungen kennt.

Die Zielgruppe ist klar benannt: Der Autor hat das Buch für unsere niedergelassenen Kolleginnen und Kollegen geschrieben, die wissen wollen, was Qualitätsmanagement eigentlich ist, wie es funktioniert und welche unterschiedlichen Wege zur Umsetzung es gibt. Der Leser bekommt einen abwechslungsreichen Überblick über konzeptionelle Grundlagen, relevante Definitionen, gesetzliche Regelungen und die wichtigsten Qualitätsmanagementsysteme. Das Buch liefert darüber hinaus zahlreiche konkrete Anregungen, Tipps, Handlungsanleitungen, Arbeitshilfen und Checklisten. Der Autor hat dabei so ziemlich alles zusammengetragen, was ihm selbst auf seinem Weg begegnet ist und sich als nützlich erwies. Das behandelte Spektrum reicht vom Europäischen Praxisassessment über Business-Excellence-Modelle, Mind Mapping und bargeldlosen Zahlungsverkehr bis zu Trojanischen Pferden und anderen Computerviren.

Da der thematische Bogen weit gespannt ist und aufgrund seiner umsetzungsorientierten Darstellung bietet das Buch sowohl dem fortgeschrittenen „QM-Freak" als auch dem Novizen reichlich Nahrung.

Wohltuend: Das vor Ihnen liegende Buch ist kein Herausgeberwerk mit vielen mehr oder weniger aufeinander abgestimmten Beiträgen verschiedener Autoren, sondern vielmehr ein aus der Praxis heraus geschriebenes Buch aus einem Guss. Es ist eines der ersten, bei dem die niedergelassene Praxis mit all ihren Besonderheiten wirklich im Fokus steht.

Das Buch ist eine Bereicherung. Ich wünsche ihm eine weite Verbreitung.

Frankfurt, im Frühjahr 2005

Prof. Dr. med. Ferdinand M. Gerlach, MPH
Direktor des Instituts für Allgemeinmedizin
Klinikum der Johann Wolfgang Goethe-Universität
Frankfurt am Main

Vorwort zur 2. Auflage

Tagtäglich erleben unsere kranken und schwerst kranken Patienten in den Arztpraxen deutliche Leistungseinschränkungen, die durch gesundheitspolitische Entscheidungen gewollt und bedingt sind. Hierbei werden auch zunehmend Zweifel an der Qualität der erbrachten medizinischen Leistungen und der Qualifikation von uns niedergelassen Ärzten vorgebracht. Durch unsägliche Reglementierungen und Vorschriften wird die Ärzteschaft einerseits deutlich verunsichert, andererseits ein Gesundheitsmarkt als Megatrend initiiert, in dem Ärzte ständig mit niedergelassenen Kollegen, mit Krankenhäusern, medizinischen Versorgungszentren und anderen Anbietern konkurrieren müssen. Eine Möglichkeit, um trotz dieser genannten Entwicklungen eine optimale Patientenversorgung zu gewährleisten und betriebswirtschaftlich weiterexistieren zu können, ist die konsequente Orientierung des Praxisteams an Qualität und Dienstleistung sowie deren Umsetzung durch Qualitätsmanagement.

Bestärkt durch den großen Erfolg der ersten Auflage wurde die zweite, erweiterte und aktualisierte Auflage dieses Buches angeregt. Dabei soll das vorliegende Kompendium auch dazu motivieren, sich den genannten Veränderungen des Gesundheitswesens zu stellen und die Zukunft unseres Gesundheitssystems aktiv mitzugestalten. Vor diesem Hintergrund sollte jedoch immer bedacht werden, dass Sinn und Zweck einer systematischen Qualitätsförderung vor allem dem Nutzen unserer Patienten dienen und wir als Praxisteam durch Qualitätsmanagement Vertrauen schaffen können, dass unsere gebotenen Leistungen auch den an uns gerichteten Erwartungen entsprechen.

Karlsruhe, im Frühjahr 2005

Matthias Frank

Inhalt

1 Qualitätsmanagement (QM)

Einführung

Innovationen im Gesundheitswesen, steigender Bedarf an medizinischen Leistungen durch Zunahme chronischer Erkrankungen und Morbidität, Nutzung der Verbesserungspotenziale in der ambulanten Versorgung und Optimierung der Betreuungsqualität des einzelnen Patienten stehen wirtschaftlich und politisch begründeten Ausgabegrenzen gegenüber. Für niedergelassene Ärzte in eigener Praxis resultiert hieraus nicht nur ein zunehmender Zwang, bei den Gesundheitsausgaben einzusparen, sondern auch die Notwendigkeit, sich bei steigenden Anforderungen an die ärztliche Tätigkeit einem offensichtlich erhöhten Konkurrenzdruck zu stellen. Diese Entwicklungen machen zur Existenzsicherung eine strategische Positionierung am Markt unerlässlich, was vor allem vorausschauendes, zukunftorientiertes Denken im Sinne einer **langfristigen und strategischen Planung** erfordert.
In kaum einem anderen Wirtschaftszweig trifft diese Forderung nach einer verstärkten Integration von Wettbewerbselementen auf größere Vorbehalte als im Gesundheitswesen. Dabei ist aber zu berücksichtigen, dass Wettbewerb nicht nur den Versicherten Vorteile bietet, sondern auch jenen Ärzten, die bereit sind Gesundheitsdienstleistungen überdurchschnittlich hoher Qualität anzubieten. Es ist Aufgabe des Marketings, sich mit den Bedürfnissen und Wünschen der Patienten auseinander zu setzen. Als Instrument des Qualitätsmanagementsystems finden umfangreiche Marketingmaßnahmen bereits in vielen Arztpraxen, z. B. in Form von Patienten- und Mitarbeiterbefragungen, statt. Wichtige Anhaltspunkte für die Marketingstrategien von Arztpraxen umfassen vor allem den Qualitäts- und Servicegedanken, die Patientenorientierung und die Erschließung des modernen Gesundheitsmarktes. Marketing und Unternehmenskommunikation sind ein höchst komplexes Geschäftsgebiet mit zahlreichen Fallstricken. Für das **„Unternehmen Arztpraxis“** genügt es heute längst nicht mehr, nur die Dienstleistung anzubieten, vielmehr muss der Betrieb auch als besonders kompetentes und kundenfreundliches Unternehmen bekannt gemacht werden. Im Zentrum aller Anstrengungen des Praxisteams steht deshalb

immer der Patient mit seiner Qualitätswahrnehmung. Nimmt man Patientenorientierung ernst, bedeutet dies, dass alle Arbeitsabläufe und Prozesse der Praxis auf die Bedürfnisse und Anforderungen der Patienten abgestimmt werden. Dies hat deswegen einen solch hohen Stellenwert, weil Engagement und Aufwendungen nur dann erfolgreich sein können, wenn der Patient diese Qualität aus seiner Sicht auch tatsächlich als Verbesserung erlebt. Dabei kann aber nur ein ganzheitliches Marketing-Konzept den Geschäftserfolg dauerhaft absichern, wobei zu beachten ist, dass Marketing niemals nur kurzfristig erfolgt, sondern eine langfristige Maßnahme sein muss.
Qualität ärztlichen Handelns bedeutet in diesem Sinne, die an der Gesundheit des Patienten gemessene bestmögliche medizinische Versorgungsleistung zu ermöglichen, d. h. therapeutische Leistungen auf höchstem Niveau durchzuführen und dies den Patienten durch Top-Marketing auch zu kommunizieren. Marketing als eine auf Patientenorientierung gerichtete Denkweise zu verstehen, kann allerdings erst dann mit Aussicht auf Erfolg angewendet werden, wenn dessen Basis eine hocheffizient arbeitende Arztpraxis ist. Qualitätsmanagement ist hierbei ein wirksames Instrument der Organisationsentwicklung der Arztpraxis und dient somit in erster Linie dieser optimalen Patientenversorgung.
Die Grundlagen der Qualitätssicherung als eigenständige Disziplin wurden bereits in den 30er-Jahren des vorigen Jahrhunderts in den USA geschaffen. Der Begriff Qualitätssicherung ist seither untrennbar mit einem der wichtigsten Pioniere des Qualitätswesens, W. Edwards Deming (1900–1993), verbunden. Deming, ein ehemaliger Schüler Shewharts, hatte ein als Management-Programm bezeichnetes System entwickelt, dessen Unternehmens- und Qualitätsphilosophie maßgeblich dazu beitrug, dass Japan eine führende Rolle in der Weltwirtschaft einnehmen konnte. 1951 wurde ihm zu Ehren dann der **Deming-Preis** geschaffen, der wohl auch heute noch international angesehenste Qualitätspreis. Trotz der wirtschaftlichen Erfolge blieb der Einfluss der Unternehmens- und Qualitätsphilosophie Demings auf die industrielle Basis der USA in ihrer gesamten Breite zunächst außerordentlich gering. Erst Jahrzehnte später waren schließlich nordamerikanische und europäische Unternehmen bereit, Qualitätsmanagementsysteme in ihre Unternehmen einzubinden. In den 80er-Jahren wurde dann damit begonnen, Qualitätsmanagement auch im Gesundheitswesen zu etablieren. Zahlreiche Anwendungen modernen Qualitätsmanagements in der Medizin entwickelte Donabedian, wobei auch die Unterscheidung in **Struktur-, Prozess- und Ergebnisqualität** auf ihn zurückgeht. Inzwischen haben zahlreiche Länder umfangreiche Programme zur Etablierung systematischen Qualitätsmanagements im Gesundheitswesen geschaffen.
Qualitätsmanagement besteht vom Grundsatz her aus einer sich ständig wiederholenden Abfolge von **Analyse, Konzeption und Aktion**. Zunächst wird der aktuelle Stand erfasst und analysiert, es folgt die Konzeption der qualitäts-

verbessernden Maßnahmen und die Veranlassung entsprechender Aktivitäten. Anschließend wird festgestellt, ob die durchgeführten Aktionen einen tatsächlichen Effekt auf das Ergebnis hatten. Das Ziel der Qualitätssicherung besteht nun darin, die bereits erreichte Qualität zu sichern und, soweit möglich, eine Erhöhung des Qualitätsniveaus durch kontinuierliche Verbesserungen zu erreichen. Es ist innerhalb dieser Systematik leicht verständlich, dass Qualitätsmanagement und Qualitätssicherung in der Medizin – vor allem unter dem Anspruch möglichst effektiver Kosten-Nutzen-Relation – eine wachsende Bedeutung zukommt.

Durch die Implementierung eines Qualitätsmanagementsystems (QM) in der Arztpraxis lässt sich nicht nur aktuelles medizinisches Wissen schneller im Alltag umsetzen, sondern es wird auch eine gleichmäßig hohe Behandlungsqualität gesichert, und der Patient kann somit zum verantwortlichen und informierten Mitgestalter des Behandlungsablaufs gewonnen werden. **Leitlinien** können dabei diagnostische und therapeutische Entscheidungen unterstützen, wobei Basis dieser Leitlinien vor allem die Kriterien der „Evidence-based Medicine" sind. Das bedeutet, dass die transparente Einbeziehung wissenschaftlicher Literatur und die objektive Qualitätsbewertung wissenschaftlicher Studien Bedingung sein muss, damit die Bezeichnung „evidenzbasierte Leitlinie" auch gewährleistet ist.

Die Bundesärztekammer (www.baek.de) hat sich mit der Arbeitsgemeinschaft der Wissenschaftlichen Medizinischen Fachgesellschaften (www.awmf-online.de) zur Entwicklung und Verbreitung von Leitlinien geeinigt. Sehr übersichtliche amerikanische Guidelines finden sich vor allem unter der Internet-Adresse www.guideline.gov.

Eine umfassende Patientenbetreuung und damit auch eine **Stärkung der Eigenverantwortung** des einzelnen Patienten ist ebenfalls zentrales Anliegen der aktuellen Gesundheitspolitik. Patienten der Zukunft werden deshalb zunehmend Kunden medizinischer Dienstleistungen. Hierdurch wird ein Teil des medizinischen Bedarfs maßgeblich von der Patientennachfrage und somit von den Wettbewerbskräften des Gesundheitsmarktes bestimmt. Folge ist, dass der Patient in Zukunft mehr Mitsprache einfordert und seinen Anspruch an die medizinischen Einrichtungen steigern wird. Arztpraxen werden die angebotenen Leistungen deshalb verstärkt an den Wünschen ihrer „Kunden" auszurichten haben und kundenorientiertes Verhalten umsetzen müssen.

Darüber hinaus hat sich auch das Verhalten der Bevölkerung grundlegend geändert. Für die Patienten sind **Gesundheitsinformationen** heute **leichter zugänglich** als zu früheren Zeiten. Durch die zunehmende Verbreitung des Internets als Informationsmedium, auch für die medizinische Versorgung, haben unsere Patienten ebenfalls Zugang zu aktuellen Forschungsberichten, der Expertenmeinung, medizinischen Leitlinien, Anbieteradressen und Benchmarking-Ergebnissen. Das Angebot umfasst inzwischen sowohl allgemeine Gesundheitsseiten als auch spezialisierte Seiten für ausgesuchte Patientengruppen. Zunehmende Individualisierung und ungebremster medizinischer Fortschritt führen zusätzlich dazu, dass die Nachfrage und die Erwartungen an das medizinisch Machbare deutlich ansteigen. Die 75. Gesundheitsministerkonferenz (GMK) 2002 sah es als *„öffentliche Aufgabe der Länder und des Bundes an, die Bereitstellung qualitätsgesicherter Informationsangebote zu Gesundheitsfragen und insbesondere zu Versorgungsstrukturen zu gewährleisten, z. B. durch den Aufbau öffentlicher Gesundheitsportale"*. Die Möglichkeiten der Kompetenzerweiterung von Patienten durch online angebotene Gesundheitsinformationen können entsprechend der GMK nur bei Gewährleistung zeitgemäßer und objektiver Informationen genutzt werden. Zwischenzeitlich haben deshalb verschiedene Organisationen und Institutionen (HON, Discern, MedCertain) damit begonnen, die Entwicklung von Qualitätskriterien für medizinische Informationen im Internet zu forcieren. Vor allem auch, um unseren Patienten qualitätsgesicherte und laienverständliche Mitteilungen bieten zu können. Auch die Krankenkassen haben entsprechend reagiert und versorgen ihre Mitglieder zwischenzeitlich mit umfassenden medizinischen Informationen durch persönliche Gespräche, Informationsbroschüren, Telefonservice und Internet-Portale. Hierbei erfüllen die Krankenkassen eine sozialrechtliche Aufgabe, da sie durch das Sozialgesetz verpflichtet sind, ihren Versicherten beratend zur Seite zu stehen.

■ SGB V (Sozialgesetzbuch) § 1 Solidarität und Eigenverantwortung

„(...). Die Krankenkassen haben den Versicherten dabei durch Aufklärung, Beratung und Leistung zu helfen und auf gesunde Lebensverhältnisse hinzuwirken."

Ein erfolgreich eingeführtes Qualitätsmanagement in der Arztpraxis kann zu einer deutlichen **Qualitätssteigerung** der medizinischen Betreuung und zu einem nicht unerheblichen Wettbewerbsvorteil der einzelnen Praxis führen, sodass die Einführung eines Qualitätsmanagementsystems nicht nur unter Qualitäts- und Wirtschaftlichkeitsaspekten zu sehen ist. Vorrangiges Ziel eines Qualitätsmanagementsystems allerdings ist die Sicherstellung und Verbesserung der Gesundheitsversorgung. Ohne Transparenz kann kein effektives Qualitätsmanagement entstehen, ohne Qualitätsmanagement keine verbesserte Patientenorientierung. Durch einen Vergleich zwischen der gewünschten Qualitätsanforderung und der tatsächlich erbrachten Qualität der Behandlung können Schwachstellen aufgedeckt und schließlich auch beseitigt werden. Um eine gleich bleibende Qualität aufrecht zu erhalten, ist es deshalb notwendig, Arbeitsabläufe kontinuierlich zu überprüfen und zu optimieren. Gleichzeitig werden uneffiziente Abläufe vermieden. Durch die zunehmende Verantwortung der Mitarbeiter für die Prozessabläufe in der Praxis wird es möglich, Fehlerquellen frühzeitig zu erkennen und Prozesse zu verbessern und zu optimieren. Wichtig ist hierbei, mit guten Werkzeugen und geeigneten Strategien optimal arbeiten zu können.

Im vorliegenden Praxisleitfaden wird Ihnen strukturiert dargelegt, wie Sie ein Qualitätsmanagementsystem in Ihrer Praxis aufbauen können, wie Sie das Qualitätshandbuch in knapper Form zu Papier bringen, was an grundlegenden Regeln und Abläufen zu beachten ist und wie Sie die gesetzlichen Vorgaben (entsprechend der Forderung des SGB V § 135a Absatz 2:
„Vertragsärzte [...] sind verpflichtet
1. sich an einrichtungsübergreifenden Maßnahmen der Qualitätssicherung zu beteiligen, die insbesondere zum Ziel haben, die Ergebnisqualität zu verbessern und
2. einrichtungsintern ein Qualitätsmanagement einzuführen und weiterzuentwickeln.")
   erfüllen können.

Auf dieser Grundlage können Sie dann eine Bewertung Ihres Qualitätsmanagementsystems nach EFQM (**E**uropean **F**oundation for **Q**uality **M**anagement) oder DIN EN ISO anstreben, um das Qualitätssystem Ihrer Praxis weiter zu perfektionieren. Grundsätzlich wird auch die Basis geschaffen, um schließlich ein umfassendes Qualitätsmanagementsystem nach TQM-Kriterien (**T**otal **Q**uality **M**anagement) einzurichten. Wesentlich in diesem Zusammenhang ist aber, dass der Gesetzgeber kein spezielles System fordert und insbesondere auch keine Zertifizierung vorschreibt.
Die Kriterien für das Qualitätsmanagementsystem der Arztpraxis wurden durch den Gemeinsamen Bundesausschuss festgelegt, entsprechend der Forderung des SGB V § 136a Absatz 2:
„Der Gemeinsame Bundesausschuss bestimmt für die vertragsärztliche Versorgung durch Richtlinien nach § 92
1. die verpflichtenden Maßnahmen der Qualitätssicherung nach § 135 a Abs.2 sowie die grundsätzlichen Anforderungen an ein einrichtungsinternes Qualitätsmanagement (...)"
Da sich mit prozessorientiertem Qualitätsmanagement die Vielzahl der Prozesse und Strukturen einer Arztpraxis wirksam und effizient gestalten lassen, bietet der vorliegende praktische Leitfaden umfassende Arbeitshilfen zur Umsetzung der gesetzlichen Forderung und der Vorgaben des gemeinsamen Bundesausschusses zur Einführung und Weiterentwicklung eines Qualitätsmanagementsystems in der Arztpraxis auf der Basis der DIN EN ISO 9001 : 2000. Hierzu werden alle Darlegungsforderungen der Norm erklärt und anhand konkreter Beispiele erläutert. Gleichzeitig wird das EFQM-Modell für Excellence verdeutlicht und ein Ansatzpunkt für die Anwendung dieses Selbstbewertungskonzeptes in der Praxis geschaffen. Schließlich wird aufgezeigt, wie die Balanced Scorecard als ausgezeichnetes, strategisches Steuerungsinstrument hilfreich eingesetzt werden kann.
Ein professionell durchgeführtes Qualitätsmanagement befähigt das Praxisteam, die anstehenden Aufgaben mit bestmöglicher Qualität zu erfüllen und

diese auch nach außen hin nachweisen zu können. Dabei ist jedoch eine **permanente Erhebung der Wirksamkeit** (Fehlerkorrekturen, Patientenbefragungen, ständige Anpassung an die veränderten Gegebenheiten) notwendig, um einen kontinuierlichen Verbesserungsprozess gewährleisten zu können. Das Ziel dieser andauernden Qualitätsverbesserung beinhaltet den Anspruch, die eigene Tätigkeit auch dann noch zu optimieren, wenn sich diese längst auf einem hohen Niveau befindet. Eine gewissenhafte Qualitätsorientierung sollte dabei **anhaltend prozess- und ergebnisorientiert** ausgerichtet sein. Obwohl der Nachweis tatsächlicher Qualitätsverbesserungen durch Implementierung eines Qualitätsmanagementsystems in der Arztpraxis noch erbracht werden muss, lassen sich Abweichungen in den Ergebnissen doch wohl leicht feststellen.

In den folgenden Jahren wird vor allem auch bei niedergelassenen Ärzten eine vermehrtes Engagement und zunehmende Flexibilität sowohl in organisatorischer als auch in medizinischer Hinsicht notwendig. Nicht nur muss die Krankenversorgung qualitativ ausgezeichnet sein, sondern sie soll auch wirtschaftlich, patientenorientiert und transparent erfolgen. Zukünftig sind deshalb Strukturen und Abläufe erforderlich, die diesen veränderten Rahmenbedingungen Rechnung tragen und patienten- und mitarbeiterorientiert gestaltet werden. Qualitätssicherung, Organisationsentwicklung und Qualitätsmanagement sind daher zentrale und innovative Chancen, um diese Neuorientierung der niedergelassenen Ärzte an den veränderten gesundheitspolitischen und gesundheitsökonomischen Voraussetzungen zu ermöglichen. Maßnahmen zum Qualitätsmanagement sollten deshalb als Chance für unser Gesundheitssystem und vor allem auch für die Praxen der niedergelassenen Ärzte betrachtet werden.

Gesetzliche Grundlagen

Der Gesetzgeber hat bereits 1989 mit dem **Gesundheits-Reformgesetz (GRG)** die gesetzlichen Grundlagen für die verpflichtende Einführung qualitätssichernder Maßnahmen im Gesundheitswesen geschaffen und die Qualitätssicherung im Sozialgesetzbuch V (SGB V) einheitlich geregelt. Krankenhäuser, Vorsorge- und Rehabilitationseinrichtungen wurden zur Qualitätssicherung verpflichtet (SGB V, §§ 135–139). Seit dem GRG findet somit die Qualitätssicherung im Sozialgesetzbuch eine gesetzliche Grundlage. Dieser Forderung des Gesundheits-Reformgesetzes (GRG) von 1989 zur Einführung von Qualitätssicherungsverfahren in die ambulante medizinische Versorgung begegnete dann die Kassenärztliche Bundesvereinigung (KBV) im Mai 1993 zunächst mit der Abfassung ihrer Qualitätssicherungsrichtlinien. Hierbei stand vor allem die Gründung ärztlicher Qualitätszirkel im Vordergrund. Nachdem die Vorgaben des Gesundheitsreformgesetzes jedoch nur geringe Umgestaltungen bewirkten und die vorgesehenen Steuerungsmechanismen weitgehend wirkungslos blieben, erweiterte das **Gesundheits-Strukturgesetz (GSG)** 1993 – als Gesetz zur Sicherung und Strukturverbesserung der gesetzlichen Krankenversicherung – den zukünftigen Rahmen für die Qualitätssicherung in der ambulanten medizinischen Versorgung. Das **2. GKV-Neuordnungsgesetzes (2. NOG)** – als Gesetz zur Neuordnung von Selbstverwaltung und Eigenverantwortung der Gesetzlichen Krankenversicherung – das am 1. Juli 1997 in Kraft trat, hat durch die §§ 137a (aktuell aufgehoben) und **§ 137b SGB V Arbeitsgemeinschaft zur Förderung der Qualitätssicherung in der Medizin** eine neue Kategorie von Qualitätssicherung definiert. Zum ersten Mal wurde die Bundesärztekammer auch im Sozialrecht mit einer weitergehenden Ermächtigung bei der Qualitätssicherung ärztlicher Berufsausübung ausgestattet. Die 72. Gesundheitsministerkonferenz (GMK) der Länder hat dann im Juni 1999 die Empfehlung ausgesprochen, zukünftig auch niedergelassene Ärzte zur Einführung von Qualitätsmanagement (QM) zu verpflichten und eine Zertifizierung für alle Leistungsanbieter im Gesundheitswesen bis zum Jahr 2005 einzuführen. Dieser Beschluss der GMK sollte in mehreren Stufen umgesetzt werden:

1. „Alle Einrichtungen des Gesundheitswesens dokumentieren bis zum 1.1.2003 in jährlichen Qualitätsberichten die Qualität ihrer Leistungen und veröffentlichen diese in geeigneter Form."
2. „Alle Einrichtungen führen bis zum 1.1.2005 ein an dem Stand der Wissenschaft und Technik orientiertes Qualitätsmanagement ein".

Hierdurch gab die Gesundheitsministerkonferenz 1999 eine wichtige Anregung zur Etablierung von Qualitätsmanagementsystemen in Arztpraxen. Die Fassung des Gesetzes war zunächst am Bundesrat gescheitert, lediglich die Regelung wurde etabliert, dass die Bundesausschüsse der Ärzte und Krankenkassen in Richtlinien die Anforderungen an die Qualitätssicherung in der ärztlichen Praxis festlegen sollen. Da jedoch aufgrund der Empfehlung der Gesundheitsministerkonferenz von 1999 innerhalb der nächsten Jahre mit einer Erweiterung dieser Verpflichtung zum Qualitätsmanagement auch für die ambulante Medizin zu rechnen war, hatte sich die Kassenärztliche Bundesvereinigung vorzeitig dazu entschlossen, Qualitätsmanagementsysteme auf die Umsetzbarkeit und Anwendbarkeit im vertragsärztlichen Bereich zu überprüfen. Hierzu wurde ein Arbeitskreis „Qualitätsmanagement in der ambulanten vertragsärztlichen Versorgung" gegründet, dessen erste Sitzung im Juli 2002 stattfand. Die Verpflichtung zur Qualitätssicherung wurde allerdings auch im Sozialgesetzbuch V (SGB V) weiter konkretisiert. Der Gesetzgeber hat der Sicherung und Verbesserung der Qualität im SGB V bereits einen herausragenden Status zugeschrieben. Sowohl Krankenkassen als auch die Leistungserbringer haben gemäß **§ 71 SGB V Beitragssatzstabilität** und **§ 72 SGB V Sicherstellung der vertragsärztlichen und vertragszahnärztlichen Versorgung** eine dem allgemein anerkannten Stand der medizinischen Erkenntnis entsprechende, ausreichende, zweckmäßige und wirtschaftliche Versorgung der Versicherten in der fachlich gebotenen Qualität unter Beachtung der Beitragsstabilität zu gewährleisten und die ärztlichen Leistungen angemessen zu vergüten.

- Die gesetzlichen Bestimmungen der §§ 137 (§ 137a wurde aufgehoben) und 137b SGB V regeln die Qualitätssicherung in der stationären Versorgung.
- §§ 135 und 136 regeln die Qualitätssicherung im vertragsärztlichen Bereich und
- § 115b SGB V die Qualitätssicherung von ambulanten Operationen – den stationären wie den vertragsärztlichen Sektor abdeckend.

Gemäß **§ 135a SGB V Verpflichtung zur Qualitätssicherung** (1) sind die Leistungserbringer zur Sicherung und Weiterentwicklung der von ihnen erbrachten Leistungen verpflichtet, wobei die Leistungen dem jeweiligen Stand der wissenschaftlichen Erkenntnisse entsprechen müssen. Außerdem müssen die Leistungen in der fachlich gebotenen Qualität erbracht werden.
(2) Vertragsärzte, zugelassene Krankenhäuser sowie Erbringer von Vorsorgeleistungen oder Rehabilitationsmaßnahmen sind nach Maßgabe der §§ 136a, 136b, 137 und 137d verpflichtet, sich an einrichtungsübergreifenden Maßnahmen der Qualitätssicherung zu beteiligen, die insbesondere zum Ziel haben, die Ergebnisqualität zu verbessern.
Durch das **GKV-Gesundheitsreformgesetz 2000** wurde festgelegt, dass die Qualität der medizinischen Versorgung durch ein umfassendes System der Qualitätssicherung, der Kosten-Nutzen-Bewertung medizinischer Technologien und der Schaffung von Behandlungs-Leitlinien verbessert werden. Der § 135 Abs. 3 SGB V, auf dessen Grundlage die Kassenärztliche Bundesvereinigung die Qualitätssicherungsrichtlinien erarbeitet hatte, wurde gestrichen. Diese Richtlinien wurden infolgedessen dann auf die gesetzliche Grundlage des § 75 Abs. 7 des Sozialgesetzbuches (SGB V) überführt. Ausschlaggebend für den Stellenwert von Qualitätssicherung im Gesundheitswesen ist nicht zuletzt die Gefahr von Qualitätsverlusten, die im Gefolge der Kostenentwicklung im Gesundheitsbereich und der damit einhergehenden gesetzlichen Maßnahmen zur Kostendämpfung drohen. Diese Diskussion der Frage, ob unter den Bemühungen zur Kostenbegrenzung die Qualität der Behandlung leidet, führte in der Konsequenz dann zu den gesetzlichen Regelungen. Rechtliche Basis der Qualität ärztlicher Leistungen sind neben dem Sozialgesetzbuch V die Qualifikationsvoraussetzungen, Richtlinien des Bundesausschusses der Ärzte und Krankenkassen, Richtlinien der Kassenärztlichen Bundesvereinigung und das Berufsrecht der Ärzte. 1997 wurde in der Präambel der Musterberufsordnung festgeschrieben, dass die Berufsordnung der Ärzte unter anderem dem Ziel dient, die Qualität der ärztlichen Tätigkeit im Interesse der Gesundheit

der Bevölkerung sicherzustellen. Fragen der Strukturqualität und somit Qualifikationsvoraussetzungen regelt prinzipiell allein das Weiterbildungsrecht (Weiterbildungsordnung der Landesärztekammern). Auszug weiterer Regelungen zur Qualität und Qualitätssicherung im Gesundheitswesen:

- Heilberufegesetz der Länder
- Modellvorhaben
- Bundesmantelvertrag (§ 82 SGB V)
- Qualifikationsvereinbarungen (§ 135 Abs. 2 SGB V)
- Medizinproduktegesetz
- Röntgenverordnung (RöV)
- Eichverodnung
- Berufsordnung der Ärztekammern
- Weiterbildungsordnung der Ärztekammern
- Richtlinien der Bundesärztekammer und der Kassenärztlichen Bundesvereinigung

Auswahl gesetzlicher Regelungen. **Tab. 1**

SGB V	Inhalt
§ 65b	Förderung von Einrichtungen zur Verbraucher- und Patientenberatung durch die Krankenkassen
§ 115b	Qualitätssicherung des ambulanten Operierens im Krankenhaus
§ 125	Qualitätssicherung der Heilmittelerbringung
§ 132a	Qualitätssicherung der häuslichen Krankenpflege
§ 135	Bundesausschüsse Ärzte/Krankenkassen
§ 135a	Verpflichtung zur Qualitätssicherung und zur Einführung von internem Qualitätsmanagement für Vertragsärzte, Krankenhäuser, Rehabilitationseinrichtungen etc.
§ 136	Förderung der Qualität durch die Kassenärztlichen Vereinigungen; Einzelfallprüfung der vertragsärztlichen Leistungserbringung
§ 136a	Qualitätssicherung in der vertragsärztlichen Versorgung
§ 137	Qualitätssicherung bei zugelassenen Krankenhäusern
§ 137b	Förderung der Qualitätssicherung in der Medizin; der Gemeinsame Bundesausschuss hat den Stand der Qualitätssicherung im Gesundheitswesen festzustellen
§ 137c	Bewertung von Untersuchungs- und Behandlungsmethoden im Krankenhaus
§ 137d und § 111a	Qualitätssicherung der ambulanten und stationären Vorsorge und Rehabilitation
§ 140a ff.	Qualitätssicherung der integrierten Versorgung

Das Bundesministerium für Gesundheit (BMG) hat die Notwendigkeit der Qualitätssicherung in der Medizin immer wieder betont und gibt dem umfassenden Qualitätsmanagement eindeutig den Vorzug. In diesem Sinne waren die Aktivitäten des Gesetzgebers zunächst allerdings lediglich als Rahmenbedingungen zu verstehen, an welchen sich alle Beteiligten im Gesundheitswesen zukünftig zu orientieren hätten. In Erwartung entsprechender Bestimmungen auch für ärztliche Praxen entwickelten die Standesorganisationen dann verschiedene Ansätze für die Etablierung eines Qualitätsmanagementsystems in der Arztpraxis und seiner Zertifizierung. Auf der Grundlage des bestehenden Zertifizierungsprogramms für stationäre Einrichtungen „Kooperation für Transparenz und Qualität (KTO)“ empfahl die ÄZQ (Zentralstelle der Deutschen Ärzteschaft zur Qualitätssicherung in der Medizin) den Aufbau eines medizinisch orientierten Zertifizierungsprogramms für ambulante Einrichtungen auf der Grundlage ärztlicher Visitationen. Eine Visitation (synonym: Peer Review) ist die von einem Team ärztlicher Fachkollegen durchgeführte, standardisierte Beurteilung der Arztpraxis oder einer klinischen Abteilung.

Gesundheitsmodernisierungsgesetz (GMG)

Am 1.1.2004 trat das Gesetz zur Modernisierung der gesetzlichen Krankenversicherung (GKV-Modernisierungsgesetz – GMG) mit zahlreichen neuen Bestimmungen zu Qualitätsmanagement und Qualitätssicherung in Kraft. Das GMG sieht für das gesamte Gesundheitssystem und dessen Finanzierung umfangreiche Änderungen vor. Diese Änderungen bringen allen Beschäftigten im Gesundheitswesen zum Teil tief greifende Einschnitte. Ziel des Gesetzes zur Modernisierung der gesetzlichen Krankenversicherung ist es unter anderem, die Qualität und Wirtschaftlichkeit der Versorgung zu verbessern und die Transparenz auszubauen. Dazu sollen die gesetzlichen Krankenversicherungen entlastet und eine verbesserte medizinische Versorgung eingeleitet werden. Eine Verbesserung der Qualität der Patientenversorgung gehört zu den zentralen Zielen der Reform. Die Verbesserung der Patientenversorgung soll gelingen durch ein Qualitätsmanagement in den Arztpraxen und die Verpflichtung der Ärzte zur Fortbildung, durch das Institut für Qualität und Wirtschaftlichkeit im Gesundheitswesen, die damit einhergehende Verbesserung der Patienteninformation, die Bewertung evidenzbasierter Leitlinien und die Nutzen-Bewertung von Arzneimitteln. Dabei wurde die Zuständigkeit für die Durchführung von Maßnahmen zur Qualitätssicherung nicht der Ärzteschaft, sondern weitgehend den Krankenkassen übertragen. Durch den **§ 91 Gemeinsamer Bundesausschuss** wurde ein mächtiges Gremium geschaffen, dem Vertreter der Kassenärztlichen Bundesvereinigung (KBV), der Deutschen Krankenhausgesellschaft und Vertreter der Spitzenverbände der Krankenkassen angehören. Auch die **Arbeitsgemeinschaft zur Förderung der Qualitäts-**

sicherung in der Medizin (ÄZQ) wurde durch diesen Ausschuss ersetzt (§137b). Somit wird dem Gemeinsamen Bundesausschuss zukünftig die Aufgabe übertragen, für die Vertragsärzte und Krankenhäuser alle erforderlichen Qualitätsforderungen festzulegen. „Der Gemeinsame Bundesausschuss hat den Stand der Qualitätssicherung im Gesundheitswesen festzustellen, sich daraus ergebenden Weiterentwicklungsbedarf zu benennen, eingeführte Qualitätssicherungsmaßnahmen auf ihre Wirksamkeit hin zu bewerten und Empfehlungen für eine (...) Qualitätssicherung im Gesundheitswesen einschließlich ihrer Umsetzung zu erarbeiten".
Die Einführung von Qualitätsmanagement wird nach dem Willen des Gesetzgebers nun auch von den Vertragsärzten erwartet. Qualitätsmanagement soll die Qualität der Patientenversorgung und die Abläufe in der Arztpraxis verbessern.

■ § 135 a SGB V: Verpflichtung zur Qualitätssicherung

1. Die Leistungserbringer sind zur Sicherung und Weiterentwicklung der Qualität der von ihnen erbrachten Leistungen verpflichtet (...).
2. Vertragsärzte, (...), sind verpflichtet,
   - sich an einrichtungsübergreifenden Maßnahmen der Qualitätssicherung zu beteiligen, die insbesondere zum Ziel haben, die Ergebnisqualität zu verbessern und
   - einrichtungsintern ein Qualitätsmanagement einzuführen und weiterzuentwickeln.

Damit wird die Forderung nach einem einrichtungsinternen Qualitätsmanagement jetzt auch auf die Vertragsärzte erweitert (zuvor forderte das SGB V dies nur von stationären Einrichtungen). Der Gemeinsame Bundesausschuss legt hierbei die grundsätzlichen Anforderungen an ein Qualitätsmanagementsystem in der Arztpraxis fest.

■ § 136 a SGB V: Qualitätssicherung in der vertragsärztlichen Versorgung

Der Gemeinsame Bundesausschuss bestimmt für die vertragsärztliche Versorgung durch Richtlinien nach § 92:

1. die verpflichtenden Maßnahmen der Qualitätssicherung nach § 135 a Abs. 2 sowie die grundsätzlichen Anforderungen an ein einrichtungsinternes Qualitätsmanagement (...)

Kurskonzept

Bereits 1996 hat der Deutsche Ärztetag ein Curriculum „Qualitätssicherung/ Ärztliches Qualitätsmanagement" der Bundesärztekammer, der Kassenärztlichen Bundesvereinigung und der **A**rbeitsgemeinschaft der **W**issenschaftlichen **M**edizinischen **F**achgesellschaften (AWMF) beschlossen. Durch diesen Beschluss wurden erstmalig eine Konzeption und die Inhalte für das Qualitätsmanagement definiert, welche speziell auf die ärztliche Berufsausübung zugeschnitten sind. Darüber hinaus können Ärzte die Zusatzbezeichnung „Qualitätsmanagement im Gesundheitswesen" erwerben. Das Curriculum berücksichtigt ausgiebig die Fragen des Qualitätsmanagements in der Medizin und vermittelt Kenntnisse über Qualitätssicherung. Inhaltlich werden im Curriculum die Anforderungen zur Ausbildung, zur ärztlichen Weiterbildung und einer kontinuierlichen berufsbegleitenden Fortbildung differenziert.

Weiterbildung für Ärzte

Die Grundausbildung zum ärztlichen Qualitätsmanager sollte innerhalb einer Woche absolviert werden. Darauf folgt die Fachqualifikation mit 80 weiteren Stunden, gefolgt von der Ausbildungszeit zum ärztlichen Qualitätsmanager. Die Vermittlung der Inhalte erfolgt in Seminaren, Kursen und ähnlichen Veranstaltungen. Neben Teilnahmebescheinigungen für die Kurse muss dann in einer Prüfung nachgewiesen werden, dass die Lernziele auch erreicht wurden. Hierüber werden dann entsprechende Zertifikate ausgestellt. Die letzte Stufe enthält dann ein von der Ärztekammer zu verleihendes Diplom. Der erfolgreich abgeschlossene Kurs soll den Teilnehmern ermöglichen, Qualitätsmanagement mit spezifischen ärztlichen Inhalten in der täglichen Arbeit umzusetzen. Die Ausbildung Qualitätsmanagement beinhaltet das in der nachfolgenden Tabelle dargestellte dreistufige Konzept (s. Tab. 2).
Durch die erfolgreiche Teilnahme der Kurse werden spezielle Kenntnisse, Erfahrungen und Fertigkeiten im Bereich des Qualitätsmanagements nachgewiesen. Die gesamte Ausbildung zur Zusatzbezeichnung „Qualitätsmanagement Gesundheitswesen" umfasst somit alle 3 Ausbildungsstufen über insgesamt 200 Stunden Ausbildung in fünf Kurswochen und wird nach Vorgaben des Curriculums „Ärztliches Qualitätsmanagement" der Bundesärztekammer durchgeführt. Der erfolgreiche Abschluss der vollständigen curricularen Ausbildung ist vor allem Grundlage um ärztliches Qualitätsmanagement im Krankenhaus umzusetzen und Zertifizierungsverfahren in Kliniken zu koordinieren (s. Abb. 1).
Die ersten beiden Wochen sollen über die Grundlagen des Qualitätsmanagements (Terminologie, methodische und rechtliche Grundlagen, Leitlinien),

Tab. 2

Das Kurskonzept „Qualitätsmanagement im Gesundheitswesen" gemäß BAK/KBV/AWMF-Curriculum.

Stufe	Inhalt	Zeitaufwand in Stunden (h)
I. Basis	Vermittlung von Basiswissen und Verständnis für Qualitätssicherung im Gesundheitswesen.	40 h
II. Fachqualifikation	Vertiefung des Basiswissens, Qualitätssicherung in der praktischen Anwendung. Fachqualifikation Qualitätsbeauftragter, wobei der Absolvent in der Lage sein muss, einen Qualitätszirkel zu moderieren.	80 h (2 × 40 h)
III. Ärztekammer-Diplom	Management der Qualitätssicherung, Führungsqualität und -kompetenz, Auditorenqualifikation. Ärzte können nach erfolgreicher Absolvierung der Stufe III die Zusatzbezeichnung „Qualitätsmanagement im Gesundheitswesen" beantragen, sofern sie die weiteren Voraussetzungen (Facharztanerkennung bzw. 5 Jahre klinische Tätigkeit) erfüllen.	80 h

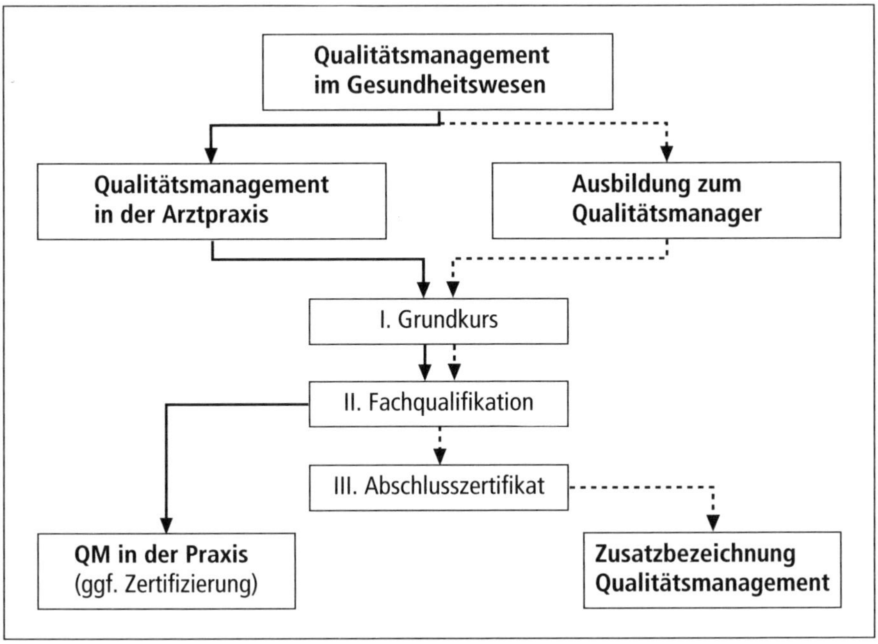

Abb. 1

Kurskonzept Qualitätsmanagement im Gesundheitswesen.

Qualitätsmanagementsysteme, Benchmarking und das Instrument des internen Qualitätsaudits informieren. In der dritten Kurswoche werden vor allem Epidemiologie, medizinische Statistik und gesundheitsökonomische Fragen bearbeitet, in der vierten dann Themen wie „Total Quality Management" (TQM) behandelt, und es werden gängige Zertifizierungsverfahren erörtert. Die fünfte Woche umfasst Managementaspekte und Projektarbeiten. Ärzte können mit dem Abschlusszertifikat die Zusatzbezeichnung „Qualitätsmanagement" beantragen, sofern sie weitere Voraussetzungen (Facharztanerkennung beziehungsweise 5 Jahre klinische Tätigkeit) erfüllen. Da die Ausbildung zum Qualitätsmanager mit der Zusatzbezeichnung „Ärztliches Qualitätsmanagement" für den niedergelassenen Arzt im Allgemeinen zu aufwändig und für eine Arztpraxis nicht erforderlich ist, wurde das Kursprogramm entsprechend modifiziert. Für niedergelassene Ärzte besteht deshalb die Möglichkeit, nur den Basis- und Aufbaukurs zu absolvieren. Dabei sollte insbesondere auch die für das Qualitätsmanagement der Arztpraxis verantwortliche Arzthelferin in das Schulungskonzept mit einbezogen werden. Von den Ärztekammern werden solche „Basis- und Aufbaukurse" für Ärzte und Mitarbeiterinnen angeboten, wobei einige Themenblöcke getrennt bearbeitet werden. Diese Ausbildung ist vor allem für solche Arztpraxen zu empfehlen, die Qualitätsmanagement in der Praxis einführen, während der täglichen Arbeit umsetzen und deren Ziel auch die Zertifizierung ist.

Weiterbildung für Arzthelferinnen

Nach DIN EN ISO 9001 : 2000 muss ein Qualitätsmanagementbeauftragter ernannt werden, der für die Einführung und Optimierung des Qualitätsmanagementsystems in der Praxis verantwortlich ist. Zu dessen weiteren Aufgaben zählen u. a.:

- Koordination bei der Erstellung des Handbuchs zum Qualitätsmanagement und dessen Pflege.
- Schulung der Mitarbeiter, interne Auditierung.
- Dialog mit Zertifizierungsstellen, Beratern und Behörden.

Um diesen Ansprüchen zu genügen, ist die Aus- und Weiterbildung einer verantwortlichen Mitarbeiterin zur „Qualitätsmanagementbeauftragten" der Arztpraxis dringend zu empfehlen. Schulungsangebote bieten im Allgemeinen die Ärztekammern oder auch der Berufsverband der Arzthelferinnen. In diesen Seminaren werden den Teilnehmerinnen die Grundlagen des Qualitätsmanagements vermittelt, sodass sie anschließend qualifiziert sind, als Qualitätsmanagementbeauftragte maßgeblich bei der Einführung und Aufrechterhaltung eines Qualitätsmanagementsystems in der Arztpraxis mitzuwirken. Darüber hinaus sollte die Qualitätsmanagementbeauftragte im weiteren Verlauf auch als interner „Auditor" der Praxis tätig sein. Mit der Einführung von Qualitätsmanagementsystemen nach ISO 9001 ist auch der Begriff „Audit" bekannt geworden. „Audit" leitet sich aus dem lateinischen Wortstamm *audire* (hören, zuhören) ab. Ziel eines Audits ist festzustellen, wie Tätigkeiten in der Praxis durchgeführt werden und ob die Vorgaben des Qualitätsmanagementsystems auch eingehalten werden, z. B.:

- Werden Bestimmungen und Übereinkünfte in der dauernden Tätigkeit umgesetzt?
- Werden die vereinbarten Ergebnisse erlangt?
- Sind die geregelten Bestimmungen zweckmäßig, die gewünschten Endergebnisse und Erfolge zu erreichen?

Aufgabe eines internen Audits ist folglich einerseits zu überprüfen, ob das Qualitätsmanagementsystem umfassend in der Praxis umgesetzt wird und andererseits sicherzustellen, dass die Tätigkeiten auch zukünftig den Anforderungen des Qualitätsmanagementsystems entsprechen. Eine Arzthelferin, die zur Qualitätsmanagementbeauftragten ernannt wird, sollte möglichst über folgende Voraussetzungen verfügen:

- Verbindlichkeit, Sachlichkeit, Teamfähigkeit
- umfassende berufliche Erfahrung und organisatorisch Fachkenntnisse, Sachkenntnisse
- Lern- und Weiterbildungswille

Insbesondere bildet auch die Fähigkeit zur Kommunikation und Rhetorik eine wichtige Basis für die Akzeptanz als Auditor der Arztpraxis.

Begriffsbestimmung „Qualität"

Eine grundsätzliche und gleichzeitig aussagekräftige Begriffsbestimmung von „Qualität" zu finden, ist erstaunlich schwierig. So kann der Begriff Qualität, bezogen auf unmittelbar messbare Eigenschaften, zwar objektiv angewandt werden, demgegenüber hat er jedoch auch eine subjektive Komponente, nach der beispielsweise die persönlichen Erwartungen an eine Dienstleistung erfüllt werden. Aus ärztlicher Sicht dient Qualität zunächst dem Erhalt und der Weiterentwicklung der Qualität medizinischer Versorgung entsprechend den neuesten wissenschaftlichen Erkenntnissen. Für den Qualitätsbegriff in der Gesundheitsversorgung existieren demnach ebenfalls eine Vielzahl von Definitionsversuchen, wobei jedoch auch weiterhin eine eindeutige, allgemein gebräuchliche und umfassende Definition des Begriffs Qualität bisher nicht besteht. Allgemeine Ansätze einer Begriffsbestimmung zeigen auf, dass die

Definition von Qualität insbesondere auch vom Standpunkt des Betrachters und damit von den verfolgten Zielen abhängt:

- Auf betriebswirtschaftlicher Ebene steht prinzipiell die Frage im Vordergrund, wie verfügbare Finanzmittel effizient einsetzbar sind. Der Qualitätsbegriff wird demzufolge vor allem vom Sachverhalt bestimmt, wie sich Effizienzsteigerungen bei verminderten Finanzmitteln ereichen lassen oder wie sich das gegenwärtige Qualitätsniveau bei sinkendem Finanzbudget halten lässt.
- Eine andere Perspektive berücksichtigt die Sicht derjenigen, die einen Nutzen von einer Dienstleistung erwarten.
- Ein weiterer Aspekt des Begriffs Qualität fordert, dass beabsichtigte Interventionsergebnisse auch tatsächlich erreicht werden.

Das Ziel der Patienten ist insbesondere die Zufriedenheit mit den medizinischen Leistungen, während sich die Leistungserbringer in erster Linie mit der Steigerung der Effektivität ihrer Leistung auseinandersetzen. Den Kostenträgern ist vor allem an einer hohen Effizienz der Versorgung gelegen. Nach der Norm DIN EN ISO 8402 wird unter Qualität die „Gesamtheit von Merkmalen einer Einheit bezüglich ihrer Eignung, festgelegte und vorausgesetzte Erfordernisse zu erfüllen“ verstanden. Die in der Neufassung nach DIN EN ISO überarbeitete Definition beschreibt Qualität als das „Vermögen einer Gesamtheit inhärenter Merkmale eines Produkts, Systems oder Prozesses zur Erfüllung von Forderungen von Kunden und anderen interessierten Parteien“. Inhärent (lat. an etwas haftend) bedeutet hierbei im Gegensatz zu zugeordnet, „einer Einheit innewohnend“, insbesondere als ständiges Merkmal. Durch diese erweiterte Definition auf Dienstleistungen und Prozesse ist der Qualitätsbegriff nach DIN EN ISO auf das Gesundheitswesen besser anwendbar. Grundsätzlich kann Qualität nur dann sicher beurteilt werden, wenn die Qualitätsanforderungen eindeutig festgelegt sind (d. h. der Beurteilungsmaßstab). Qualität im Sinne von Qualitätsmanagement ist immer eine relative, auf die Qualitätsanforderung bezogene Größe und nicht als absolute Aussage (zum Beispiel als Eigenschaft eines Produktes) zu verstehen. Um in einer Arztpraxis die Erreichung der formulierten Qualitätsziele nicht dem Zufall zu überlassen, ist eine geplante und systematische Vorgehensweise unbedingt notwendig. Bei der Qualitätsplanung ist vor allem auch zu berücksichtigen, welche Ressourcen benötigt und welche Aktivitäten eingesetzt werden, um die vorgegebenen Ziele zu erreichen. Dabei darf Qualität aber nicht nur ermittelt und kontrolliert werden, sondern es sind alle Schritte aufzugreifen, die zu einer Verbesserung der Qualität in der Praxis der niedergelassenen Ärzte führen. Dabei muss aber bedacht werden, dass interne Abläufe nicht in einem Schritt verändert und optimiert werden können. Die einzelnen Maßnahmen müssen vielmehr anhaltend entwickelt, erarbeitet und schrittweise umgesetzt werden.

Qualitätsprofile

Ein bekannter Ansatz zur Charakteristik von Qualität ist die Unterscheidung in drei Qualitätskategorien Struktur, Prozess und Ergebnis. Die Strukturqualität umfasst hierbei vor allem die berufliche Ausbildung und die vorgegebene apparative Ausstattung, die Prozessqualität die organisatorischen Abläufe und die Ergebnisqualität die Behandlungsergebnisse. Während für die Patienten – im Sinne der Beseitigung von Krankheitssymptomen – überwiegend die Resultate der ärztlichen Versorgung von Interesse sind, wird das Hauptinteresse der Ärzte in der Prozessqualität gesehen, die dem aktuellen medizinischen Kenntnisstand entsprechen und letztendlich zu einer Steigerung der Effektivität ihrer Leistung führen sollte. Die Kostenträger hingegen interessieren sich insbesondere für jene Aspekte, die den effektiven Einsatz von Ressourcen und die dazu notwendigen Strukturen betreffen. Den Kostenträgern ist vor allem an einer hohen Effizienz der Versorgung gelegen.

Strukturqualität

Unter Strukturqualität versteht man sämtliche Voraussetzungen, die zur Erbringung einer medizinischen Leistung erforderlich sind. Hierzu zählen vor allem die personelle, materielle und bauliche Ausstattung einer Arztpraxis, die Aus- und Weiterbildung von Ärzten und Personal, die Qualifikationsvoraussetzungen für die Durchführung bestimmter Leistungen und die apparative Mindestausstattung einer Arztpraxis. Die Strukturqualität zeigt demnach auf, welche Ausbildung und Erfahrung formaler Art erforderlich ist, damit ein Arzt bestimmte Therapie- oder Diagnosemaßnahmen ausführen darf. Die Vorgaben hierzu sind in den Richtlinien zur vertragsärztlichen Versorgung festgelegt, weshalb sich die Strukturqualität anhand von Zeugnissen und Bescheinigungen nachweisen lässt. Eine einmal nachgewiesene Qualifikation ist dauerhaft gültig.

Tab. 3: Strukturqualität. Tab. 3

Inhalte bezogen auf	mögliche Ziele des Qualitätsmanagements
• Ausbildungsstand und fachliche Qualifikation der Mitarbeiter (Aus-, Fort- und Weiterbildung) • Praxisausstattung (Praxiscomputersystem, medizinische Geräte) • Gestaltung der Praxisräume • Praxisorganisation • gesetzliche Grundlagen (GOÄ, EBM u. a.) • Lage und Umfeld der Praxis • finanzielle Mittel	**Steigerung und Sicherstellung der Effizienz**

Im Rahmen des Qualitätsmanagements kann die Strukturqualität optimiert werden durch zusätzliche Qualifikationen von Arzt und Mitarbeitern, durch Arbeitsplatz- und Stellenbeschreibungen, verbesserten Arbeitstechniken, den Einsatz von Checklisten und Ablaufplänen.

Prozessqualität

Mit Prozessen wird das gesamte Leistungsspektrum der Arztpraxis erfasst, hierzu zählt vor allem der Ablauf von Diagnose- und Behandlungsprozessen. Die Güte der Anamneseerhebung, die fachgerechte Ausführung einer diagnostischen Untersuchung oder therapeutischen Leistung, die Koordination der Behandlung oder die Organisation der kontinuierlichen Nachversorgung des Patienten im Sinne von Schnittstellenmanagement wird daher der Prozessqualität zugeordnet.

Tab. 4 Prozessqualität.

Inhalte bezogen auf	**mögliche Ziele des Qualitätsmanagements**
• sachgerechte Durchführung diagnostischer und therapeutischer Maßnahmen • Arzt-Patienten-Beziehung • Kommunikation mit anderen Ärzten • Kooperation mit anderen Berufsgruppen im Gesundheitssystem • Verfügbarkeit von Akten, optimaler Organisationsablauf, Wartezeiten, effektive Abläufe	**Steigerung und Sicherstellung der Effektivität**

Im Rahmen des Qualitätsmanagements kann die Prozessqualität durch Optimierung von Diagnostik und Therapie, gezielte Patientenbetreuungsprogramme wie Recall-Aktionen, dokumentierte Aufklärung oder Training des Praxisteams in Notfall-Management verbessert werden.

Ergebnisqualität

Die Ergebnisqualität orientiert sich primär am Resultat der medizinischen Behandlung und beinhaltet deshalb vor allem die Besserung des Krankheitsbildes, die Patientenzufriedenheit, das wirtschaftliche Ergebnis und das Betriebsklima. Im Rahmen des Qualitätsmanagements können zur Beurteilung der Ergebnisqualität Statistiken und Fehlerprotokolle erstellt und Befragungen veranlasst und ausgewertet werden (Patienten, Lieferanten, Mitarbeiter, Praxisbesucher etc.). Da im Grundsatz die Qualität einer ärztlichen Behandlung ausschlaggebend ist, sollten sich alle Anstrengungen um eine Qualitätsförderung in der Arztpraxis vor allem an der Ergebnisqualität orientieren.

Ergebnisqualität. **Tab. 5**

Inhalte bezogen auf	mögliche Ziele des Qualitätsmanagements
• Gesundheitszustand, Mortalität, Lebensqualität • therapiebedingte Komplikationen, vermeidbare Komplikationen, Heilerfolg, Heilungsdauer • subjektives Befinden des Patienten, Patientenzufriedenheit • Beschwerdemanagement	**Verbesserung des Gesundheitszustands und Sicherstellung der Patientenzufriedenheit**

Unter dem Begriff Qualitätssicherung lassen sich demnach sämtliche Leistungen zusammenfassen, deren Ziel es ist, Fehler aufzuspüren, zu analysieren und schließlich zu beseitigen. In Erweiterung zum Begriff der Qualitätssicherung versteht man unter Qualitätsmanagement ein Konzept von Qualitätssicherungsmaßnahmen auf dem Prinzip der systematischen Vermeidung von Fehlern in allen Bereichen der Arztpraxis und somit auf allen Ebenen. Beim umfassenden Qualitätsmanagement ist dann neben der geforderten Qualität der Leistung gleichrangig die Zufriedenheit des Kunden und die Kosten-Nutzen-Relation zu berücksichtigen.

Standards

Die bisherigen Bedenken der Ärzteschaft, nach medizinischen Standards zu arbeiten, beziehen sich in erster Linie auf eine mögliche Einschränkung ärztlicher Therapiefreiheit. Diese Vorbehalte sind prinzipiell eigentlich unbegründet, da Entscheidungen durch den Arzt immer in Bezug auf den individuellen Patienten und die Erkrankung getroffen werden müssen. Die durch die Forschung entwickelten und durch wissenschaftliche Fachgesellschaften aufgestellten Standards medizinischer Tätigkeit sind das eigentliche Beurteilungsinstrument der Qualitätsmessung. Ganz allgemein muss deshalb entschieden werden, inwiefern durch eine gewisse Standardisierung der ärztlichen Tätigkeiten eine Qualitätssteigerung erzielt werden könnte. Manche Regelungen, wie zum Beispiel die Strahlenschutzverordnung, sind gesetzlich festgeschrieben. Darüber hinaus verfügen aber Kliniken und auch Arztpraxen über eine unterschiedliche Anzahl von selbst erstellten, internen Standards, vor allem, um den Ablauf von Untersuchungen und Behandlungen zu strukturieren. Diese Standards sind jedoch allenfalls informell und meist fragmentarisch dokumentiert und dienen vorwiegend der Regelung interner Arbeitsabläufe. Ohne das Vorliegen allgemein akzeptierter, verbindlicher Standards für Diagnose- und Therapieverfahren muss jedoch jeder Versuch, Prozessqualität festzulegen, versagen. Solange diese wissenschaftlich entwickelten Standards als Qualitätsmanagementelemente fehlen, wird Qualitätssicherung letztendlich nur durch den Nachweis von Qualifikationen (Strukturqualität) definiert.

Qualitätssicherung in der ambulanten Medizin

Qualitätssicherung in der vertragsärztlichen Versorgung unterscheidet sich von den für den stationären Bereich bestehenden Zielen, Werkzeugen und theoretischen Grundlagen. Der niedergelassene Arzt muss hierbei im Rahmen seiner ärztlichen Tätigkeit unzählige Richtlinien und Vorgaben beachten, die durch den Gesetzgeber (Eichordnung; Röntgenverordnung), die gemeinsame Selbstverwaltung von Ärzten und Krankenkassen (einschließlich Bundesausschuss der Ärzte und Krankenkassen) und die ärztliche Selbstverwaltung (Ärztekammern und Kassenärztliche Vereinigungen) vorgegeben werden. Rechtsquellen dieser Vorschriften sind das Berufsrecht (Berufsordnung und Weiterbildungsordnung) und das Kassenarztrecht (Sozialgesetzbuch V und Richtlinien des Bundesausschusses). Wie bereits dargelegt, ist die gesetzliche Grundlage für die Qualitätssicherung in der Gesetzlichen Krankenversicherung (GKV) durch das Sozialgesetzbuch V (SGB V) gegeben. Dabei hat der Vertragsarzt aber noch weitere Gesetze zu beachten, die vor allem die Strukturqualität regeln.

Richtlinien der Selbstverwaltung

Ambulantes Operieren im Krankenhaus

■ Qualitätssicherungsmaßnahme beim ambulanten Operieren nach § 115b Abs. 1 SGB V

Die Spitzenverbände der Krankenkassen gemeinsam, die Deutsche Krankenhausgesellschaft oder die Bundesverbände der Krankenhausträger gemeinsam und die kassenärztlichen Bundesvereinigungen vereinbaren

1. einen Katalog ambulant durchführbarer Operationen und sonstiger stationsersetzender Eingriffe,
2. einheitliche Vergütungen für Krankenhäuser und Vertragsärzte und
3. Maßnahmen zur Sicherung der Qualität und der Wirtschaftlichkeit.

Bewertung von Untersuchungs- und Behandlungsmethoden

Richtlinien in der vertragsärztlichen Versorgung nach § 135 Abs. 1 SGB V

Neue Untersuchungs- und Behandlungsmethoden dürfen in der vertragsärztlichen und vertragszahnärztlichen Versorgung zu Lasten der Krankenkassen nur erbracht werden, wenn der Gemeinsame Bundesausschuss auf Antrag einer Kassenärztlichen Bundesvereinigung, einer Kassenärztlichen Vereinigung oder eines Spitzenverbandes der Krankenkassen in Richtlinien nach § 92 Abs. 1 Satz 2 Nr. 5 Empfehlungen abgegeben haben über

1. die Anerkennung des diagnostischen und therapeutischen Nutzens der neuen Methode sowie deren medizinische Notwendigkeit und Wirtschaftlichkeit – auch im Vergleich zu bereits zu Lasten der Krankenkassen erbrachten Methoden – nach dem jeweiligen Stand der wissenschaftlichen Erkenntnisse in der jeweiligen Therapierichtung,
2. die notwendige Qualifikation der Ärzte, die apparativen Anforderungen sowie Anforderungen an Maßnahmen der Qualitätssicherung, um eine sachgerechte Anwendung der neuen Methode zu sichern,
3. die erforderlichen Aufzeichnungen über die ärztliche Behandlung.

Betrifft vornehmlich:

- LDL-Apherese und Methadon-Substitution
- Schlafapnoe
- Stoßwellenlithotripsie
- otoakustische Emissionen

Besondere vertragsärztliche Leistungen

Qualifikationserfordernisse nach § 135 Abs. 2 SGB V

Für ärztliche und zahnärztliche Leistungen, welche wegen der Anforderungen an ihre Ausführung oder wegen der Neuheit des Verfahrens besondere Kenntnisse und Erfahrungen (Fachkundenachweis) sowie einer besonderen Praxisausstattung oder weiterer Anforderungen an die Strukturqualität bedürfen, können die Partner der Bundesmantelverträge einheitlich entsprechende Voraussetzungen für die Ausführung und Abrechnung dieser Leistungen vereinbaren (...).

Betrifft vornehmlich:

- Strahlendiagnostik und Strahlentherapie
- Ultraschalldiagnostik
- Exfoliativ-Zytologie
- Labormedizin (O III)

- Kernspintomographie
- Langzeit-EKG und Herzschrittmacher-Kontrolle
- arthroskopische Operationen und Dialyse

(für Herzkatheter, Humangenetik, Chirotherapie und Mammographie in Vorbereitung)

Qualitätsbeurteilungsrichtlinie

■ Für Prüfungen im Einzelfall nach § 136 Abs. 1 SGB V

Die Kassenärztlichen Vereinigungen prüfen die Qualität der in der vertragsärztlichen Versorgung erbrachten Leistungen einschließlich der belegärztlichen Leistungen im Einzelfall durch Stichproben, deren Auswahl, Umfang und Verfahren im Einvernehmen mit den Landesverbänden der Krankenkassen sowie den Verbänden der Ersatzkassen festgelegt wird. Der Gemeinsame Bundesausschuss entwickelt in Richtlinien nach § 92 SGB V Kriterien zur Qualitätsbeurteilung in der vertragsärztlichen Versorgung.
Betrifft vornehmlich:

- diagnostische Radiologe
- Computertomographie

Die Medizin-Geräte-Verordnung (Med GV 1987) sieht eine Sicherheitsüberprüfung von Geräten in zweijährigem Turnus vor. Diese technischen Kontrollen werden meist vom TÜV oder der DEKRA durchgeführt. In einer durchschnittlichen Arztpraxis fallen in der Regel ein Reizstromgerät, ein Mikrowellengerät und der Defibrillator unter diese Regelung. Alle mit dem CE-Zeichen versehenen Geräte unterliegen dem Medizinproduktegesetz und sind in den vom Hersteller angegebenen Intervallen zu überprüfen. Vom Eichgesetz sind besonders die Laboratorien betroffen, aber auch die einzelne Praxis, z. B. mit der Personenwaage oder den Blutdruckmessgeräten. Auch ist zu berücksichtigen, dass die Gerätesicherheit jederzeit gewährleistet ist. Eine Fachkraft für Arbeitssicherheit muss deshalb die sicherheitstechnische Betreuung der Arztpraxis übernehmen und regelmäßig sicherheits- und messtechnische Kontrollen durchführen. Die gesetzlichen Regelungen zeigen, dass der Gesetzgeber die gesamte vertragsärztliche Versorgung in die Qualitätssicherung einbezogen hat. Insbesondere die §§ 135 und 136 SGB V fordern die notwendige Qualifikation der Ärzte und die apparativen Anforderungen.
Über die Weiterbildungsordnung mit ihren Fachgebieten, Schwerpunkten, Zusatzbezeichnungen und Fachkunden geben die Ärztekammern in weitem Umfang die Qualifikationsnormen für die ärztliche Tätigkeit und damit die Strukturqualität vor. Um einheitliche Regelungen gewährleisten zu können, ist es notwendig, dass sich Bundesärztekammer und Kassenärztliche Bundesvereinigung auch in Fragen der Qualitätssicherung abstimmen, da je ein speziel-

les Vertragsarztrecht und ein ärztliches Berufsrecht besteht. Zu berücksichtigen bleibt zudem, dass die Ärztekammern Qualitätssicherungsnormen in alleiniger Zuständigkeit festlegen können, während die Kassenärztliche Bundesvereinigung über den Gemeinsamen Bundesausschuss stets der Zustimmung der Krankenkassen bedarf. Um eine frühzeitige Kooperation und vor allem auch Koordination bei Fragen der Qualitätssicherung gewährleisten zu können, wurde auf Bundesebene u. a. zwischen KBV und Bundesärztekammer die Ärztliche Zentralstelle Qualitätssicherung (www.äzq.de) gegründet.

§ 137b SGB V Arbeitsgemeinschaft zur Förderung der Qualitätssicherung in der Medizin

„Die Kassenärztliche Bundesvereinigung, die Deutsche Krankenhausgesellschaft, die Spitzenverbände der Krankenkassen, die Bundesknappschaft und die Verbände der Ersatzkassen treffen insbesondere zur Sicherung der Einheitlichkeit der Qualifikations- und Qualitätssicherungsanforderungen Vorkehrungen zur gegenseitigen Abstimmung durch Bildung des Gemeinsamen Bundesausschusses. Diese hat hierzu den Stand der Qualitätssicherung im Gesundheitswesen festzustellen, sich daraus ergebenden Weiterentwicklungsbedarf zu benennen, eingeführte Qualitätssicherungsmaßnahmen auf ihre Wirksamkeit zu bewerten und Empfehlungen für eine an einheitlichen Grundsätzen ausgerichtete sowie sektoren- und berufsgruppenübergreifende Qualitätssicherung im Gesundheitswesen einschließlich ihrer Umsetzung zu erarbeiten. (...)“

Qualität in der Arztpraxis

Bestmögliche Patientenbetreuung und medizinische Versorgung in hochwertiger Qualität zu erbringen, war schon immer oberstes Ziel aller Ärzte. Gleichwohl unterliegen medizinische Behandlungen sowohl in der Durchführung als auch im Ergebnis beachtlichen qualitativen Schwankungen. Folge ist, dass die angebotene Versorgung der Patienten nicht immer dem optimal möglichen medizinischen Standard und Fortschritt entspricht. Die immer komplexer werdenden medizinischen Versorgungsabläufe, die mannigfaltigen Anforderungen an die Ärzte und eine zunehmend kritischere Öffentlichkeit machen eine intensive Beschäftigung mit dem Thema Qualität deshalb auch für den niedergelassenen Arzt notwendig. Insbesondere treffen gerade die Hausärzte durch ihre zentrale Position im Gesundheitssystem nicht nur für ihre Patienten relevante Entscheidungen, sondern bestimmen auch einen wesentlichen Teil der Behandlungsfolgekosten. Das primäre Ziel der Qualitätssicherung im Praxisalltag ist, eine hervorragende Patientenversorgung zu gewährleisten, diese gegebenenfalls zu optimieren und die Leistungen wirtschaftlich und qualitativ zu erbringen. Durch die Einführung eines Qualitätsmanagementsystems können Arbeits- und Prozessabläufe analysiert und gegebenenfalls verbessert werden. Qualitätssicherung bedeutet hierbei die nachvollziehbare Darlegung des Qualitätsmanagements einer Arztpraxis. Die Qualität der Leistungen einer Praxis wird hierdurch messbar, nachweisbar und vor allem auch transparent für Patienten, Öffentlichkeit und Kostenträger. Als Wettbewerbs- und Marketingfaktor wird die Qualität in der medizinischen Versorgung zu einem wesentlichen Faktor der Zukunft einer Arztpraxis. Eine gute und qualitätsgesicherte Arztpraxis zeichnet sich künftig dadurch aus, dass Qualitätsstandards bei der medizinischen Betreuung eingehalten werden, im Mittelpunkt des Prozessmanagements die Patienten stehen und die Wirtschaftlichkeit der Versorgung erhöht wird.

Qualitätsverständnis in der Arztpraxis

Qualität wird als Maßstab für die Bewertung von Leistungen verstanden, die vor allem auf eine optimale medizinische Versorgung nach dem aktuellen Stand der Wissenschaft erfolgt und letztendlich auch auf die langfristige Zufriedenheit der Patienten zielt. Somit umfasst der Terminus Qualität auch das, was der Patient an persönlichen Erwartungen an eine Arztpraxis stellt. Je höher diese Übereinstimmung von Patientenerwartung und gemachter Erfahrung ist, um so höher wird die Qualität der Dienstleistung bewertet. Dieser, auch die individuellen Bedürfnisse des Patienten erfassende Qualitätsbegriff unterstützt den Anspruch, das sich Qualität in der Medizin vor allem auch am Anliegen des Patienten orientieren muss (s. Tab. 6).
Patienten, Krankenkassen und Öffentlichkeit erwarten von Arztpraxen eine systematische Qualitätsförderung, die Einhaltung von medizinischen Standards bei der ärztlichen Versorgung, die Sicherung von Sorgfalt und Gewissenhaftigkeit und die Einhaltung des Wirtschaftlichkeitsgebotes bei der ärztlichen Versorgung. Qualitativ hochwertige Arbeit zu leisten und die Qualität der Versorgung ständig zu verbessern, dies darzulegen und sich mit Kollegen durch Benchmarking zu vergleichen, ist Basis eines unternehmerischen Selbstverständnisses und dient neben der systematischen Qualitätsförderung auch der zukünftigen Patientenbindung. Deshalb sind Strukturen und Abläufe notwendig, die diesen veränderten Bedingungen entsprechen und mögliche Perspektiven und Konzepte aufzeigen, um die Fortentwicklung des Gesundheitswesens zu garantieren. Wichtig ist hierbei, eine Basis zu schaffen, damit unser bewährtes System der solidarischen Krankenversicherung mit der Fortentwicklung der modernen Medizin Schritt halten kann. Eine moderne und

Verbesserung der Praxisqualität durch ein Qualitätsmanagementsystem. Tab. 6

Betroffene	Probleme in der Praxis	optimierter Ablauf durch ein Qualitätsmanagementsystem
Patienten	• Patientendokumente nicht auffindbar • Arzt nicht vorbereitet • zu lange Wartezeiten	• optimale Patientenbetreuung • ausführliche Besprechung der Befunde • kurze Wartezeiten
Arzt	• Instrumente zur Wundversorgung sind nicht sterilisiert • Medikamente sind nicht auf das Verfalldatum überprüft • Einsatzplanung wird nicht umgesetzt (Urlaub, unklare Zuständigkeiten der Mitarbeiterinnen)	• alle Patientenunterlagen und relevanten Informationen sind verfügbar • notwendige Zeitpuffer bestehen • Versorgung der Patienten nach Kriterien der Evidence-based Medicine • Beachtung von Leitlinien
Steuerberater	• zu hohe Beschaffungskosten • keine Kontrolle der Budgets	• Kostentransparenz • monatliche Chef-Info über Praxissituation

qualitätsgesicherte Arztpraxis zeichnet sich deshalb durch die Bereitschaft aus, sich an vorgegebenen Kriterien vergleichend bewerten zu lassen und zu gewährleisten, dass die Erfüllung der Qualitätsanforderung bei jeder Konsultation garantiert ist.

Arztpraxen zeichnen sich künftig aus durch:

- gesicherte Prozessqualität
- Benchmarking
- Service als Schlüssel zur Patientenzufriedenheit
- ihre Unterscheidung als Marken
- Zertifizierung als Wettbewerbsvorteil

Was ist Qualitätsmanagement?

Sehr genaue, gleichwohl jedoch abstrakte Definitionen für zahlreiche Begriffe zum Qualitätsmanagement sind in mehreren DIN-Normen nahezu weltweit vereinbart. Der Begriff Qualitätsmanagement wird in der DIN EN ISO 9000 definiert als „aufeinander abgestimmte Tätigkeiten zur Leitung und Lenkung einer Organisation bezüglich Qualität". Diese fassen alle Aktivitäten bezüglich der Praxispolitik, der Ziele, der Planung, der Lenkung, der Sicherung und Verbesserung in Hinblick auf Qualität zusammen. Vereinfacht gesehen kann man unter Qualitätsmanagement die Gesamtheit aller Anstrengungen einer Arztpraxis verstehen, nach denen Qualität methodisch aufgebaut und gesichert wird (s. Abb. 2). Einerseits wird durch das Qualitätsmanagement die Qualität einer Arztpraxis organisiert, andererseits wird hierdurch die Qualität ärztlichen Handelns optimiert und verbessert, mit dem vorhandenen Personal ein Optimum an Ergebnisqualität erreicht und die Qualität der Praxisarbeit nach außen transparent dargestellt. Qualitätsmanagement ist somit zunächst lediglich eine Anleitung, nach der Qualität in der Praxis aufgebaut, organisiert, verbessert und gesichert wird. Um Qualitätsmanagement in der Arztpraxis einführen zu können, bestehen verschiedene Möglichkeiten. Die Entscheidung jedoch, in welcher Form ein Qualitätsmanagement eingeführt wird, entscheidet allein der niedergelassene Arzt:

- Sie optimieren den Praxisablauf nach bestimmten Kriterien und etablieren ein selbsterstelltes Qualitätsmanagementsystem in Ihrer Praxis nach bestimmten Vorgaben (z. B. nach solchen, wie sie in diesem Buch vorgestellt werden).

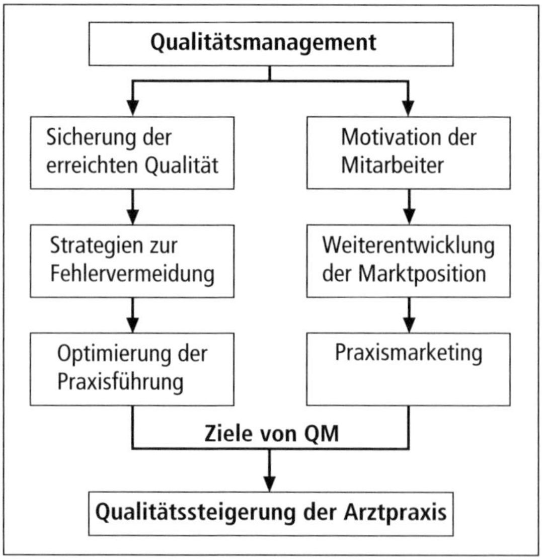
Qualitätsmanagement
Sicherung der erreichten Qualität
Motivation der Mitarbeiter
Strategien zur Fehlervermeidung
Weiterentwicklung der Marktposition
Optimierung der Praxisführung
Praxismarketing
Ziele von QM
Qualitätssteigerung der Arztpraxis

Abb. 2 **Qualitätsmanagement in der Arztpraxis.**

- Sie orientieren sich an den Vorgaben eines der Bewertungssysteme für Qualitätsmanagement (z. B. nach DIN EN ISO oder EFQM).

Um dieses Qualitätsmanagement zu ermöglichen, bedarf es eines Systems (s. Abb. 3), in dem die Einzelprozesse und Schritte des Versorgungsgeschehens der Praxis dokumentiert, gemessen, analysiert und verbessert werden können. Insbesondere ist es notwendig, im Ergebnis dann eine deutliche Qualitätssteigerung der Arztpraxis zu erreichen und auch zu dokumentieren.

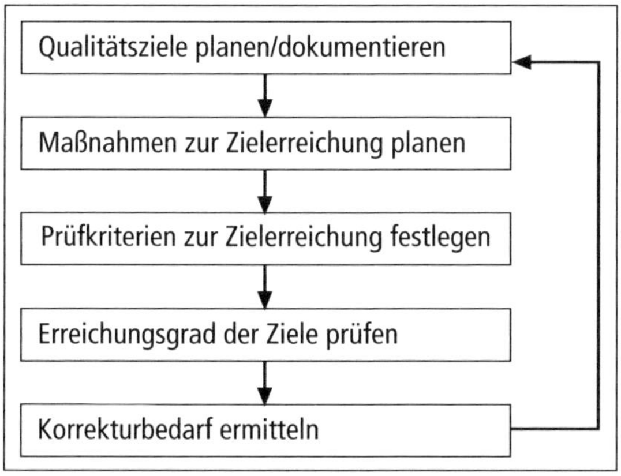

Abb. 3 **Systematik eines Qualitätsmanagementsystems in der Praxis.**

Die Umsetzung eines Qualitätsmanagementsystems in der Arztpraxis kann auch nach außen dokumentiert werden, sodass Erfolg und Nutzen der getroffenen Maßnahmen auch gegenüber Patienten und der Öffentlichkeit dargestellt werden. Dies erfolgt durch unterschiedliche Bewertungsverfahren wie Visitationen, Zertifizierung, Akkreditierung oder Exzellenz-Modelle und Qualitätspreise wie zum Beispiel den „European Quality Award“ (EQA). Wurde ein vorgegebenes Qualitätsmanagementsystem in der Praxis eingeführt, kann demnach eine Zertifizierung durch eine anerkannte Zertifizierungsstelle erfolgen. Die Zertifizierung belegt dann das Bestehen und den erfolgreichen Einsatz eines Qualitätsmanagementsystems durch eine externe Überprüfung. Derzeit besteht jedoch keine Verpflichtung zur Zertifizierung einer Arztpraxis. Zertifizierungsverfahren sind derzeit ausschließlich als freiwillige Maßnahmen der Praxisinhaber durchzuführen. Gegenwärtig herrscht in unserem Gesundheitssystem dessen ungeachtet noch eine große Unsicherheit darüber, welches Qualitätsmanagementsystem und welche Zertifizierung für Einrichtungen in der Gesundheitsversorgung am besten geeignet sind. Die Gesundheitsministerkonferenz der Länder hat bereits empfohlen, dass auf international anerkannte und etablierte Methoden zurückgegriffen werden sollte.

Vorteile von Qualitätsmanagement

Da der Erfolg einer Arztpraxis auch zukünftig auf einer hohen fachlichen, technischen, sozialen und unternehmerischen Kompetenz basiert, muss das primäre Ziel des Praxisteams auch weiterhin sein, die Patientenversorgung im Praxisalltag optimal zu gestalten und Leistungen effektiv und effizient zu erbringen. Allerdings bleibt zu berücksichtigen, dass neben der medizinischen Behandlung auch Service, Vor- und Nachsorge und wirtschaftliche Aspekte zur qualitativ hochwertigen Versorgung im Gesundheitswesen zählen. Qualitätsmanagement ist hierbei vor allem als ein umfassendes betriebswirtschaftliches Führungskonzept zu verstehen, mit dessen Hilfe sowohl wirtschaftliche als auch medizinische Ziele optimal realisiert werden sollen. Somit ist Qualitätsmanagement primär als ein Werkzeug zur Verbesserung der Güte medizinischer Leistungen und Verbesserung der Organisationsabläufe innerhalb einer Arztpraxis zu verstehen. Qualitätsmanagement beginnt in der einzelnen Praxis daher stets mit dem Ziel, das Praxisteam zu befähigen die anstehenden Aufgaben mit optimaler Qualität zu erfüllen und dieses auch nachweisen zu können. Effekte, die durch ein Qualitätsmanagementsystem in der Arztpraxis erzielt werden:

- **Wettbewerbsvorteil**
  - Erwiesene Qualität und Dokumentation dieser Qualität nach außen gegenüber Kostenträgern, Patienten und Öffentlichkeit; Vergleichsmöglichkeit mit anderen Praxen (Benchmarking) und somit Mitbewerber-Analyse; Verbesserung der Patientenbindung und -zufriedenheit; beste Patientenorientierung und aktives Marketing, hierdurch Patientengewinnung und Patientenbindung; deutliche Verbesserung des Praxisimages.

- **Wirtschaftlichkeit**
  - Klare Abläufe; beherrschte Prozesse; weniger Fehler; Transparenz der Kostenstruktursenkung; Effizienzsteigerung.

- **Motivation**
  - Bessere Kommunikation; bessere Information; besseres Arbeitsklima; Optimierung der Versorgungsabläufe.

- **Ablauf der Arztpraxis**
  - Gleichmäßige Versorgungsqualität; rationelle und zielgerichtete Diagnostik; Minimierung von Komplikationen; Transparenz der Struktur- und Ergebnisqualität.

Arbeitsschutz

- Nachweis über funktionierenden Arbeitsschutz; Aufsichtspflicht; Fürsorgepflicht der Arztes als Arbeitgeber.

Qualitätsmessung

Die Qualitätsmessung ist hierbei eine der wichtigsten Grundlagen des Qualitätsmanagements. Typische Fehlleistungskosten sind mehrfache Therapie- und Verhaltensanweisungen, Nacharbeiten, Materialverschwendung, geringer Nutzungsgrad von medizinischen Geräten oder Praxiscomputern, Ausfallzeiten, Arbeitsfehler durch mangelnde Qualifikation der Mitarbeiterinnen, Wertminderung durch unsachgemäßen Umgang, unnötige Wartezeiten und unnötige Rückfragen, Beratungs- und Behandlungsfehler und Folgen unzureichender Marktanalysen.

Messgrößen im Qualitätsmanagementsystem. Tab. 7

Bewertungsansatz	Instrumente des QM
Patienten	• Zufriedenheitsanalyse • Anforderungsanalyse • Erwartungsanalyse • Erfüllungsanalyse • Erscheinungsbild • Patientenorientierung
Mitarbeiter	• Fehlzeiten • Motivation • Fluktuation • Verbesserungsvorschläge • Schulungsteilnahme • Mitarbeitergespräche
Leistung	• Gerätequalität • Reklamationen • Fehlerleistungsquote • Nacharbeit
Qualitätssicherung	• Anzahl der Audits • Verbesserungsvorschläge

Darlegung der Qualität von Arztpraxen

Die verstärkte Forderung nach Qualitätsmanagement in der Gesundheitsversorgung zeigt die fortdauernde Aktualität und Bedeutung von Qualitätsmanagementsystemen. Wie bereits aufgeführt, kann man unter Qualitätsmanagement die Gesamtheit aller Anstrengungen einer Arztpraxis verstehen, nach denen Qualität methodisch aufgebaut und gesichert wird. Qualitätsmanagement umfasst somit zunächst lediglich die Gesamtheit der qualitätsbezogenen Maßnahmen und Zielsetzungen der Arztpraxis, d. h. alle Planungs-, Durchführungs- und Kontrollaktivitäten, die auf das Erreichen und die Sicherstellung einer optimalen Qualität ausgerichtet sind. Qualitätsmanagement ist daher zunächst lediglich eine Anleitung, nach der Qualität in der Praxis aufgebaut, organisiert, verbessert und gesichert wird. Das Qualitätsmanagement für Dienstleistungen hat also die Aufgabe, die Anforderungen zu erfassen (Planung), umzusetzen (Lenkung), ihre Erfüllung zu überprüfen (Prüfung) und die Qualität nach innen und außen zu dokumentieren. QM darf aber nicht zum Selbstzweck einer Praxis werden.

Vorteile eines Qualitätsmanagementsystems:
- klare Ziele
- Einhaltung vorgegebener Termine
- kontinuierliche Verbesserung
- Transparenz der Praxisstruktur
- Erhöhung der Planungssicherheit von Banken und Versicherungen (Basel II)
- Vermeidung von Komplikationen
- Steigerung der Mitarbeiter- und Patientenzufriedenheit
- Verbesserung der Ergebnisqualität

Bereits etablierte Systeme zur Bewertung der Qualität des eingeführten Qualitätsmanagementsystems in der Gesundheitsversorgung sind (s. Tab. 8):
- DIN EN ISO 9001:2000
- EFQM
- JCAHO (internationales Zertifizierungsverfahren im amerikanischen Gesundheitssystem)
- KTQ (Qualitätsmanagement- und Zertifizierungskonzept für deutsche Krankenhäuser)
- Visitation (synonym: Peer Review; Audit)

Sowohl die DIN EN ISO als auch die Exzellenz-Modelle wurden zwischenzeitlich den hohen Anforderungen an das Management von Dienstleistungsunternehmen angepasst. Die Zertifizierung der DIN EN ISO wurde hierbei ebenfalls auf die Ergebnisqualität ausgerichtet.

Tab. 8 Bewertungsmethoden für Qualitätsmanagementsysteme im Gesundheitswesen.

Verfahren	Inhalt	Bewertung
DIN EN ISO 9001 : 2000	seit 1987 bestehendes Qualitätsmanagementsystem für Unternehmen (nicht speziell auf Gesundheitseinrichtungen ausgelegt); Selbst- und Fremdbewertung durch interne und externe Auditoren und ausgebaute Infrastruktur für die Zertifizierung; Standardisierung; kommerzielle Zertifizierung; hoher Beratungsaufwand	externes Audit zur Erreichung eines Zertifikats; Beurteilung des Qualitätsmanagementsystems der Arztpraxis
EFQM	1988 von europäischen Unternehmen gegründete Stiftung; umfassende Beurteilung der Unternehmensqualität in 9 Kriteriengruppen; umfassendes Abbild der Qualität und des Qualitätsmanagements; unzureichende Standardisierung; zielt auf Ergebnisqualität im Managementbereich ab	Selbstbewertung; Fremdbewertung zur Erreichung einer Anerkennung oder eines Preises; jährliche Vergabe eines Preises (EQA); umfassende Überprüfung der Qualität der Arztpraxis
Audits durch Peers	Praxisvisitationen durch Kollegen; Patientenversorgung aus Sicht der Kollegen desselben Fachgebietes; Peer Review; speziell für Gesundheitsinstitutionen	Beratung mit konkreten Vorschlägen für Qualitätsverbesserungen
JCAHO	1951 in den USA entwickeltes Zertifizierungssystem für Gesundheitseinrichtungen	Zertifizierung
KTQ	umfassendes Qualitätsmanagement- und Zertifizierungskonzept	Zertifizierung

„Quality Awards“ (Qualitätspreise) sind Preisvergaben durch spezielle Institutionen, die für den Nachweis der Qualitätsförderung in einem Unternehmen (resp. in der Arztpraxis), des Qualitätsverständnisses sowie dessen erfolgreicher interner und externer Umsetzung vergeben werden. International bedeutsam ist hierbei vor allem der amerikanische Malcolm Baldridge National Quality Award (MBNQA) und der European Quality Award (EQA). Der European Quality Award wurde bereits 1992 als europäisches Gegenstück zum MBNQA etabliert. Das Modell der European Foundation for Quality Management (EFQM) ist international als Basis der Einführung von „Total Quality Management“ (TQM) anerkannt. Das TQM-Konzept fordert, dass der Qualitätsbegriff in den Mittelpunkt sämtlicher Aktivitäten des Praxisteams zu stellen ist. Das bedeutet, dass TQM in einer Arztpraxis nur dann erfolgreich realisiert werden kann, wenn eine entsprechende Verantwortung der Praxisleitung gewährleistet ist und alle Mitarbeiter in den Prozess des Qualitätsmanagements der Praxis einbezogen werden. Ziel des Praxisteams muss eine ständige Verbesserung in allen Bereichen sein.

DIN EN ISO 9000 ff.

Die im Jahre 1987 entstandenen, 1994 überarbeiteten und 2000 reformierten ISO-Normen sind Normen der International Standards Organization (ISO) im Hinblick auf die Gestaltung eines Qualitätsmanagementsystems. Um den weltweiten Handel zu erleichtern, wurden deshalb unter Berücksichtigung der wichtigsten Vorgaben der verschiedenen Regelwerke 1987 20 Elemente der Norm ISO 9000 erarbeitet, da bis zu diesem Zeitpunkt eine Vielzahl unterschiedlicher nationaler und branchenspezifischer Richtlinien zur Qualitätssicherung existierten. Die Fülle an unterschiedlichen Richtlinien war mit erheblichen Nachteilen im Rahmen der internationalen Wettbewerbsfähigkeit verbunden. Diese Norm wurde dann 1988 vom CEN (Comitee European de Normalisation) als EN (Europäische Norm) 29000 zur europäischen Norm erhoben und als EN-ISO-9000er-Reihe bezeichnet. Die DIN EN ISO 9000 (Deutsches Institut für Normung) ist deshalb zunächst eine Industrienorm und stellt ein Regelwerk dar, das die Abläufe in der industriellen Produktion beschreibt. Die Abkürzung DIN EN ISO beschreibt also eine „Europäische Norm, in die eine Internationale Norm unverändert übernommen wurde und deren Deutsche Fassung den Status einer Deutschen Norm hat“ (DIN 1994). Die International Organization for Standardization hat somit zunächst ein Regelwerk (Normreihe 9001–9004) geschaffen, das zuerst ausschließlich für produzierende Industriebetriebe entwickelt wurde.

Tab. 9 **Die Normenreihe DIN EN ISO 9000 ff.**

Normenreihe	Inhalt
ISO 9000	Qualitätsmanagement- und Qualitätssicherungsnormen: – Leitfaden zur Auswahl und Anwendung –
ISO 9000–2	Qualitätsmanagement- und Qualitätssicherungsnormen: – Allgemeiner Leitfaden zur Anwendung von ISO 9001, ISO 9002 und ISO 9003 –
ISO 9001	Qualitätssicherungssysteme: – Modell zur Darlegung der Qualitätssicherung in Design –
ISO 9004–2	Qualitätsmanagement und Elemente eines Qualitätssicherungssystems: – Leitfaden für Dienstleistungen –

Die Normreihe besteht aus einer Anzahl von Einzelnormen, von denen die Normen in ISO 9001, 9002 und 9003 Forderungen an Qualitätsmanagementsysteme spezifizieren. Diese Normen ISO 9001, 9002 und 9003 waren bisher vor allem auch als Zertifizierungsgrundlage von Bedeutung, da sie die Nachweisforderungen an das zu zertifizierende Qualitätsmanagementsystem enthalten. Die Normenreihe DIN EN ISO 9000 ff. setzt sich also aus Leitfäden zur Umsetzung von Qualitätsmanagementsystemen (DIN EN ISO 9004), den Normen zur Darlegung eines Qualitätsmanagementsystems (DIN EN ISO 9001) und den Leitfäden zur Auswahl und Anwendung der Normenreihe (DIN EN ISO 9000) zusammen. Da das Modell nach DIN EN ISO 9000 ff. sich vor allem an der produzierenden Industrie orientiert, bestand eines der Hauptprobleme für die erfolgreiche Anwendung im Gesundheitswesen in der Notwendigkeit der Angleichung dieser Industrienormen an die Bedürfnisse des Gesundheitssystems und den damit verbundenen Schwierigkeiten.
Wichtig ist, dass die Norm DIN EN ISO 9000 keine Zertifizierungsgrundlage darstellt. Sie ist lediglich eine Unterstützung zur Organisation eines Qualitätsmanagementsystems. Außerdem bleibt zu berücksichtigen, dass die Eignung dieser Norm DIN EN ISO 9000 im Dienstleistungsbereich nur eingeschränkt nutzbar war, da die Abläufe zum Beispiel in einer Arztpraxis nicht nur durch die angegebenen 20 Normelemente beurteilt werden sollten. Vorgeworfen wurde dieser Fassung zudem auch die zu umfangreiche Dokumentationspflicht. Es war deshalb dringend eine Überarbeitung und Reform der DIN EN ISO 9000 notwendig, um eine Reihe von Verbesserungen zu erreichen. Die dann 1994 überarbeitete Norm DIN EN ISO 9000 ff. war diejenige Fassung der ISO-Norm, nach der bis 2000 die Zertifizierung auch im Gesundheitswesen vorgenommen wurde. Resultat einer erneuten Überarbeitung mit den Bemühungen um eine weitere Verbesserung ist die DIN EN ISO 9001 : 2000.

DIN EN ISO 9001 : 2000

Mit der reformierten Ausgabe des Jahres 2000 wird auch ein großer Schritt in Richtung „Total Quality Management“ (TQM) gemacht. Die DIN EN ISO 9001 : 2000 ist derzeit die für die Zertifizierung zugrunde zu legende Nachweisnorm. Das überarbeitete Regelwerk nutzt nicht mehr die 20 Elemente der DIN EN ISO 9000, sondern formuliert in 4 Kapiteln die notwendigen Anforderungen an ein Qualitätssystem (s. Tab. 10).
Bei einer Begutachtung durch eine unabhängige Institution wird dann festgestellt, ob ein Betrieb diese Normforderung nachweislich erfüllt. Durch ein Zertifikat wird einer Organisation dann die Qualitätsfähigkeit bestätigt. Die DIN EN ISO 9001:2000 ist eine ungewöhnlich erfolgreiche Norm. Dies zeigt sich nicht nur in der Zahl der zertifizierten Unternehmen, sondern auch in ihrer Anwendung über viele Branchen und Industriezweige hinweg. Der Erfolg

Tab. 10 **Die neue Normenreihe ISO 9001 : 2000.**

Die neue Normreihe setzt sich zusammen aus:	
ISO 9000 : 2000	Grundlagen und Begriffe
ISO 9001 : 2000	Forderungen (Minimalanforderungen für eine Zertifizierung)
ISO 9004 : 2000	Leitfaden zur Leistungsverbesserung (mit Vorschlägen für umfassendes Qualitätsmanagement zur Erreichung eines außerordentlichen betrieblichen Erfolges)

der Norm spiegelt sich auch darin wider, dass zwischenzeitlich eine Vielzahl von Zertifizierern auf den Markt drängen. Dies belegt, dass eine deutliche Nachfrage nach der Begutachtung von Qualitätsmanagementsystemen vorhanden ist. Die Überarbeitung der Norm führte unter anderem auch dazu, dass eine bessere Anwendbarkeit auf im Dienstleistungssektor tätige Unternehmen möglich wurde und die Unternehmensleitung noch stärker in die Verantwortung für Qualität genommen wird. Die Qualitätspolitik enthält zusätzlich die Pflicht zur ständigen Verbesserung. Sichergestellt werden muss auch der Informationsfluss zu den Mitarbeitern. Aufgewertet wurde auch die Schulung, über das Thema Qualität hinausgehend bis zur Unternehmenskultur zur Steigerung des Qualitätsbewusstseins. Die Prozessorientierung wird stärker hervorgehoben letztlich mit dem Ziel, Kunden zufrieden zu stellen. Diese Normen sind branchenunabhängig anwendbar.

Gliederung der DIN EN ISO 9001 : 2000

Die Revision der DIN EN ISO 9001 sowie die verstärkte Forderung nach Qualitätsmanagementsystemen auch im Dienstleistungsbereich zeigt die fortdauernde Aktualität und Bedeutung von Qualitätsmanagementsystemen. Vor allem zeigt die aktualisierte Norm gegenüber der früheren Fassung eindeutig auch eine Veränderung in Richtung der Modelle für Business Excellence wie TQM und EFQM. Gegenüber den 20 Elementen der 94er-Fassung der DIN EN ISO 9001 weist die Ausgabe vom Dezember 2000 eine völlig neue und aktualisierte Gliederung auf. Mit dieser Änderung der Struktur verbunden war auch eine neue Gewichtung einzelner Elemente. Außerdem wurde die Sprache der Norm verständlicher und eine bessere Anwendbarkeit für Dienstleistungsunternehmen geschaffen. Die abstrakten Formulierungen wurden durch Revision der Norm dem allgemeinen Sprachgebrauch angepasst und die Begriffe „Lieferant, Kunde und Unterlieferant“ so umgeändert, dass die Verwendung der Norm auch im Gesundheitswesen nun wesentlich erleichtert wird. Ein Grund für die Änderung der DIN EN ISO 9001 und der Qualitätsnormen der 9000-Serie liegt sicherlich auch darin, dass es international üblich ist, die Regelungen einer Norm nach einer gewissen Zeit zu überprüfen. Ein weiterer Grund dürfte darin liegen, dass von Seiten der Anwender der Norm unzählige Änderungsvorschläge vorlagen, die nur durch eine gründliche Überarbeitung der Norm berücksichtigt werden konnten. Die wichtigsten Änderungen sind die neben der stärkeren Kundenorientierung und der Prozessorientierung der Norm eine bessere Anwendbarkeit auf im Dienstleistungssektor tätige Unternehmen und die Berücksichtigung des Prinzips der kontinuierlichen Verbesserung. Darüber hinaus führt die Einschränkung der Zahl der Normen der ISO-9000-Serie zu einer größeren Übersichtlichkeit. Vor allem der prozessorientierte Ansatz der DIN EN ISO 9001 : 2000 bietet eine deutliche Verbesserung gegenüber dem früheren elementorientierten Ansatz. Die Umsetzung der Norm in einer Arztpraxis trägt somit wesentlich zur Ablaufoptimierung und damit zu einer kontinuierlichen Qualitätsverbesserung bei. Zum leichteren Verständnis der überarbeiteten Norm werden im Folgenden die wichtigsten Kapitel aufgeführt. Die DIN EN ISO 9000 mit dem Titel Qualitätsmanagementsysteme: Grundlagen und Begriffe führt zunächst in die Materie ein. Im Zentrum steht aber die DIN EN ISO 9001 mit der Überschrift Qualitätsmanagementsysteme: Anforderungen. Das ist die Norm, nach der schließlich zertifiziert wird. DIN EN ISO 9002 und DIN EN ISO 9003 wurden eingezogen, ihr Inhalt wird durch die DIN EN ISO 9001 mit abgedeckt. Eine Zertifizierung des Unternehmens nach diesen beiden Normen (ISO 9002 und ISO 9003) ist nach dem In-Kraft-Treten der reformierten Norm nicht mehr möglich. Es werden nur noch Zertifikate nach DIN EN ISO 9001 ausgestellt. Die Norm ISO 8402, deren kompletter Inhalt in die reformierte ISO 9000 Qualitätsmanagementsysteme: Grundlagen und Begriffe eingebunden wurde, wird ebenfalls zurückgezogen. Die DIN EN ISO 9004 ist als eine Ergänzung zum Text der DIN EN ISO 9001 zu verstehen. In ihr werden einige Details aufgeführt, die in der DIN EN ISO 9001 nicht dargestellt sind. Sie könnte auch als Checkliste für den Inhalt des Qualitätsmanagementhandbuchs dienen (s. Abb. 4).

Mit der Einführung des Begriffs „Tailoring“ wird dem Anwender nun wesentlich deutlicher die Möglichkeit gegeben, die Norm an den jeweiligen Betrieb anzupassen. So können nun Anforderungen, die für den einzelnen Betrieb als nicht sinnvoll erscheinen, aus dem Qualitätsmanagementsystem ausgeschlossen und zusätzliche Forderungen eingebunden werden (z. B. die Erfüllung von Leitlinien). Die Ausschlüsse müssen im Qualitätsmanagementhandbuch mit einer kurzen Begründung dokumentiert werden. Die inhaltlichen Forderungen der bisher geltenden Norm sind erhalten geblieben, allerdings wurden inhaltliche Ergänzungen vorgenommen.

Die Forderungen der Norm sind immer konkrete Vorgaben. Somit steht vom Aufbau eines Qualitätsmanagementsystems über den Nachweis der Qualitätsfähigkeit durch die Zertifizierung bis zur laufenden Systemüberwachung und systematischen Verbesserungsbemühungen ein klares Konzept mit vorgegebenen Richtlinien zur Verfügung. Zusätzlich bietet die Einführung eines Quali-

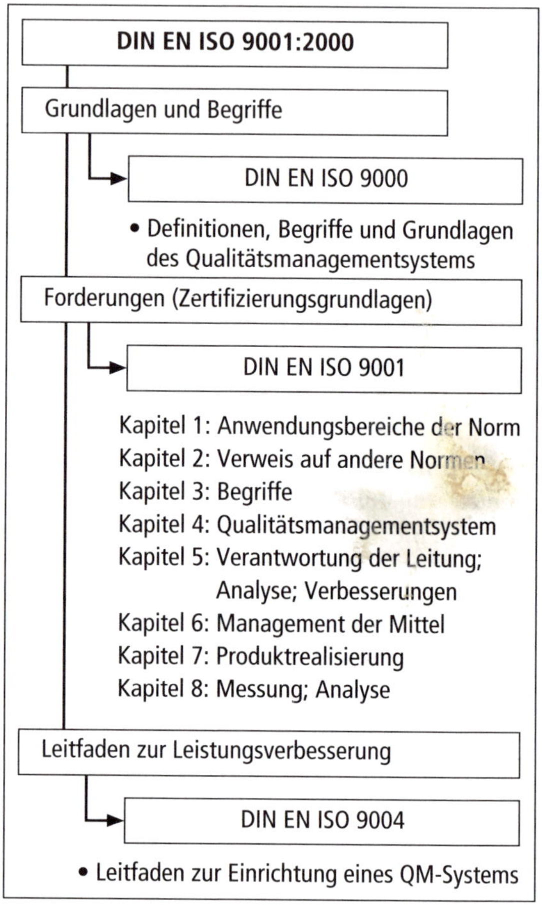

Abb. 4 **Qualitätsmanagementsystem nach DIN EN ISO 9001 : 2000.**

tätsmanagementsystems nach DIN EN ISO 9001 : 2000 (s. Abb. 4) den weiteren Vorteil, dass auf dessen Basis die qualitätssichernden und -verbessenden Maßnahmen bis hin zum „Total Quality Management" (TQM) geschaffen werden.

Audit

Mit der Einführung von Qualitätsmanagementsystemen nach der Norm DIN EN ISO 9001 ist der Begriff „Audit" in vielen Bereichen bekannt geworden. Durch ein Audit sollen Schwachstellen aufgezeigt, Verbesserungsmaßnahmen angeregt und deren Wirkung überwacht werden. Somit ist das Ziel eines Audits, zu untersuchen, wie Tätigkeiten in der Praxis ausgeführt werden. Beim Zertifizierungsaudit überprüft eine neutrale Zertifizierungsstelle das Qualitätsmanagementsystem der Arztpraxis auf deren Auftrag hin und vergibt bei Erfüllung der Anforderungen nach DIN EN ISO 9001 : 2000 ein Zertifikat.

Dieses ist für drei Jahre gültig. Alle drei Jahre muss dieses Zertifizierungsaudit erfolgen, damit die Praxis das Zertifikat behalten darf. Um der Verpflichtung zur „ständigen Qualitätsverbesserung“ nachkommen zu können, ist es notwendig, auch zwischen diesen Zertifizierungsaudits regelmäßig praxisinterne Qualitätsaudits durchführen zu lassen. Diese Audits haben die Aufgabe, regelmäßig das Vorhandene auf Einhaltung zu überprüfen und Verbesserungspotenziale zu identifizieren. Die Tätigkeit als Qualitätsauditor kann von einer fachlich kompetenten Praxismitarbeiterin übernommen werden. Damit sie diese Aufgabe professionell ausführen kann, ist eine entsprechende Schulung „Qualitätsmanagement für Arzthelferinnen“ dringend zu empfehlen. Ziel dieser Weiterbildung für Arzthelferinnen (angelehnt an das Curriculum der Bundesärztekammer) ist die Befähigung, als Qualitätsmanagementbeauftragte in enger Zusammenarbeit mit der Praxisleitung ein professionelles Qualitätsmanagementsystem in der Praxis einzuführen und aufrecht zu erhalten. Ihr obliegt dann auch die Tätigkeit als Qualitätsauditor.

EFQM

Die European Foundation for Quality Management (EFQM) for Business Excellence, eine europäische Stiftung mit Sitz in Brüssel, wurde 1988 mit Unterstützung der EU auf Initiative namhafter europäischer Unternehmen gegründet. Die Stiftung ist europaweit tätig und wird zwischenzeitlich von mehreren hundert Mitgliedsfirmen getragen. Jährlich vergibt sie den begehrten European Quality Award (EQA) an herausragende Unternehmen. Die Konzeption erfolgt in Anlehnung an das in den USA erfolgreiche Baldrige-System. Dieses wiederum wurde in den USA als Reaktion auf die damaligen Wettbewerbsvorteile geschaffen, die Japan durch die bessere Produktqualität gegenüber den USA erzielte. Der japanische Deming-Preis (Deming Application Prize), benannt nach dem Amerikaner W. E. Deming, wurde 1951 erstmalig vergeben und basierte auf einer qualitätsorientierten Unternehmensführung. Der amerikanische Präsident Ronald Reagan lobte dann 1987 erstmals den Malcolm Baldrige National Quality Award (MBNQA) aus, der 1988 in Washington D. C. erstmalig verliehen wurde. Mit der Einführung dieses Preises reagierten die USA auf den immer stärker werdenden Wettbewerbsdruck aus Fernost. Bereits 1995 wurde dieser Preis dann auch für das Gesundheitswesen angepasst. Der amerikanische Qualitätspreis kann als Basis des European Quality Award (EQA) verstanden werden, da er diesem in vielen Punkten ähnelt. Der EQA wurde auf eine gemeinsame Initiative der Europäischen Kommission, der EFQM (European Foundation for Quality Management) und der European Organization for Quality (EOQ) 1992 eingerichtet und, in Ergänzung an den Malcolm Baldrige National Quality Award (MBNQA), an die europäischen Gegebenheiten angepasst. Das europäische Modell enthält im Vergleich zum MBNQA neben der Beurteilung der Kundenzufriedenheit auch die Zufriedenheit der Mitarbeiter und die Auswirkungen auf die Gesellschaft als Richtungspunkte eines optimalen Qualitätsmanagements. 1992 wurde dann auf der Basis des EFQM-Modells auch erstmals der EQA verliehen, der sich seither in Europa zu einer festen Größe entwickelt hat. Ein Vergleich zwischen dem EQA und der Zertifizierung eines Qualitätsmanagementsystems nach der DIN EN ISO fällt allerdings relativ schwer, da beide Managementkonzepte grundsätzlich auf verschiedenen Vorstellungen beruhen. Der Grundgedanke beim EFQM-Modell ist, dass eine Organisation durch den Prozess der Selbstbewertung (Self Assessment) zu ständigen Verbesserungen der eigenen Leistungen angeregt wird und so schließlich zu Spitzenleistungen (Business Excellence) gelangt. International ist das EFQM-Modell als Richtlinie für die Einführung von Total Quality Management (TQM) anerkannt. Die kontinuierliche Verbesserung ist das Hauptziel des Total Quality Management. Es ist eine Führungsmethode, bei der die Qualität in den Mittelpunkt gestellt wird, die auf der Mitwirkung aller Mitglieder der Organisation beruht und deren Konzept auf der Überlegung basiert, dass die Qualität und somit die Anforderungen der Kunden in den Mittelpunkt sämtlicher Unternehmensaktivitäten zu stellen sind.

Deming Prize
- erste Verleihung 1951 in Japan
- benannt nach Dr. W. E. Deming
- gegründet von Union of Japanese Scientists (JUSE)

EFQM-Modell 2000 (EFQM-Excellence-Model)

Das ursprüngliche EFQM-Model for Business Excellence wird regelmäßig überarbeitet und trägt heute den Namen EFQM-Excellence-Model. Dieses dient, auf der Basis von neun Kriterien, der alljährlichen Verleihung des European Quality Award (EQA) an europäische Spitzenunternehmen auf dem Gebiet des TQM. Nach diesen Kriterien wird seit 1998 auch der Ludwig-Erhard-Preis, die deutsche Auszeichnung für hierzulande ansässige Unternehmen, vergeben. Dieser wird getragen von den Spitzenverbänden der deutschen Wirtschaft sowie dem Verein Deutscher Ingenieure (VDI) und der Deutschen Gesellschaft für Qualität (DGQ). Die umgeänderte Bezeichnung in EFQM-Excellence-Model (im Gegensatz zur bis 1999 gültigen Bezeichnung EFQM-Model for Business Excellence) soll veranschaulichen, dass der nur auf geschäftlichem Erfolg basierende Qualitätsgedanke eines Unternehmens nicht länger Basis einer Qualitätsbewertung sein kann, sondern auch Unternehmen, die nicht primär gewinnorientiert handeln, dennoch ausgezeichnet und somit exzellent sein können, wenn sie Qualitätsmanagement nach dem EFQM-Modell betreiben. Ziel von EFQM-Exzellence-Modellen im Gesundheitswesen ist somit, eine kontinuierliche Qualitätsverbesserung zu erreichen. Gesundheitseinrichtungen, die Exzellenz-Modelle anwenden, können diese durch standardisierte Selbstbewertung durchführen und sich anschließend durch Gutachter (EQA-Assessoren) nach EFQM-Kriterien beurteilen lassen.

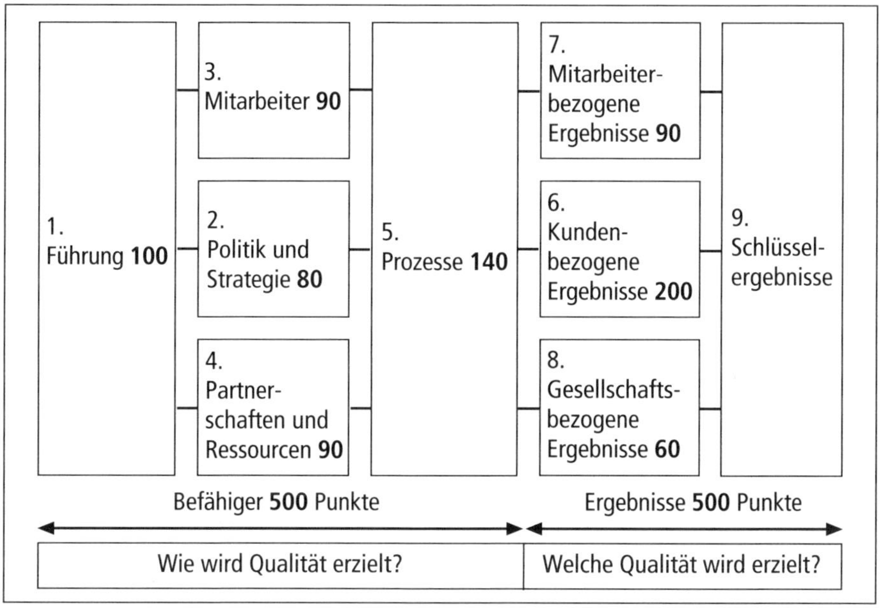

Das EFQM-Modell für Excellence (mod. nach EFQM [Hrsg.], Brüssel 2003). **Abb. 5**

Jedes der 9 Elemente des EFQM-Modells kann als Kriterium dienen, um den Fortschritt einer Organisation auf dem Weg zu „Excellence" zu beurteilen.
Das EFQM-Modell umfasst grundsätzlich 2 Kriterienbereiche: die so genannten Befähiger und die Ergebnisse. Als Befähigungskriterien werden die Voraussetzungen bezeichnet, die ein Unternehmen überhaupt in die Lage versetzen, exzellente Leistungen zu erbringen. Sie umfassen die Bereiche:

- **Befähiger (Enablers): 500 Punkte (50 %)**

1. Führung (Entwicklung eines umfassenden Qualitätsmanagements, Entwicklung von Visionen und Werten, Motivierung und Unterstützung der Praxismitarbeiter):
   100 Punkte (10 %)
2. Politik und Planung (wie die Praxis Strategien der Unternehmensführung ausarbeitet, kontrolliert und abgestuft in Zielsetzungen und Handlungen umsetzt):
   80 Punkte (8 %)

3. Mitarbeiter (wie die Arztpraxis das Potenzial ihrer Mitarbeiter in allen Bereichen managt und verbessert, die Kompetenz der Mitarbeiter ausbaut und aufrecht erhält):
   90 Punkte (9 %)
4. Partnerschaften und Ressourcen (wie die Arztpraxis externe Partnerschaften managt und alle nicht personellen Ressourcen wie Finanzen und Einrichtungen plant und einsetzt):
   90 Punkte (9 %)
5. Prozesse (wie die Arztpraxis ihr Qualitätssystem und ihre Prozesse im medizinischen und im Service-Bereich systematisch gestaltet, überprüft und verbessert):
   140 Punkte (14 %).

Diese einzelnen Bereiche sind somit unterschiedlich gewichtet, zusammen haben sie einen Anteil von 50 %. Die andere Hälfte wird von der Ergebnisqualität gebildet. Wichtigstes Einzelkriterium hierbei ist die Kundenzufriedenheit.

- **Ergebnisse (Results): 500 Punkte (50 %)**

1. Kundenbezogene Ergebnisse (welche Erfolge Arztpraxen in Bezug auf die Zufriedenheit ihrer Patienten erzielen):
   200 Punkte (20 %)
2. Mitarbeiterbezogene Ergebnisse (welche Ergebnisse Arztpraxen im Hinblick auf die Zufriedenheit ihrer Mitarbeiter erzielen):
   90 Punkte (9 %)
3. Gesellschaftsbezogene Ergebnisse (welche Ergebnisse Arztpraxen gemäß der Erwartungen der Gemeinschaft erzielen):
   60 Punkte (6 %)
4. Schlüsselergebnisse (Geschäftsergebnisse, d. h. welche Ergebnisse Arztpraxen im Hinblick auf die erwarteten wirtschaftlich realisieren):
   150 Punkte (15 %).

Das EFQM-Modell beruht prinzipiell auf einer offen gehaltene Grundstruktur, die viele individuelle Ansätze zulässt. Die 9 Kriterien des EFQM-Modells entsprechen den Merkmalen, anhand derer z. B. der Fortgang einer Arztpraxis auf dem Wege zu Spitzenleistungen bewertet wird. Ausgangspunkt des EFQM-Verfahrens ist eine erste Bewertung eines Unternehmens nach den erwähnten Kriterien. Um den Aufwand gering zu halten, sieht die EFQM vor, dass man diese Bewertung zunächst unter eigener Regie als Selbstbewertung (Self Assessment) durchführt. Nach entsprechendem Fortschritt soll dann die Hilfe von externen Assessoren in Anspruch genommen werden. Nach mehrjähriger Anwendung des EFQM-Modells kommt dann die Bewerbung um einen der entsprechenden Qualitätspreise in Betracht. Eine Selbstbewertung nach dem EFQM-Modell für Excellence ist hinreichend vorzubereiten und durchzuführen. Basis hierzu ist notwendigerweise eine vergleichbare Ausbildung bei der EFQM in Brüssel oder einem ihrer deutschen Lizenznehmer (Assessor-Trainig; Self-Assessment-Training). Die Resultate der regelmäßig zu wiederholenden Selbstbewertung sind dann in die Arbeitsabläufe umzusetzen, wodurch eine Optimierung der Unternehmensstrategie erreicht werden sollte. Die jeweils aktuell gültige Fassung des EFQM-Exzellence-Modell kann im Internet unter folgender Adresse abgerufen werden: www.efqm.org oder www.deutsche-efqm.de

Malcolm Baldrige National Quality Award (MBNQA)

- 1987 durch den US-amerikanischen Kongress per Gesetz eingeführter Qualitätspreis der USA
- benannt nach dem Secretary of Commerce (Handelsminister) Malcolm Baldrige
- verliehen durch den US-Präsidenten
- ausgeschiedene Kandidaten erhalten Feedbackberichte mit Gründen für den Nichterfolg und Verbesserungsvorschlägen
- Gründe: Gefährdung der Marktführung der USA in Produkt- und Prozessqualität; Einsicht, dass hohe Qualität und Mitarbeiterorientierung zu geringen Kosten führen können; Kundenorientierung erfolgsentscheidend
- seit 1988 drei Vergabekategorien des MBNQA:
  - produzierende Unternehmen/Zulieferer
  - Dienstleistungsunternehmen
  - Kleinstunternehmen (< 500 Beschäftigte)

Handbücher zur Dokumentation

Handbücher haben durch die Dokumentation von Strukturen, Prozessen und Ergebnissen einen hohen Stellenwert innerhalb des Qualitätsmanagementsystems. Sowohl das Zertifizierungsverfahren nach der DIN EN ISO 9001 : 2000 als auch das Selbstbewertungsverfahren nach dem EFQM-Exzellence-Modell sind Methoden des Qualitätsmanagements, nach denen Handbücher verfasst werden. Beide Systeme haben zwar unterschiedlich aufgebaute Handbücher, dennoch sind beide Qualitätssysteme in Deutschland als eigenständige Instrumente der Qualitätsbewertung etabliert.

Das Qualitätsmanagementhandbuch nach DIN EN ISO hat zum Ziel, Qualitätsmanagement anhand der durch die Norm vorgegebenen Gliederung methodisch darzustellen. Dies erfolgt durch Verfahrens- und Arbeitsanweisungen. Somit legt es die Abläufe und Verantwortlichkeiten fest und informiert über die Qualitätspolitik der Arztpraxis. Ein Schwerpunkt liegt hierbei vor allem auf der Prozesslenkung mit der Ausführung der wichtigsten Einzelpro-

zesse. Durch eine derartige Prozessdokumentation werden häufig Schwachstellen und Verbesserungspotenziale identifiziert, die dann im weiteren Verlauf der Prozessoptimierung bearbeitet werden können. Somit resultieren neben der notwendigen Dokumentation auch beachtliche Verbesserungsvorschläge. Bei allen diesen Vorteilen darf man aber den großen Dokumentationsaufwand nicht unterschätzen.
Das Handbuch nach EFQM-Kriterien wird in die 5 Befähigerkriterien (Wie wird Qualität erzielt?) und die 4 Ergebniskriterien (Welche Qualität wird erzeugt?) gegliedert. Im Gegensatz zum DIN-EN-ISO-Handbuch sind die Vorgaben beim EFQM-Handbuch weniger nachdrücklich gestaltet, sodass sie sich in jedes Unternehmen, also auch in eine Arztpraxis, problemlos integrieren lassen. Eine sachgerechte Selbstbewertung der Teilkriterien ist aber nur möglich, wenn die Organisation der Arztpraxis ausreichend transparent ist. Umfang und Sorgfalt des Handbuchs nach EFQM-Kriterien sind Basis der späteren Bewertung und sollten deshalb möglichst umfassend und sorgfältig bearbeitet werden.

Total Quality Management (TQM)

Total Quality Management (TQM) – zu verstehen als „umfassendes Qualitätsmanagement“ – stellt ein besonders aussichtsreiches Konzept dar, da es auf der Voraussetzung aufbaut, dass „Qualität als oberstes Unternehmensziel“ zur Basis sämtlicher Aktivitäten des Unternehmens wird. Anders ausgedrückt sollte nicht mehr das Wirtschaftsprodukt Ausgangspunkt des Interesses sein, sondern die vom Kunden wahrgenommenen Aspekte. TQM impliziert deshalb ein kontinuierliches Streben nach Verbesserungen (japanische Bezeichnung: KAIZEN), dessen Ziel letztendlich die Sicherung und Erweiterung der Kundenzufriedenheit ist. TQM allerdings ist nicht als Qualitätsmanagement- oder Qualitätssicherungssystem zu verstehen, sondern als ein von allen Mitarbeitern und der Unternehmensleitung getragenes umfassendes Qualitätsdenken, das Teil einer modernen Unternehmensphilosophie ist. Grundprinzip ist somit neben der Qualitätspolitik des Unternehmens eine qualitätsorientierte Gestaltung von Prozessen sowie eine stringente Kunden- und Mitarbeiterorientierung. Hierdurch soll eine hohe Kunden- und Mitarbeiterzufriedenheit, ein positives Renommee und ein ausgezeichnetes wirtschaftliches Outcome erreicht werden. „Total Quality Management“ bedeutet deshalb:

- uneingeschränkte Patientenorientierung, die Erwartungen aller Interessenpartner (Mitarbeiter, Lieferanten, Patienten, Kollegen etc.) übertreffend
- fortdauernder Verbesserungsprozess und Null-Fehler als Standard
- TQM-orientierte Qualitätspolitik
- Bereitschaft aller Mitarbeiter und der Praxisleitung, Qualität zum Mittelpunkt aller Aktivitäten zu machen

Das Modell der European Foundation of Quality Management (EFQM) ist international als Richtlinie und Zielsystem für die Einführung von Total Quality Management (TQM) anerkannt. Auch bei Orientierung nach der DIN EN ISO 9001 : 2000 werden die grundlegenden Voraussetzungen zu qualitätsverbessernden Maßnahmen bis hin zum „Total Quality Management" geschaffen.

Ludwig-Erhard-Preis

- seit 1997 verliehener Preis für wirtschaftliche Spitzenleistungen in Deutschland
- benannt nach Ludwig Erhard, dem Bundeswirtschaftsminister (1949–1963) und Bundeskanzler (1963–1966)
- basiert auf dem EFQM-Modell

Methoden zur Bewertung der Qualität

Die Anerkennung eines Qualitätsmanagementsystems ist ein denkbarer Grund für das Streben nach Qualität. Möglichkeiten, den Erfolg und den Nutzen eines etablierten Qualitätsmanagementsystems gegenüber den Patienten und der Öffentlichkeit darzustellen, sind durch das jeweilige Bewertungsverfahren und die ausgelobten Qualitätspreise gegeben. Insbesondere stärken derartige Überprüfungen eines Qualitätsmanagementsystems auch das Vertrauen von Beteiligten und Öffentlichkeit in die Leistungen einer Arztpraxis.

Visitationen

Eine Visitation (synonym: Peer Review, Audit, Audit durch Peers) ist ursprünglich die von einem Team ärztlicher Fachkollegen durchgeführte, standardisierte Untersuchung einer klinischen Abteilung. Durch diese Visitation sollen die Umstände und Bedingungen analysiert und beurteilt werden, unter denen die medizinische Behandlung der Patienten erfolgt. Nach Abschluss der Visitation erfolgt ein Feedback mit Vorschlägen für Verbesserungen. Abschließend wird ein Audit-Bericht erstellt. In den Niederlanden wurden diese kollegialen Visitationen zur Beurteilung von Qualitätsmanagementsystemen hausärztlicher Praxen bereits etabliert. Mit der Einführung von Qualitätsmanagementsystemen nach der DIN EN ISO 9001 : 2000 ist der Begriff „Audit" in vielen Branchen bekannt geworden. Durch ein Audit sollen Schwachstellen aufgezeigt, Verbesserungsmaßnahmen angeregt und deren Wirkung überwacht werden. Interne Audits werden regelmäßig durch eine Mitarbeiterin der Praxis (der Qualitätsmanagementbeauftragten), externe Audits im Auftrag des Praxisinhabers durch eine anerkannte Zertifizierungsstelle durchgeführt. Qualitätsaudits zeigen dem Praxisteam regelmäßig, wo es steht, wie gut der Ablauf organisiert ist und wo Verbesserungen notwendig sind. In diesem Sinne sind interne Audits ein optimales Instrument zur Beurteilung praxisinterner Prozesse und zum Erkennen von Verbesserungspotenzialen.

Zertifizierung

Damit Patienten und Öffentlichkeit erkennen können, dass eine Arztpraxis überhaupt ein Qualitätsmanagementsystem nach DIN EN ISO 9001 : 2000 besitzt, muss dies von einer unabhängigen Instanz geprüft werden. Falls die Übereinstimmung mit den Anforderungen der Norm nach einer Begutachtung festgestellt werden kann und eine bestimmte Dienstleistungsqualität gewährleistet ist, wird der Zertifizierer dies der untersuchten Arztpraxis bescheinigen. Mit Zertifizierung wird somit ein Prüfverfahren des Dienstleistungsunternehmens Arztpraxis durch eine akkreditierte (in diesem Zusammenhang: anerkannte) Prüfungsgesellschaft bezeichnet, in dessen Verlauf die Erfüllung von Anforderungen der Normenreihe DIN EN ISO 9001 : 2000 an die Ausgestaltung eines Qualitätsmanagementsystems bewertet wird. Voraussetzung für die Zertifizierung nach den Standards der DIN EN ISO 9001 : 2000 ist, dass die Arztpraxis ein funktionierendes und normenkonformes System zur Qualitätssicherung eingeführt und dessen Funktionsweise in einem Qualitätshandbuch dokumentiert hat. Nach Abschluss des Qualitätsmanagementaufbaus in der Arztpraxis und einem erfolgreich durchgeführten ersten internen Audit durch die Qualitätsmanagementbeauftragte der Arztpraxis sollte mit einem unabhängigen Zertifizierungsinstitut Verbindung aufgenommen werden. Zu erwähnen ist auch, dass manche Zertifizierer quasi als Probelauf einen Vor-Audit anbieten, in dem von der Zertifizierungsinstitution überprüft wird, ob die Normenanforderungen korrekt erfüllt werden. Somit hat das Praxisteam Gelegenheit, die Auditoren kennen zu lernen und gefundene Mängel und Fehler im System zu korrigieren. Allerdings muss darauf hingewiesen werden, dass ein externer Auditor das Praxisteam nicht beraten darf! Im Rahmen des Zertifizierungsaudits erfolgt dann zunächst eine Bewertung der schriftlichen Unterlagen des Qualitätsmanagementsystems (QM-Handbuch). Die Überprüfung erfolgt auf den Inhalt und die Forderungen der DIN-EN-ISO-Normen. Während des eigentlichen Audits, bei der Begehung vor Ort in der Praxis, werden die Mitarbeiter dann zu bestimmten Themen befragt. Die Auditoren werden konkret anhand der Projekte überprüfen, ob die Regelungen des Handbuchs in der Arztpraxis eingehalten werden, hierzu werden sie mit den Mitarbeitern reden und auch Verfahren hinterfragen. Nach bestandenem Zertifizierungsaudit erhält die Praxis dann endlich ihr hart erarbeitetes „Zertifikat“!

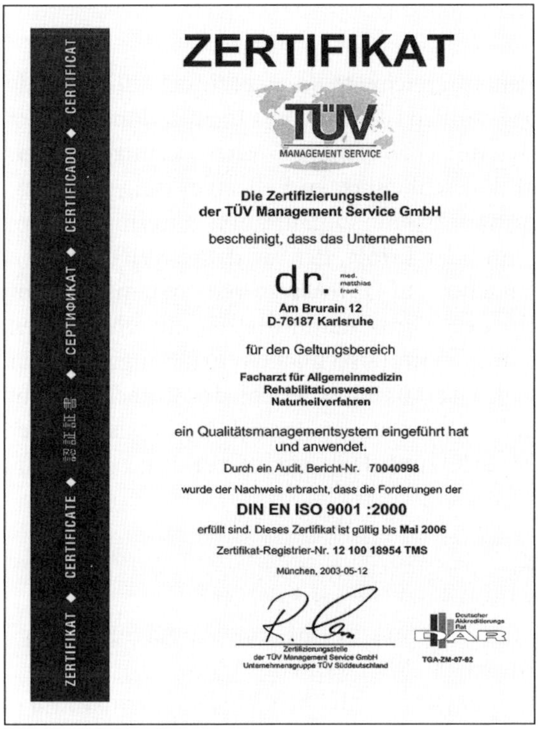

ZERTIFIKAT ◆ CERTIFICATE ◆ 認証書 ◆ СЕРТИФИКАТ ◆ CERTIFICADO ◆ CERTIFICAT

ZERTIFIKAT

TÜV
MANAGEMENT SERVICE

Die Zertifizierungsstelle
der TÜV Management Service GmbH

bescheinigt, dass das Unternehmen

dr. med. matthias frank
Am Brurain 12
D-76187 Karlsruhe

für den Geltungsbereich

Facharzt für Allgemeinmedizin
Rehabilitationswesen
Naturheilverfahren

ein Qualitätsmanagementsystem eingeführt hat
und anwendet.
Durch ein Audit, Bericht-Nr. 70040998
wurde der Nachweis erbracht, dass die Forderungen der
DIN EN ISO 9001 :2000
erfüllt sind. Dieses Zertifikat ist gültig bis Mai 2006
Zertifikat-Registrier-Nr. 12 100 18954 TMS
München, 2003-05-12

Zertifizierungsstelle
der TÜV Management Service GmbH
Unternehmensgruppe TÜV Süddeutschland

Deutscher Akkreditierungs Rat
DAR
TGA-ZM-07-92

Zertifikat der Praxis Dr. Frank: DIN EN ISO 9001 : 2000.

Abb. 6

Akkreditierung

Je nach Qualitätsmanagementsystem wird die Überprüfung des Qualitätsmanagements anhand von unterschiedlichen Methoden vorgenommen. Bei der DIN EN ISO als Zertifizierung, beim EFQM-Modell als (Self) Assessment und bei der Joint Commission on Accreditation of Healthcare Organizations (JCAHO) als Akkreditierung. Die JCAHO hat für die ambulanten und stationären Gesundheitseinrichtungen in den USA Standards entwickelt, deren Einhaltung auf Antrag von der Joint Commission überprüft wird. Dieser Vorgang wird als Akkreditierung bezeichnet. Eine bestandene, verbindliche Überprüfung des Qualitätsmanagements ist in einigen Bereichen von ambulanten sowie stationären Gesundheitseinrichtungen der USA Voraussetzung dafür, dass die Gesundheitseinrichtung überhaupt an der Gesundheitsversorgung der Bevölkerung teilnehmen darf. Im Gegensatz hierzu versteht man in Zusammenhang mit einem Zertifizierungsverfahren unter dem Begriff „Akkreditierung“ das Zulassungsverfahren, welches Prüfungsgesellschaften (also Zertifizierungsunternehmen) durchlaufen müssen, wenn sie eine Autorisierung zur Durchführung von Zertifizierungsverfahren nach DIN EN ISO 9001 : 2000 erlangen möchten. Akkreditierung bedeutet demnach die Anerkennung von Prüfkompetenz des Zertifizierungsunternehmens.

Exzellenz-Modell

Das als EFQM-Model for Excellence bezeichnete Konzept findet zunehmende Beachtung. Die Basis beim EFQM-Modell ist, dass eine Organisation zunächst durch Selbstbewertung (Self Assessment) zu ständigen Verbesserungen der eigenen Leistungen angeregt wird und schließlich zu Spitzenleistungen (Excellence) gelangt. Das Engagement, welche eine Organisation unternimmt, um Spitzenleistungen zu erreichen, und der Erfolg, den sie dabei erzielt, werden dann durch speziell geschulte Gutachter (EFQM-Assessoren) systematisch vor Ort bewertet. Hierbei untersuchen die Gutachter, inwieweit die schriftlichen Angaben der Selbstbewertung mit dem tatsächlichen Erfüllungsgrad der EFQM-Kriterien übereinstimmen. Der Abschlussbericht des Gutachters gibt dann Hinweise über Stärken und Verbesserungspotenzial der Praxis. Die Bewertungskriterien des EFQM-Modells sind dann auch Grundlage des European Quality Awards (EQA).

European Quality Award (EQA)
- Verleihung erstmals 1992, wird jährlich ausgeschrieben
- Qualitätsauszeichnung auf der Basis des EFQM-Modells für Exzellence der European Foundation of Quality Management
- hohe Anforderungen, Bewerbung auf Englisch, Weltklassestandard, international
- inhaltlich stärkere Anlehnung an den MBNQA
- prestigeträchtigster Preis, steht an der Spitze

Balanced Scorecard

Einführung

Die Organisation einer Arztpraxis steht heutzutage einer Vielzahl besonderer Herausforderungen gegenüber. So muss ständig der Spagat gelingen, den steigenden Anforderungen der Patientenwünsche ebenso gerecht zu werden wie den wirtschaftlichen Zielsetzungen des Unternehmens „Arztpraxis" insgesamt im Kontext der aktuellen politischen Rahmenbedingungen. Medizinischer Fortschritt und eine zunehmende Zahl von Normen und Regelungen erfordern eine ständige Anpassungsfähigkeit des gesamten Praxisteams. In dieser Situation gelangen die herkömmlichen Steuerungsinstrumente schnell an ihre Grenzen. Diese sind der aktuellen Dynamik oft nicht gewachsen und der neuen Situation nicht angemessen. Folge ist, dass Chancen nicht erkannt werden und Zufälligkeiten im gesamten Managementkonzept überwiegen. Eine klare Praxisstrategie fehlt, Erfolgsfaktoren werden nicht analysiert und das Praxisangebot nicht hinterfragt.

Ein sehr gutes Steuerungsinstrument zur Absicherung einer langfristigen Strategieplanung und zur Realisierung der Praxisziele ist die Balanced Scorecard (BSC). Sie ist darauf angelegt, den jeweiligen Leistungsstand der Praxis zu überprüfen und bei Bedarf zu optimieren. Somit eignet sich die Balanced Scorecard auch zur Weiterentwicklung und Verbesserung des bestehenden Qualitätsmanagementsystems.

Die Entwicklung der Balanced-Scorecard-Methode

Robert S. Kaplan und David P. Norton, beide amerikanische Professoren der Betriebswirtschaftslehre, erarbeiteten das Balanced-Scorecard-Konzept, dass seit den ersten Veröffentlichungen mit großem Interesse aufgenommen wurde. Basis der Balanced Scorecard waren umfangreiche Untersuchungen an der Harvard Business School zur Gestaltung eines modernen und umfassenden Measurement-Systems. Der Hintergrund für die Entwicklung dieser Methode war, dass den Industrieunternehmen ein Werkzeug fehlte, welches neben der Abbildung der finanziellen Leistungsfähigkeit auch weitere wesentliche Kenngrößen liefert. Die Idee der Balanced Scorecard (deutsch: ausgewogener Berichtsbogen) war, eine überschaubare Darstellung zu bieten, die essenzielle Informationen der Unternehmensprozesse schnell und einfach verfügbar macht. Um eindeutige Entscheidungen für die Zukunft treffen zu können, ist es unerlässlich, zunächst festzustellen, welche Ziele das Praxisteam hat, welche Voraussetzungen gegeben sein müssen und welche Erwartungen, Bedürfnisse und Vorgaben bestehen. Nachdem diese Vorgaben festgelegt wurden, bedarf es eines Instruments, um die Strategie, mit der diese Ziele erreicht werden sollen, auch in praktisches Handeln zu überführen. Die Balanced Scorecard hilft dabei, das Unternehmen Arztpraxis aus verschiedenen „Perspektiven" zu betrachten und diese Perspektiven in ein ausgewogenes, ausbalanciertes Verhältnis zueinander zu bringen. Hierzu ermittelten Kaplan und Norton 4 wesentliche Perspektiven unternehmerischen Handelns, die einen strategischen Erfolgscharakter haben:

- Finanzen
- Kunden
- interne Prozesse
- Lernen und Entwicklung

Als Arbeitsinstrument weist die Balanced Scorecard demnach eine Reihe von Kennzahlen auf, die in ausgewogener (= balanced) Art dargestellt werden. Hierdurch ist ein Soll-Ist-Vergleich zwischen geplanten Werten und erzielten Erträgen möglich. Ziel ist, diese Kennzahlen zur Kundenzufriedenheit, Mitarbeiterqualität und Effizienz der Geschäftsprozesse gleichberechtigt neben die finanziellen Kennzahlen zu stellen. Durch diese Darstellung der wechselseitigen Beziehungen kann die Unternehmensleitung dann bewerten, ob die Aktivitäten des vorangegangenen Jahres tatsächlich auch zu Verbesserungen geführt haben. Da die Balanced Scorecard die zu erreichenden Ziele festlegt, ist sie ein System zur Leistungsmessung und stellt folglich die Umsetzung der Unternehmensstrategie mittels der Kennzahlen sicher. Sie schafft eine systematische Grundlage für das Qualitätscontrolling, wobei sich der Fokus eben nicht auf die Vergangenheit, sondern auf die Weiterentwicklung des Unternehmens richtet.

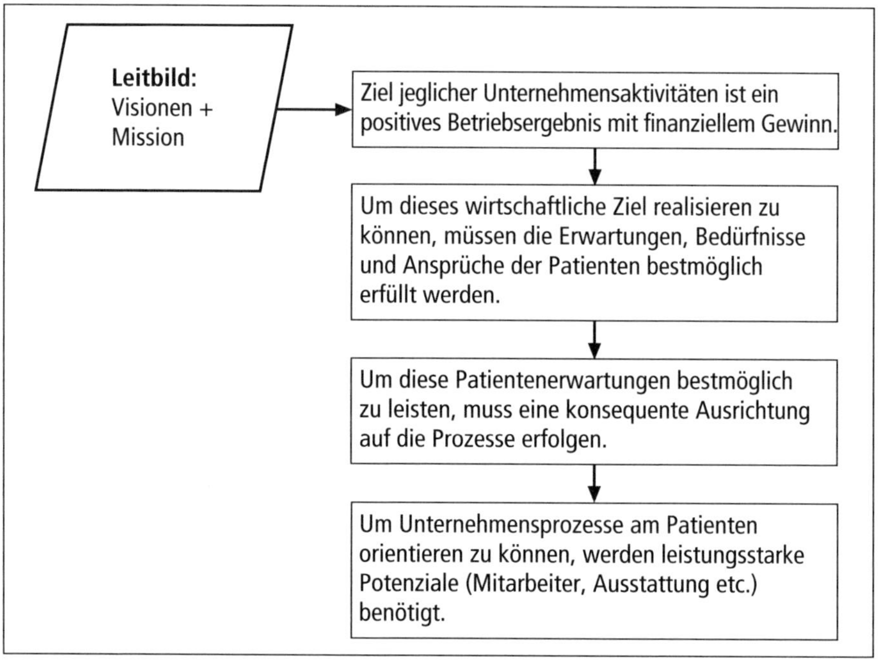

Abb. 7 **Anwendung der Perspektiven der Balanced Scorecard.**

Die Perspektiven der Balanced Scorecard

Die Zielsetzung der Balanced Scorecard sollte sein, sowohl den Praxisinhaber als auch die Mitarbeiter zu motivieren, die festgelegten Strategien engagiert umzusetzen. Da diese Strategien mit Hilfe der Balanced Scorecard als Kennzahlen-System aufgeführt sind, können Zielvorgaben besser vermittelt werden. Die Perspektiven haben die primäre Aufgabe uns anzuhalten, kein für unser Unternehmen relevantes Potenzial zu vergessen.

Finanzperspektive: Die Arztpraxis ist ein Dienstleistungsunternehmen mit allen sich daraus ergebenden wirtschaftlichen Konsequenzen und Erfordernissen. Der Arzt als Praxisinhaber und Unternehmer ist für den wirtschaftlichen Erfolg seiner Praxis verantwortlich. Anhand der Kennzahlen aus der Finanzperspektive (s. Tab. 11) kann der Arzt beurteilen, ob die Aktivitäten des Unternehmens „Arztpraxis“ zu einer Verbesserung der wirtschaftlichen Ergebnisse geführt haben. Durch die aktuellen Kennzahlen kann leicht ein Vergleich mit den wirtschaftlichen Ergebnissen früherer Aktivitäten erfolgen. Der finanzielle Erfolg wird beispielsweise durch hohe Patientenzufriedenheit und Umsatzsteigerungen im Selbstzahler- und privatärztlichen Bereich erzielt. Zufriedene Patienten sind langfristig an die Praxis gebunden, sodass Marketingaufwand eingespart werden kann.

Balanced Scorecard: Finanzperspektive. **Tab. 11**

Ziel	strategische Ziele	Strategien, Maßnahmen	Kennzahlen	Ergebnisse	
				IST (in €)	SOLL (in €)
Steigerung des Praxisgewinns	Kosten	Reduktion	Ausgaben	5.000	4.000
	Einnahmen	Steigerung der Privat- und Selbstzahlerumsätze	Gesamt-Einnahmen	9.000	11.300
			GKV-Umsatz	6.500	6.500
			Privatumsatz	1.800	3.500
			Selbstzahler	700	1.300

Die finanzielle Perspektive zeigt, ob die Verfolgung einer bestimmten Strategie zur Verbesserung des Unternehmensergebnisses beiträgt.

Kundenperspektive: Die Betrachtung der Kundenzufriedenheit bzw. Kundenbindung lässt Rückschlüsse auf die Positionierung der Arztpraxis zu. Diese Kundenbindung wird dadurch erreicht, dass die Patienten nicht nur behandelt sondern „betreut" werden. Ziel des Praxisteams sollte deshalb sein, die Wünsche und Anforderungen der Patienten optimal zu erfüllen. Gelingt dies, steigt die Patientenzufriedenheit. Hieraus wiederum resultiert eine starke Bindung an die Praxis und Neupatienten werden durch positive Empfehlungen leichter gewonnen. Diese Position kann leicht über eine Reihe von Kennzahlen gesteuert werden, die sich auf die Zufriedenheit der Patienten, den Zugang von neuen Patienten und die Patiententreue (Wiederkehrrate) beziehen (s. Tab. 12).
Der Einsatz unserer finanziellen Mittel, der Einsatz aller Mitarbeiter und die Prozesse der Arztpraxis sollten vornehmlich dazu dienen, dem Patienten Lösungen für seine Probleme zu bieten.

Interne Prozessperspektive: Kennzahlen aus der Prozessperspektive zeigen, wie effizient die Prozesse innerhalb der Arztpraxis ablaufen. Die Prozessbeschreibungen im Rahmen der DIN EN ISO 9001 : 2000 und Standarddefini-

Tab. 12 Balanced Scorecard: Kundenperspektive.

Ziel	strategische Ziele	Strategien, Maßnahmen	Kennzahlen	Ergebnisse IST	Ergebnisse SOLL
Steigerung der Patienten-zufriedenheit	Empfehlungen	Patienten-service ↑ (Getränke, Zeitschriften etc.)	Anzahl der neuen Patienten durch Empfehlung	80	130
	Beschwerden	Beschwerde-management	Anzahl der Beschwerden	25	10
	Zufriedenheit	Patientenumfrage	Fragebogenauswertung (Skala 1–5)	3,2	< 2,5

tionen sichern die einheitliche Qualität des Praxisablaufs. Die regelmäßige Überprüfung und Verbesserung von Prozessen sichert kontinuierliches Lernen und vermeidet Fehler. Dabei sollten auch potenzielle Wünsche der Patienten identifiziert und deren Erwartungen erfüllt werden. Beispielsweise kann im Rahmen der Prozessperspektive das Ziel sein, die Wartezeit für eine Untersuchung zu reduzieren (s. Tab. 13).

Tab. 13 Balanced Scorecard: Prozessperspektive.

Ziel	strategische Ziele	Strategien, Maßnahmen	Kennzahlen	Ergebnisse IST	Ergebnisse SOLL
Patienten-versorgung optimieren	Wartezeit vor Untersuchungen	reduzieren	durchschnittliche Wartezeit	35 min	15 min
	Implementierung von Leitlinien	Therapie nach Leitlinien ausrichten	Leitlinienzahl	3	10

Die Prozessperspektive bildet die Prozesse ab, die benötigt werden um die Ziele der finanziellen Perspektive und der Kundenperspektive zu erreichen.

Lern- und Entwicklungsperspektive: Der Ausbildungsstand und die Motivation des Praxisteams sowie die Weiter- und Fortbildungsmaßnahmen sind Faktoren, die Rückschlüsse auf die Lernfähigkeit der Praxis zulassen. Sie sind die am meisten in die Zukunft weisenden Perspektiven. Mit der Balanced Scorecard kann das Mitarbeiterpotenzial, dessen Motivation und Zielausrichtung gemessen werden. Dazu gehören beispielsweise: Mitarbeiterzufriedenheit, Weiterbildungsengagement, Motivation, Zielorientierung.

Balanced Scorecard: Lern- und Entwicklungsperspektive. Tab. 14

Ziel	strategische Ziele	Strategien, Maßnahmen	Kennzahlen	Ergebnisse IST	Ergebnisse SOLL
hohe Mitarbeiterzufriedenheit	Qualifikation	Qualifizierungsmöglichkeiten; Arbeitsplatzbeschreibungen	besuchte Fortbildungen	5	8
	Teambesprechungen	regelmäßig mit Protokoll	Anzahl	8	12
	Engagement	Anerkennung und Umsetzung	Anzahl von Verbesserungsvorschlägen	2	5

Die Kennzahlen dieses Zielfeldes beschreiben die Lern- und Entwicklungsprozesse, die benötigt werden, um die Ziele der anderen drei Zielfelder zu erreichen. Kaplan und Norton akzentuieren dabei speziell die Erfordernis von Investitionen in die Zukunft, speziell bei der Qualifizierung von Mitarbeitern, Steigerung der Leistungsfähigkeit des innerbetrieblichen Informationssystems sowie Erhöhung der Motivation und Zielausrichtung der Mitarbeiter. Diese am meisten zukunftsorientierte Perspektive hat neben den strategischen Potenzialen der Informationssysteme die Förderung der Mitarbeiterpotenziale sowie die Motivation und Zielausrichtung aller beschäftigen Mitarbeiter zum Inhalt (s. Tab. 14).

Die Umsetzung der Balanced Scorecard in der Arztpraxis

Vor dem Einsatz der Balanced Scorecard sind zuerst die strategischen Ziele der Arztpraxis zu entwickeln und festzulegen. Anschließend erfolgt die Auswahl und Benennung der Kennzahlen, konkrete Zielgrößen werden vorgegeben und auf der Balanced Scorecard ausgewiesen. Auf der Balanced Scorecard sollte auch aufgeführt werden, welche Initiativen und Maßnahmen ergriffen werden, um die strategischen Ziele zu erreichen. Wie viele Kennzahlen letztendlich eingesetzt werden, ist individuell von jeder Praxis zu entscheiden. Wichtig ist aber, dass die Kennzahlen der Balanced Scorecard die Strategie der Praxis darstellen. Ein wesentlicher Vorteil der Balanced-Scorecard-Methode ist die ständige Abbildung der Entwicklungstrends der festgelegten Ziele. Verbesserungen sind permanent möglich. Ziel der Balanced Scorecard ist, die Umsetzung der Praxisstrategie anhand des Kennzahlen-Systems mit den 4 Perspektiven Finanzen, Kunden, Prozesse sowie Mitarbeiter umfassend beurteilen zu können. Anhand dieser Kennzahlen kann der Praxisinhaber beurteilen, ob die Aktivitäten des Praxisteams zu einer Ergebnisverbesserung geführt haben. Die Balanced-Scorecard-Methode ist kein Qualitätsmanagementsystem, kann aber innerhalb des Bewertungsmodells eines Qualitätsmanagementsystems sinnvoll eingesetzt werden. So bildet sie die Ergebniskriterien des EFQM-Modells ab oder kann zur Umsetzung der Anforderungen „Verantwortung der Leitung“ (Kapitel 5 der DIN EN ISO 9001 : 2000) eingesetzt werden.

Balanced Scorecard
- definiert die zu erreichenden Ziele
- ist ein Konzept zur Entwicklung eines Kennzahlen-Systems
- zeigt die Ergebnisse auf
- ist ein Instrument der Praxisführung

Projektorganisation: Soll in einer Arztpraxis die Balanced Scorecard als Führungsinstrument eingesetzt werden, so ist ein stufenweises Vorgehen zu empfehlen. Dabei ist aber zu berücksichtigen, dass der Erfolg bei der Umsetzung der Balanced Scorecard nicht von der Einhaltung von Formalien abhängt sondern sie muss in Inhalt und Struktur der Arztpraxis entsprechen und vor allem auch vom Praxisteam akzeptiert und aktiv umgesetzt werden. Deshalb ist zunächst eine Einführungs- und Fortbildungsveranstaltung für die Praxismitarbeiter notwendig. Während dieser Veranstaltung sollten die Grundlagen und die Vorteile der Balanced Scorecard für die Arztpraxis vermittelt werden. Durch Brainstorming wird dann die Vision (= Unternehmensziel) für die Zukunft der Praxis entwickelt, d. h. es wird erarbeitet, wie das Unternehmen „Arztpraxis“ in einer erfolgreichen Zukunft aussehen soll. Als nächstes wird die Mission der Praxis festgelegt, d. h. es wird die Frage beantwortet, wie die Praxis von den Kunden und Patienten gesehen wird. Für die Vermittlung der Mission sollte eine eingängige Devise gefunden werden. Die Mission gibt quasi die Kompetenz und das eigene Leistungsangebot wieder. Ausgehend von diesen allgemeinen Vorstellungen werden nun konkrete Zielvorstellungen entwickelt, die in letzter Konsequenz von den Mitarbeitern umgesetzt werden können. Aufgabe ist nun strategische Ziele festzulegen, Maßnahmen zur Umsetzung zu bestimmen und die Kennzahlen und Zielwerte zu definieren.

Systementwicklung der Balanced Scorecard

1. Einführungsveranstaltung zur Information und Schulung der Mitarbeiter.
2. Erarbeitung einer Vision und Mission als Leitbild der Praxis.
3. Erfassung der Praxisziele, Zusammenstellung der Kennzahlen und Entscheidung der Maßnahmen zur Umsetzung.
4. Detaillierte und transparente Darstellung der Strategie des Unternehmens.
5. Zielsystem und Wirkungsketten beschreiben.
6. Inhaltliche Diskussion der Daten.
7. Balanced Scorecard gestalten.

Beispiel für eine umfassende Balanced Scorecard. In der Regel sind die Zielwerte für die Kennzahlen für einen Zeitraum von etwa 3 Jahren festgelegt. Tab. 15

	strategische Ziele	Strategien, Maßnahmen	Kennzahlen	Ergebnisse			
				IST	SOLL	2006	2007
Finanzperspektive	Steigerung der Fallzahlen Privatpatienten; Kostenreduktion	Angebot erweitern; Marketingmaßnahmen ergreifen	Anzahl der Fälle Gesamtkosten (in %)	80 100	120 92	130 89	140 85
Kundenperspektive	Patientenzufriedenheit erhöhen (Zuverlässigkeit und Freundlichkeit der Praxismitarbeiter steigern; Wartezeiten reduzieren)	Mitarbeiterschulungen; elektronischen Terminkalender einführen	Patientenzufriedenheit (Fragebogenauswertung Skala 1–5)		< 2,5	< 2,5	< 2,3
Prozessperspektive	Reorganisation von Prozessen; Patientenversorgung verbessern; Evidence-based Medicine	Prozesse überprüfen und erstellen; DMP umsetzen; Organisation verbessern; Definition geeigneter Leitlinien	Anzahl Prozessbeschreibungen (pro Jahr) Anzahl der DMP-Patienten Anzahl implementierter Leitlinien (pro Jahr)	2 10 3	> 5 60 10	> 7 100 20	> 9 120 30
Lern- und Entwicklungsperspektive	Mitarbeiterqualifikation sichern; hohe Mitarbeiterzufriedenheit	Teilnehmerdokumente sammeln; projektabhängige Prämienzahlungen; regelmäßige Teambesprechungen	Anzahl der Fortbildungen Mitarbeiterbefragung (Fragebogenauswertung Skala 1–5)	2 6	8 < 2,5 10	8 < 2,5 10	8 < 2,3 12

Fazit

Die Einführung, Umsetzung und kontinuierliche Bewertung der Balanced Scorecard gibt dem Arzt als Unternehmer die Chance, Fehlentwicklungen frühzeitig zu erkennen und entsprechend gegenzusteuern. Wesentliche Basis hierfür ist, Strategien frühzeitig zu planen und die Ausrichtung des Unternehmens entsprechend den Erfordernissen des Gesundheitsmarktes und der Vision der Praxis voranzutreiben. Basierend auf aktuellen Informationen wird dann die langfristige Strategie und die damit verbundene Zielsetzung abgeleitet.

Balanced Scorecard:
- ist kein reines Kennzahlen-System, sondern ein Management-System (Führung durch Ziele);
- Voraussetzungen für die Arbeit mit der Balanced Scorecard sind: klare Zielsetzung, Erarbeitung einer Mission (Leitbild der Praxis), strategische Analysen;
- Basis für den Erfolg ist die Kommunikation mit den Mitarbeitern der Praxis;
- berücksichtigt kurz- und langfristige Zielgrößen;
- verknüpft Ziele der Praxis und erforderliche Maßnahmen im Sinne eines Ursache-Wirkungs-Prinzips

Qualitätsmodelle für die Arztpraxis

Obwohl bisher keine Studien vorliegen, die aufzeigen, dass ein Qualitätsmanagementsystem in der Arztpraxis einen nachweisbaren Effekt auf medizinische Prozesse oder auf Ergebnisse hat, wurde im Gesundheitsmodernisierungsgesetz (GMG) mit dem § 135a Abs. 2 die „Weisung“ vorgegeben, dass ab 2004 auch niedergelassene Ärzte verpflichtet sind, einrichtungsintern ein Qualitätsmanagement einzuführen und weiterzuentwickeln. Eine gesetzliche Verpflichtung zur Zertifizierung besteht derzeit jedoch nicht! Mit dem seit 1. Januar 2004 geltenden so genannten Gesundheitsmodernisierungsgesetz (GMG) hat die Politik eine neue Situation insbesondere für niedergelassene Ärzte geschaffen, in der eine Verpflichtung zum internen Qualitätsmanagement fest geschrieben wurde. Der folgende Abschnitt gibt einen umfassenden Überblick zur Beurteilung der Angemessenheit einzelner Systeme für die Arztpraxis und soll dem Praxisteam die Entscheidung für ein Modell erleichtern.

DIN EN ISO 9001 : 2000

Grundmodell für Dienstleistungsunternehmen, das eine anschließende Zertifizierung vorsieht. Es handelt sich hierbei um weltweit anerkannte Rahmenempfehlungen für die Ausgestaltung eines Qualitätsmanagementsystems (s. Tab. 16). Die Norm legt die Forderungen an ein Qualitätsmanagementsystem fest und liefert konkrete Hinweise, wie das System aufzubauen und – im Sinne der ständigen Verbesserungen – weiterzuentwickeln ist. Eine regelmäßige Selbstbewertung des Unternehmens ist hierbei fester Bestandteil der Norm. Die DIN EN ISO hat sich – ursprünglich aus der Industrie kommend – auch im Gesundheitswesen als Grundlage für den Aufbau eines Qualitätsmanagementsystems bewährt.

EFQM-Modell

Das EFQM-Modell strukturiert als eines der einflussreichsten Qualitätsmanagementansätze die Bewertungskriterien, nach denen der European Quality Award vergeben wird. Mit dem EFQM-Modell werden die Unternehmen jedoch nicht ausschließlich danach beurteilt, ob sie bestimmte Normen erfüllen, sondern wie gut sie das Qualitätsmanagement umsetzen. Die Ergebnisse betreffen demnach die Wirkung des Qualitätsmanagements. Das EFQM-Modell ist im Gegensatz zum Bewertungsansatz der DIN EN ISO 9001 : 2000 nicht zertifizierbar. Beim EFQM-Modell erfolgt eine Selbstbewertung der Qualität des Unternehmens, d. h. eine systematische Analyse der Stärken und Schwächen einer Arztpraxis im Sinne einer Standortbestimmung (s. Tab. 16). Eine Fremdbewertung durch Dritte wird nur bei Bewerbung für den Europäischen Qualitätspreis (EQA) sowie für einen der nationalen Qualitätspreise vorgenommen.

Europäisches Praxisassessment (EPA)[1]

Bereits im Jahr 2001 wurde eine Gruppe von Qualitätsexperten aus dem hausärztlichen Arbeitsbereich in 6 europäischen Ländern (Belgien, Deutschland, England und Wales, Frankreich, Niederlande und Schweiz) unter der Leitung von Prof. Richard Grol vom Centre for Quality of Care Research der Universtät Nijmegen ins Leben gerufen, die mit der Bertelsmann-Stiftung, Gütersloh, zusammenarbeitet. Inzwischen sind noch Österreich, Slowenien und Israel hinzugekommen, weitere Länder sollen folgen. Einige der Ausgangspunkte des Projektes waren die seit einigen Jahren in mehreren Ländern erfolgreich eingesetzten Programme zur Qualitätsförderung und zur Professionalisierung in der Allgemeinmedizin. Wegweisend erschien der Gruppe dabei, neben Modellen aus Australien und Kanada, das holländische „Visitatie“ oder „Visit-in-Practice“-Modell des Hausarztes Pieter van den Hombergh. Dieses Konzept wurde inzwischen umfassend wissenschaftlich evaluiert. Eine Besonderheit ist, dass Praxen, die mit diesem Modell arbeiten, nachweislich eine sinkende Arbeitsbelastung der Hausärzte, eine bessere Mitarbeiter- und Patientenzufriedenheit und eine höhere Versorgungsqualität zeigen. Das Grund-

---

1 Der Text basiert in Auszügen auf einer Veröffentlichung in „Der Allgemeinarzt“ 7/2004, S. 414–16; mit freundlicher Genehmigung des publizierenden Verlags.

konzept von EPA ist am sog. Qualitätskreislauf orientiert (s. Tab. 16). Eine Bestandsaufnahme (Assessment) mit Hilfe eindeutiger und valider Indikatoren schafft Übersicht und zeigt Stärken und Schwächen auf. Der Besuch eines trainierten Visitors mit einer Teambesprechung gibt edukatorische Anstöße und Motivation für Veränderungen von Strukturen und Prozessen. Praxen, die an EPA teilnehmen, können sich systematisch, fortlaufend und anonym mit anderen Praxen vergleichen (Benchmarking). Im EPA werden zunächst 5 große Themenbereiche der Qualität unterschieden: Infrastruktur, Menschen, Informationen, Finanzen sowie Qualität und Sicherheit. Diese Themenbereiche (sog. Domänen) bilden das Gedankengebäude für die Weiterentwicklung der Hausarztpraxis. Innerhalb der Domänen gibt es insgesamt 26 Unterthemen, sog. Dimensionen. Diese werden durch 168 Indikatoren gebildet. Hinter den Indikatoren stehen insgesamt 413 Fragen oder Informationen, mit denen eine Standortbestimmung erfolgt und eine Entwicklungsperspektive aufgezeigt wird. Dieser umfangreiche Katalog ist trotzdem sehr leicht umsetzbar und wenig aufwändig für die Praxis, da sich die Erhebung auf verschiedene Personen, Instrumente und Zeitpunkte verteilt (Praxisinhaber, Visitor, Mitarbeiter, Patienten). Die Logik der Erhebung ist im Wesentlichen immer die Gleiche:

1. Ist ein Merkmal vorhanden oder nicht?
2. Gibt es in der Praxis eine Regelung, Absprache oder ein Verfahren mit dem sichergestellt wird, dass etwas so passiert, wie es passieren soll?

EPA verlangt keine schriftliche Darlegung von Abläufen und Prozessen. Stattdessen erhält die Praxis z. B. ein problemorientiertes Handbuch zugesandt, in dem die Bereiche, in denen im Verlauf des Assessments bereits funktionierende Regelungen festgestellt wurden, besonders ausgewiesen sind. Diese Bereiche bleiben unangetastet. Immer getreu dem Motto: „Was funktioniert, bleibt so wie es ist!" Dort jedoch, wo Schwächen festgestellt wurden, erhält die Praxis Hinweise zur Erstellung von Regelungen, die bedarfsorientiert umgesetzt werden können.

Das Verfahren besteht nach der Anmeldung aus 8 Elementen, die teilweise parallel zueinander genutzt werden. Ein wichtiges Element ist der Besuch durch einen trainierten Visitor (Arzt oder fortgebildete Helferin, Praxisberater etc.). Dieser erhebt neben dem Check von Räumlichkeiten und Ausstattung weitere Informationen durch ein Arztinterview. Während der Teambesprechung kann er im direkten Vergleich zu anderen Praxen Stärken und Schwächen herausarbeiten und der besuchten Praxis helfen, sinnvolle Prioritäten für mögliche Veränderungen zu treffen. Im Einzelnen gehören zu EPA:

1. Selbstbewertung der Praxis (Fragebogen/Checkliste)
2. Befragung von 75 Patienten (EUROPEP-Fragebogen)
3. Befragung aller Mitarbeiter (Fragebogen)
4. Besuch/Begehung der Praxis durch einen trainierten Visitor, dabei
   – Check von Ausstattung und Räumlichkeiten,

- Interview mit dem Hausarzt,
- Teambesprechung mit dem gesamten Praxisteam; dabei erhält die Praxis Feedback und kann sich mit anderen Praxen vergleichen (Benchmark-Gruppe); der Visitor erarbeitet mit dem Praxisteam Vorschläge für Veränderungen in der Organisation und im Qualitätsmanagement der Praxis

5. problemorientiertes Handbuch (schriftliches Feedback); hier werden Stärken und Schwächen Ihrer Praxis dargestellt und Hinweise für die Neuausrichtung gegeben, wenn Schwächen bestehen; was in Ihrer Praxis bereits gut geregelt ist, bleibt unangetastet!
6. Nutzung des passwortgeschützten Zugangs zur Benchmarking-Datenbank: so können weitere und intensivere Vergleiche für die Bereiche gezogen werden, die die Praxis besonders interessieren
7. fakultative Nachbesprechung wichtiger Aspekte in der Praxis, im Qualitätszirkel oder im Rahmen von Workshops
8. Evaluation nach 4–6 Monaten, was wurde wie umgesetzt?

Grundsätzlich besteht für Arztpraxen keine Verpflichtung an einer Zertifizierung teilzunehmen. Die gesetzlichen Regelungen verlangen nur die Einführung eines „internen Qualitätsmanagements“. Viele Praxen scheuen auch den bisher hohen Aufwand und die manchmal sehr überzogenen Kosten einer Zertifizierung. Dennoch besteht bei vielen aber auch das Interesse, ihr Engagement im Bereich Qualitätsmanagement gegenüber Patienten und Vertragspartnern darzustellen. EPA wurde von vornherein so konzipiert, dass alle Informationen, die generiert werden, auch für eine Zertifizierung genutzt werden können. Es besteht also kein doppelter Aufwand.
Für Praxen, die an EPA teilnehmen, gibt es die Möglichkeit zur freiwilligen und unabhängigen Zertifizierung durch die gemeinnützige **„Stiftung Praxistest e. V.“**, einer Initiative der Bertelsmann-Stiftung und der europäischen Entwicklergruppe von EPA (TOPAS-Europe). Wer diese Zertifizierung erhalten will, muss zunächst alle Elemente von EPA (z. B. Selbstauskunft, Mitarbeiterbefragung, Patientenbefragung, Visitation, Teambesprechung) erfolgreich durchlaufen. Außerdem muss eine Reihe von Kernanforderungen erfüllt sein, die in einem von Hausärzten besetzten Fachbeirat in der Stiftung Praxistest festgelegt wird. Praxen, die den gesamten Prozess durchlaufen haben, können dann ein Zertifikat erhalten, das 3 Jahre gültig ist. Das Zertifikat wird bei Erfüllung aller Voraussetzungen vom Verein „Praxistest“ vergeben.
EPA verfolgt bewusst einen anderen Ansatz als die meisten Qualitätsmanagementmodelle. Durch eine valide Standortbestimmung, die an den Anforderungen des hausärztlichen Arbeitsfeldes orientiert ist, und durch den Besuch des Visitors wird Motivation geschaffen, und es werden machbare Veränderungen aufgezeigt. EPA gibt der Praxis eine Orientierung zur Fortentwicklung; die Prioritäten setzt die Praxis selbst. Ein „problemorientiertes Praxis-

handbuch" als schriftliches Feedback und der Zugriff auf eine Benchmarking-Datenbank zeigen Stärken und Schwächen auf und geben Anregungen zur Neubeschreibung offener Bereiche. Die optionale Zertifizierung durch den Verein „Praxistest" schafft eine Darlegung nach außen für qualitätsorientierte Praxen. Qualitätsmanagement sollte nicht einseitig auf die Organisation der Praxis abheben und nicht abgetrennt von persönlichem Lernen und professioneller beruflicher Entwicklung gesehen werden. EPA schafft Schnittstellen zu diesen Bereichen wie zu der für viele Hausärzte schon jetzt fest etablierten Qualitätszirkelarbeit.

Weitere Informationen

AQUA – Institut für angewandte Qualitätsförderung und Forschung im Gesundheitswesen, Weender Landstraße 11, 37073 Göttingen, Tel.: 0551-78952-14; Fax: -10; E-mail: office@aqua-institut.de; Internet: www.aqua-institut.de.

Praxistest[1]

Mit der Gründung des gemeinnützigen Vereins „Praxistest" wollen die Bertelsmann-Stiftung in Gütersloh und TOPAS Germany (Gesellschaft für Methodik von Assessment, Qualitätsmanagement und Zertifizierung im Gesundheitswesen) eine neutrale Institution für mehr Qualität und Transparenz im Gesundheitswesen schaffen. Der Verein „Praxistest" will Versicherten und Ärzten durch ein unabhängiges Gütesiegel für Arztpraxen Orientierung in Qualitätsfragen bieten. Das Zertifikat mit einer Gültigkeit von 3 Jahren soll gegenüber der Praxis und den Patienten bestätigen, dass ein Assessment anhand klarer Indikatoren durchgeführt wurde. Das Zertifikat soll an Gesundheitseinrichtungen verliehen werden, die ein akkreditiertes Qualitätsmanagementsystem anwenden und die dem vom Verein definierten Qualitätsstandard genügen. In dem Verfahren werden 5 Themenbereiche der Qualität betrachtet: Infrastruktur, Menschen, Informationen, Finanzen sowie Qualität und Sicherheit. Zum geplanten Verfahren gehören eine Patienten-, Arzt- und Mitarbeiterbefragung, Visitationen und Teambesprechungen in der Praxis. Das bislang entwickelte Instrumentarium wendet sich an Hausärzte, eine Anpassung an andere Arztgruppen ist möglich. Der eigenständige und gemeinnützige Verein agiert unabhängig von Verbänden, Körperschaften und Kostenträgern. Auch verfolgt er nach eigener Auskunft keine finanziellen Interessen, sondern will aufgrund der zunehmenden Differenzierung der Versorgungslandschaft für die Patienten, die Kostenträger und die Leistungserbringer orientierend wirken.

1 Der Text basiert auf einer Veröffentlichung in „Der Hausarzt" 4/04, S. 42; mit freundlicher Genehmigung des publizierenden Verlags.

Der Verein will selbst keine Assessments durchführen, sondern lediglich nach sorgfältiger Auswahl und Prüfung geeignete Qualitätsmanagementsysteme, besonders geschulte Visitoren und andere Dienstleister „akkreditieren". Für die Gründer des Vereins stehen folgende Motive im Vordergrund: Die Bertelsmann-Stiftung will frühzeitig gesellschaftliche Herausforderungen und Probleme identifizieren sowie exemplarische Lösungsmodelle entwickeln, gestalten und verwirklichen. Dabei spielt der internationale Kontext eine zunehmend wichtigere Rolle.
Der Verein „Gesellschaft für Methodik von Assessment, Qualitätsmanagement und Zertifizierung im Gesundheitswesen – European Task Force for Methods of Assessment, Quality Management and Certification in Health Care, German Division" (kurz: TOPAS Germany) konzentriert sich insbesondere auf die europäisch abgestimmte (Weiter-)Entwicklung von Modellen zur Qualitätsförderung und Zertifizierung. Dabei steht die Anwendung wissenschaftlich valider und zugleich in der Routineversorgung praktikabler Methoden im Zentrum der Arbeit.

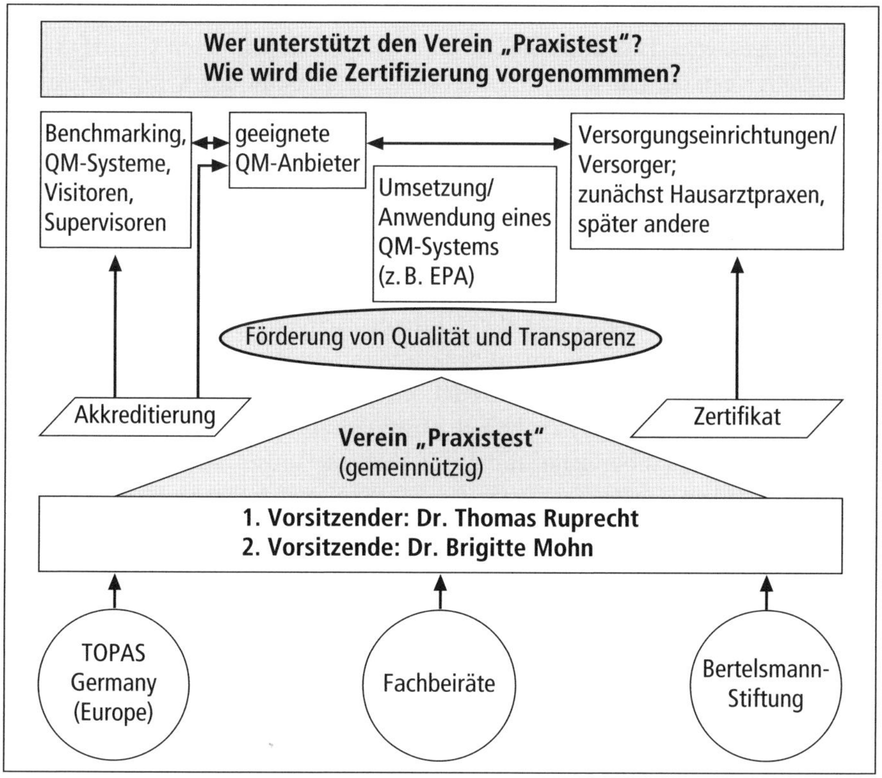

Übersicht: Stiftung Praxistest e. V. (mod. nach „Der Hausarzt" 4/04, S. 42; Stiftung Praxistest e. V., Gütersloh, www.praxistest.de). **Abb. 8**

■ Weitere Informationen

Stiftung Praxistest e. V.
c/o Bertelsmann-Stiftung, Carl-Bertelsmann-Straße 256,
33311 Gütersloh,
Tel.: 05241-8181463; Fax: 05241-81681463
Internet: www.praxistest.de

EFQM – ein Qualitätsmanagementmodell in der Hausarztpraxis

Vor dem Hintergrund einer sich akzentuierenden Diskussion um Kosten, Finanzierbarkeit und Qualität unseres Gesundheitssystems gründeten Kolleginnen und Kollegen in Südbaden im Jahre 1998 das Hausärztenetz QP – Qualitätspraxen GmbH. Neben der Erfüllung definierter Aufnahmekriterien – wie z. B. apparative Ausstattung der Praxis, Internet-Anschluss, Mitarbeit in Qualitätszirkeln – verpflichteten sich die Netzmitglieder zur Teilnahme an umfassenden qualitätsfördernden Maßnahmen mit Einrichtung eines internen Qualitätsmanagements. Das erklärte Ziel der QP – Qualitätspraxen GmbH ist es, das hohe Niveau der hausärztlichen Versorgungsqualität nachhaltig zu sichern und in Zukunft weiter zu entwickeln. Die Identifizierung von Schwachstellen, die Analyse von Problembereichen und die Entwicklung und Umsetzung von Lösungsstrategien wurde durch das Qualitätsmanagementmodell der European Foundation for Quality Management (EFQM) erreicht. Dieses Modell ist seit Jahren weltweit in Kliniken und Industrie erfolgreich eingeführt. Jedoch decken die in Klinik und Industrie seit Jahren bestehenden Qualitätsmanagementsysteme spezifische hausärztliche Inhalte nicht ab. Nur eine hausarztspezifische Anpassung führt zu einem praktischen Nutzen und zur Akzeptanz in der Praxis. Das EFQM-Qualitätsmodell ermöglicht die systematische Erfassung der eigenen Leistung, analysiert Abweichungen von vorgegebenen Zielen, erkennt Problembereiche und leitet Verbesserungen ein. Dies dient der Wirtschaftlichkeit der Praxisabläufe, der Motivation der Mitarbeiter und führt zur Optimierung der Patientenversorgung (zitiert nach Qualitätspraxen GmbH):

- Grundkonzept des QM-Modells ist ein Regelkreis (PDCA-Zyklus nach Deming), welcher aufbaut auf: Bewertung, Auswertung von Stärke- und Verbesserungspotenzialen (Plan), Handlungsplan (Do), Kontrolle der Umsetzung (Check), erneute Bewertung (Act).
- Ein modularer Aufbau erleichtert die leichte Umsetzung in der täglichen Praxis und ist je nach Kapazität in selbstbestimmten zeitlichen Schritten umsetzbar.
- Die einzelnen Module sind validiert und gut evaluiert.

- Die Module bestehen aus strukturierter Selbstbewertung mit Qualitätsindikatoren, Qualitätsmanagementhandbuch, Patientenbefragung, Mitarbeiterbefragung, internem Audit und Qualitätsbericht.
- Mittels einer Selbstbewertung mit Ist-Analyse wird der Einstieg in den Qualitätskreislauf erleichtert und in der täglichen Praxis sofort durch Aufzeigen von Verbesserungsbereichen ein Nutzen erkennbar.
- Die Selbstbewertung basiert auf Indikatoren, welche einen breiten Überblick über die Praxis geben. Diese Selbstbewertung umfasst 125 Fragen zu Rahmendaten der Praxis, gegliedert nach den Kriterien der European Foundation for Quality Management (EFQM).
- Das Modell orientiert sich an mehreren Perspektiven: In den einzelnen Modulen wird die Sicht von Praxisinhaber, Mitarbeitern und Patienten erfasst.
- Die Patientenbefragung ist die größte Patientenbefragung in deutschen Hausarztpraxen bisher. Sie entspricht wissenschaftlichen Kriterien und wird durch das unabhängige Forschungsinstitut Gesellschaft für empirische Beratung mbH (GEB mbH) angeboten und ausgewertet.
- Das umfangreiche exemplarische Qualitätsmanagementhandbuch kann jede Praxis an ihre Gegebenheiten angleichen, nach Vorlagen einzelne Arbeitsabläufe selbst erfassen oder medizinische Handlungsanweisungen übernehmen.
- Über medizinisches Handeln hinaus enthält das Handbuch auch ein Beschwerdemanagement sowie ein erweiterbares Fehlermanagement.
- Im internen Audit erfolgt die Analyse, Bewertung und Problempriorisierung anhand der Ergebnisse von Selbstbewertung und Patientenbefragung. Das Audit wird von geschulten Auditoren (Hausärzte) im Dialog durchgeführt, wobei das Prinzip der Gleichrangigkeit herrscht: Hausärzte diskutieren mit Hausärzten. Im gesamten Modell kommen keine fachfremden Personen vor.
- Der abschließende Qualitätsbericht dient als Grundlage eines Zertifikats.
- Einzigartig ist der bisher durchgeführte Vergleich mit anderen Hausarztpraxen (Benchmarking). Sowohl die Ergebnisse der strukturierten Selbstbewertung als auch die der Patientenbefragung ermöglichen den teilnehmenden Praxen die Identifikation von Schwächen und Stärken im Vergleich zu den anderen Hausarztpraxen.

Weitere Informationen

- W. Niebling
  wniebling@t-online.de
- H. Böckmann
  Harro.Boeckmann@t-online.de
- www.qualitaetspraxen.de

KPQ (KVWL-Praxisqualitätsmanagement)

Hierbei handelt es sich um ein Modell der KV Westfalen-Lippe (KVWL), das Elemente der DIN EN ISO 9001 : 2000 enthält (s. Tab. 16). Allerdings wurde die Norm von allen Elementen befreit, die für die Arbeit in einer Arztpraxis ohne Bedeutung sind. Somit ist eine Zertifizierung des Qualitätsmanagementsystems möglich und im Modell auch vorgesehen. Prinzipiell ist KPQ der Nachweis grundlegender Qualitätsmanagementfähigkeiten in der Vertragsarztpraxis. Hierbei ist nicht Normierung oder Vereinheitlichung das Ziel, sondern Hilfestellung zur Zielerreichung. Durch die Analyse der Praxisprozesse werden Verbesserungsmöglichkeiten erkennbar, sodass ein kontinuierlicher Verbesserungsprozess eingeleitet werden kann. Praxisinhaber können sich die Prozesse aussuchen, die regelungsbedürftig sind. Das System ist relativ einfach und schnell umsetzbar. Somit bietet KPQ einen durchaus praktikablen Einstieg in das Thema Qualitätsmanagement. Auch die Durchführung einer externen Zertifizierung ist möglich. Hierzu werden die Zertifizierungsgesellschaften von der KVWL akkreditiert. Die Kosten für eine Zertifizierung betragen etwa 700 €, der die Arztpraxis besuchende Auditor ist Arzt und Qualitätsmanager. Wer mit KPQ den Einstieg in das Qualitätsmanagement der Arztpraxis durchführt, hat sich für ein sinnvolles Instrument zur Verbesserung der Praxisabläufe entschieden. Ein besonderer Vorteil ist, dass KPQ auch zur DIN EN ISO bzw. Bewertung nach dem EFQM-Modell hinführen kann.

Kooperation für Transparenz und Qualität (KTQ)

1997 schlossen der Verband der Angestellten-Krankenkassen e. V. sowie der Verband der Arbeiter-Ersatzkassen e. V. (VdAK) und die Bundesärztekammer einen für Dritte offenen Rahmenvertrag mit dem Ziel, gemeinsam Möglichkeiten des Qualitätsmanagements in Krankenhäusern sowie deren Zertifizierung zu entwickeln. Seit 2001 sind alle Spitzenverbände der gesetzlichen Krankenversicherungen Vertragspartner von KTQ, Kooperationspartner sind der Deutsche Pflegerat und die von den konfessionellen Krankenhausträgern entwickelte ProCumCert. Mittels des KTQ-Verfahrens sollen den Krankenhäusern Anregungen gegeben werden, neue Elemente des Qualitätsmanagements auf der Grundlage einer Analyse und Weiterentwicklung bestehender Strukturen und Versorgungsprozesse umzusetzen. Das KTQ-Verfahren soll eine umfassende Zertifizierung des gesamten Krankenhauses ermöglichen.

Nun hat die KTQ ihr Engagement über den Krankenhaussektor ausgeweitet und ein Verfahren entwickelt, mit dem auch Arztpraxen ein Qualitätsmanagement aufbauen, weiterentwickeln und sich zertifizieren lassen können. Ziel des KTQ-Modells für die ambulante Medizin ist ein praxisnahes System anzubieten, dass den spezifischen Bedürfnissen einer Arztpraxis gerecht wird

(s. Tab. 16). Hierbei wird vor allem eine Hilfestellung angeboten, um ein aufwandgerechtes Qualitätsmanagementsystem zu etablieren.
Beteiligte von KTQ:

- **Gesellschafter**
  - Bundesärztekammer
  - Verband der Angestellten-Krankenkassen (VdAK/AEV)
  - Bundesverband der Innungskrankenkassen
  - BKK-Bundesverband
  - Bundesknappschaft
  - Bundesverband der landwirtschaftlichen Krankenkassen (BLK)
  - AOK-Bundesverband
  - Deutsche Krankenhausgesellschaft e. V. (DKG)
  - Deutscher Pflegerat

- **Kooperationspartner**
  - Hartmannbund – Verband der Ärzte Deutschlands e. V. (wird Gesellschafter)
  - Berufsverband der Arzt-, Zahnarzt- und Tierarzthelferinnen e. V.

Qualität und Entwicklung in Praxen (QEP)

In dieses System der KBV sind bestehende internationale und nationale Verfahren zur Qualitätssicherung und zum Qualitätsmanagement eingeflossen. Das Modell greift auf Elemente der DIN EN ISO 9001 : 2000, der EFQM und des Krankenhaus-Modells KTQ zurück. Weiterhin waren Fachexperten, niedergelassene Ärzte und Berufsverbände in die Erarbeitung des Konzeptes eingebunden worden, das von einer Arbeitsgruppe der KBV unter Mitarbeit einzelner Kassenärztlicher Vereinigungen erarbeitet wurde (s. Tab. 16). Das System QEP ist zunächst sehr günstig, da der Selbstkostenpreis für die Unterlagen bei etwa 500 € liegt. Wenn die Praxis eine Zertifizierung wünscht belaufen sich die Kosten auf etwa 1.500 €. Kernstück des modular aufgebauten Systems ist eine Selbstbewertung (Self Assessment) anhand eines Qualitätskriterienkatalogs. Eine Checkliste hilft in dieser Phase herauszufinden, wo sich Arbeitsabläufe optimieren lassen und welche Qualitätsstandards in der Praxis schon bestehen. Für die Umsetzung erhalten sie dann in einem zweiten Schritt ein Musterhandbuch mit Vorlagen und Leitfäden ausgehändigt. Schulungsempfehlungen und im Zweifelsfall eine telefonische Hotline der KV helfen bei der Umsetzung. In der dritten Phase folgt die interne Selbstbewertung. Anschließend kann sich eine externe Bewertung durch einen Sachverständigen anschließen. Bei erfolgreicher Absolvierung erhält die Praxis ein Zertifikat.

Tab. 16 **Qualitätsmodelle für Arztpraxen.**

Verfahren	Inhalt	Bewertung	Kosten
DIN EN ISO 9001 : 2000	seit 1987 bestehendes Qualitätsmanagementsystem für Unternehmen (nicht speziell auf Gesundheitseinrichtungen ausgerichtet); Selbst- und Fremdbewertung durch interne und externe Auditoren und ausgebaute Infrastruktur für die Zertifizierung; Standardisierung; kommerzielle Zertifizierung	Zertifikat	etwa 7.000–9.000 €
EFQM	1988 von europäischen Unternehmen gegründete Stiftung; umfassende Beurteilung der Unternehmensqualität in 9 Kriteriengruppen; umfassendes Abbild der Qualität und des Qualitätsmanagements	Selbstbewertung; jährliche Vergabe eines Preises (EQA)	etwa 2.350 €
EPA	Praxisvisitationen durch speziell ausgebildete Visitoren (Kollegen, Arzthelferinnen); Beurteilung der Patientenversorgung im Vergleich aus Sicht der Kollegen desselben Fachgebietes; konkrete Vorschläge für Qualitätsverbesserungen; Benchmarking; kompatibel zu Qualitätszirkeln und Disease-Management-Programmen; ergänzend zu anderen QM-Systemen (DIN ISO; EFQM)	Zertifizierung; die Zertifizierung erfolgt durch den gemeinnützigen Verein „Praxistest"; auch der Hausarztverband wird im Fachbeirat von „Praxistest" vertreten sein	etwa 2.000 €; Zertifizierung bei Praxistest etwa 100 €
KPQ	modulares QM-Konzept, welches von der KV Westfalen-Lippe angeboten wird; es werden sowohl Elemente der DIN EN ISO 9001 : 2000 als auch des EFQM-Modells berücksichtigt	Zertifizierung; schnell einsetzbar; entwickelt von Ärzten für Ärzte	etwa 350 € für die Schulung; Zertifizierung etwa 700 €
KTQ	Kooperation für Transparenz und Qualität im Gesundheitswesen; an der Entwicklung für die spezifischen Bedürfnisse von Arztpraxen waren niedergelassene Ärzte und Arzthelferinnen beteiligt	Ziel ist ein kontinuierlicher Verbesserungsprozess nach dem PDCA-Zyklus	etwa 2.500 €
EFQM für Arztpraxen	ein über Jahre speziell für die hausärztliche Praxis entwickeltes Konzept durch „QP-Qualitätspraxen GmbH"	Modell für die Hausarztpraxis; strukturierte Selbstbewertung mit Qualitätsindikatoren; keine Zertifizierung notwendig; Erteilung eines Qualitätssiegels	etwa 2.350 €
Qualität und Entwicklung in Arztpraxen (QEP)	Modell der Kassenärztlichen Bundesvereinigung (KBV), das insbesondere für die Umsetzung in der Arztpraxis entwickelt wurde. Das Verfahren wird in 3 Phasen umgesetzt.	Zertifizierung möglich	etwa 1.500 € einschließlich Zertifizierung
qu.no	Modell der KV Nordrhein; geringer Aufwand; lässt sich modular erweitern bis zur ISO-Zertifizierung	Praxis kann das Qu.no-Zertifikat erwerben	etwa 650 € für Praxisseminar und Handouts

Um in einer Arztpraxis die Erreichung der festgelegten Qualitätsziele nicht dem Zufall zu überlassen, ist eine überlegte und zielgerechte Vorgehensweise absolut notwendig. Bei der Qualitätsplanung ist vor allem auch zu berücksichtigen, welche Ressourcen benötigt und welche Aktivitäten eingesetzt werden, um die vorgegebenen Ziele zu erreichen. Dabei darf Qualität aber nicht nur beurteilt und überprüft werden, sondern es sind alle Handlungen aufzugreifen, die zu einer Verbesserung der Qualität führen. Hierbei ist aber auch zu bedenken, dass Qualitätsverbesserung immer ein kontinuierlicher Prozess ist, bei welchem die Abläufe detailliert erarbeitet, angepasst und schrittweise umgesetzt werden sollten. Qualitätssicherung bedeutet in diesem Sinne dann auch die nachvollziehbare Darlegung des Qualitätsmanagements einer Arztpraxis. Die Qualität der Leistungen einer Praxis wird hierdurch messbar, nachweisbar und vor allem auch transparent für Patienten, Öffentlichkeit und Kostenträger.

Die Praxis profitiert unter anderem von:

- konzentrierten Behandlungsabläufen
- positiven Auswirkungen auf die Ergebnisqualität
- der Minimierung von Risiken durch klar definierte Zuständigkeiten
- hoher Mitarbeiter- und Patientenzufriedenheit

Um die Qualität der medizinischen Versorgung und der Leistungen dauerhaft auf einem hohen Niveau zu halten, sollten die bereits vorhandenen Aktivitäten im Rahmen der Qualitätssicherung kontinuierlich ausgebaut und optimiert werden.

Qualitätsmanagementsystem der KV Nordrhein (qu.no)

Die Kassenärztliche Vereinigung Nordrhein hat ebenfalls ein eigenes Qualitätsmanagementsystem erarbeitet, dessen Umsetzung sowohl in ärztlichen Praxen als auch in Praxen von Psychotherapeuten leicht möglich ist (s. Tab. 16). Grundsätzlich fordert qu.no zunächst nur einen geringen Aufwand, bietet aber durchaus einen passablen Einstieg in das Thema „Qualitätsmanagement“. Im Vordergrund steht die schnelle, kostengünstige (etwa 650 Euro) und leichte Umsetzbarkeit in der Arztpraxis. Ein weiterer Vorteil ist, dass die Schulungen des jeweiligen Praxisteams nur von erfahrenen Ärzten durchgeführt werden, die selbst in einer Arztpraxis tätig sind. Durch den modularen Aufbau kann das System jederzeit weiterentwickelt und ergänzt werden. Wurde qu.no in der Arztpraxis erfolgreich aufgebaut, so kann anschließend auch eine Qu.no-Zertifizierung erfolgen. Durch die Prozessorientierung des Systems und die Ausrichtung an den ISO-Normen bietet qu.no darüber hinaus auch die Basis für eine spätere ISO-Zertifizierung.

Qualitätswerkzeuge

Qualitätswerkzeuge sind einfache Hilfsmittel, die auf grafischen Darstellungen aufbauen, um Probleme zu erkennen, zu verstehen und zu lösen. Vorteil dieser „Tools“ ist, dass sie relativ einfach und schnell angewendet werden können. Der Einsatz der Werkzeuge hängt allerdings von der jeweiligen Aufgaben- bzw. Fragestellung ab. Dabei sind Werkzeuge zur **Fehlererfassung**

- Fehlersammelliste
- Histogramm

von Werkzeugen zur **Fehleranalyse**

- Pareto-Diagramm
- Brainstorming
- Ursache-Wirkungs-Diagramm (Ishikawa)

zu unterscheiden.

Fehlersammelliste

Sie dient zur Fehlererfassung in Form übersichtlicher Daten mit Angabe der möglichen Fehler und der aufgetretenen Häufigkeit.

Tab. 17 Beispiel Fehlersammelliste.

Nr.	Fehler	Anzahl
1	Störung Praxisablauf	8
2	falsche Terminvergabe	14
3	Telefonnummer für Rückruf nicht aufgeschrieben	9
4	Abrechnungsziffer vergessen	5

Histogramm

Säulendiagramm zur grafischen Darstellung der Häufigkeitsverteilung von Daten, z. B. aus der Fehlersammelliste.

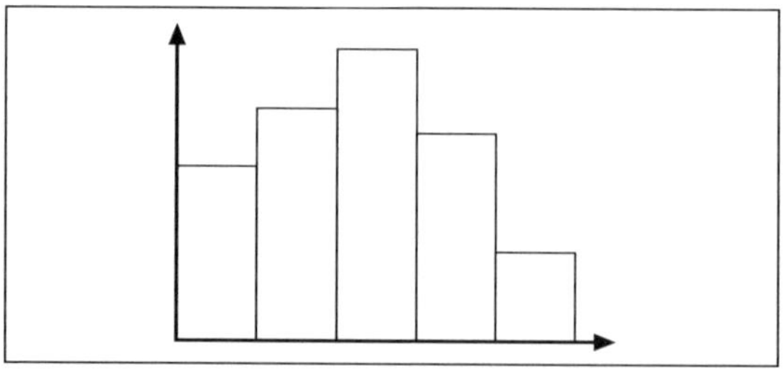

Abb. 9 Histogramm.

Pareto-Diagramm

Nach der Pareto-Regel werden rund 80 % aller Fehler von nur 20 % möglicher Fehlerursachen hervorgerufen. Das Pareto-Diagramm ist ein Säulendiagramm zur grafischen Darstellung der Ursachen von Problemen in der Reihenfolge der Bedeutung ihrer Auswirkungen.

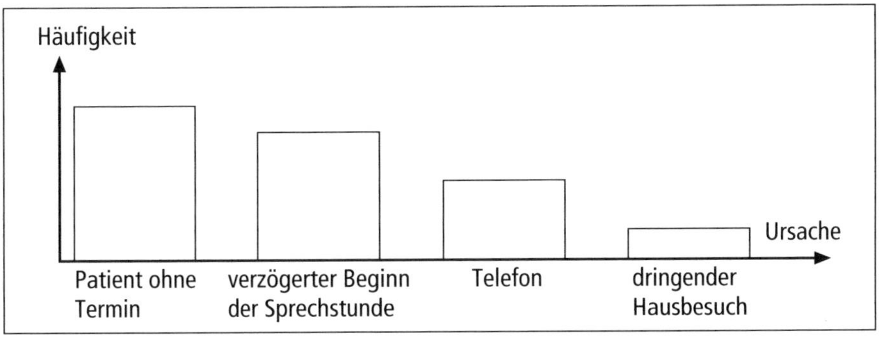

Pareto-Diagramm. **Abb. 10**

Sinn ist, aus der Vielzahl der Ursachen diejenigen herauszufinden, die den größten Einfluss haben. Fragestellung könnte zum Beispiel sein, weshalb bei Patienten teilweise Wartezeiten von mehr als 30 Minuten auftreten. Im Pareto-Diagramm werden dann die Fehler in Gruppen zusammengefasst und auf die Hauptursachen hin analysiert. Die Ursachen werden in der Reihenfolge ihrer Häufigkeiten, von links nach rechts abnehmend, dargestellt. Auf diese Weise erhält man wertvolle Hinweise zu effizienten Verbesserungsmaßnahmen. In unserem Beispiel lässt sich leicht erkennen, dass die ersten beiden Ursachen für den Großteil der verlängerten Wartezeiten verantwortlich sind. Um eine umfangreiche Analyse gewährleisten zu können, ist es wichtig, eine Vielzahl von Ursachen zu berücksichtigen.

Brainstorming

Methode zur Sammlung von Ideen oder Lösungsvorschlägen zu bestimmten Problempunkten. In einer Teambesprechung werden zunächst alle Ideen unkommentiert und unzensiert über einen bestimmten Zeitraum (z. B. 30 Minuten) gesammelt. Eine Wertung ist hierbei nicht erlaubt. Alle Ideen werden aufgeschrieben und systematisch geordnet.

Ursache-Wirkungs-Diagramm (Ishikawa)

Das Ursache-Wirkungs-Diagramm, das nach seinem Erfinder auch Ishikawa-Diagramm oder in Anspielung seiner Form auch als Fischgrät-Diagramm bezeichnet wird, ist eine Methode zur Unterstützung einer Gruppe bei der Untersuchung eines Problems und seiner möglichen Ursachen. Die Zusammenstellung möglicher Ursachen beruht hierbei ebenfalls am besten auf einem Brainstorming des Praxisteams.

Benchmarking

Benchmarking bedeutet, sich mit den besten Wettbewerbern derselben Branche zu vergleichen. Ziel ist hierbei, aus den Vergleichsergebnissen Schlüsse zu ziehen und die wirkungsvollsten Methoden herauszufinden, um somit die Leistungsfähigkeit der eigenen Praxis zu erhöhen und schließlich selbst die Spitzenposition zu erreichen.

Ärztliche Qualitätszirkel

Qualitätszirkel können als regionale qualitätsorientierte Arbeitsgemeinschaften niedergelassener Ärzte beschrieben werden. Basis dieser Organisationsform ist der Moderator. Dieser hat die Aufgabe, die Aktivitäten der Gruppe im Einverständnis mit allen zu lenken und die Gruppe bei der Auswahl von Themen zu unterstützen. Die teilnehmenden Ärzte sollten von Qualitätszirkeln kollegiale Unterstützung bei der Lösung von Alltagsproblemen erwarten können.

Standards – Richtlinien – Leitlinien

Als Norm zur ärztlichen Handlungsanleitung repräsentiert der medizinische **Standard** den jeweiligen Stand der medizinisch-wissenschaftlichen Erkenntnisse und der ärztlichen Erfahrung. Somit entspricht der Standard der aktuellen medizinischen Entwicklung, die zur Erreichung des optimalen Behandlungsziels erforderlich ist. **Richtlinien** sind rechtsverbindliche Regeln der ärztlichen Vorgehensweise, die durch den Gesetzgeber und seine weisungsbefugten Organe sowie durch Körperschaften des öffentlichen Rechts und der ärztlichen Standesorganisationen erstellt werden. **Leitlinien** sind methodisch entwickelte Entscheidungshilfen über die notwendige ärztliche Standardvorgehensweise bei bestimmten gesundheitlichen Problemen. Als aktuelles Qualitätssicherungsinstrument sollen Leitlinien den Stand des Wissens über eine effektive Behandlung ausdrücken. Vielerlei Bedenken der Ärzteschaft, nach derartigen Leitlinien zu arbeiten, sind sicherlich unbegründet, da Entscheidungen immer auf den individuellen Krankheitsfall bezogen werden müssen und Leitlinien lediglich entscheidungsstützende Funktion haben. Leitlinien geben in definierten Situationen einen Handlungsspielraum vor und unterscheiden sich hierdurch von Richtlinien und Empfehlungen. Wer sich als Arzt an den Leitlinien orientiert, bewegt sich in jedem Fall im Rahmen der Qualitätssicherung der Leitlinie. Da Leitlinien jedoch das Standardvorgehen definieren, kann im Einzelfall auch eine Abweichung von dieser Leitlinie erforderlich werden. Unbegründete Abweichungen von Leitlinien erhöhen jedoch unter Umständen das Risiko eines Behandlungsfehlervorwurfs. Ein Abweichen von der Leitlinie ist also prinzipiell möglich, muss aber im Einzelfall begründet werden.

Übersicht Standard – Richtlinien – Leitlinien. **Tab. 18**

Begriff	Erklärung	Beispiele
Standard	Vorgehen nach „state of the art"	oft auf die jeweilige Institution beschränkt
Richtlinie	Vorschrift mit verbindlichem Charakter	Röntgenverordnung; ambulantes Operieren; Krebsfrüherkennung
Leitlinie	Empfehlung, z.B. einer Fachgesellschaft	Stufenschema der Deutschen Liga zur Bekämpfung des Bluthochdrucks

Leitlinien werden anhand von evidenz-basierten Ergebnissen mittels standardisierter Auswertung der wissenschaftlichen Literatur durch Fachgesellschaften erarbeitet, durch die „ständige Kommission ärztliche Leitlinien" aktualisiert, zertifiziert und über die **A**rbeitsgemeinschaft der **W**issenschaftlichen **M**edizinischen **F**achgesellschaften (AWMF) den Ärzten zur Verfügung gestellt. Diese Leitlinien liegen dann als Checklisten, klinische Algorithmen, in Schriftform oder als Tabellen vor. Eine aktuelle Übersicht über die durch die Arbeitsgemeinschaft der Wissenschaftlichen Medizinischen Fachgesellschaften publizierten Leitlinien in Deutschland erhält man im Internet unter: www.awmf-leitlinien.de

Die Arbeitsgemeinschaft der Wissenschaftlich Medizinischen Fachgesellschaften (www.awmf.org) wurde 1962 von den damals 16 medizinischen Fachgesellschaften gegründet, um fächerübergreifende Probleme zu beraten und gemeinsame Interessen zu vertreten. Seit 1995 wird auf Anregung des „Sachverständigenrats für die Konzertierte Aktion im Gesundheitswesen" die Entwicklung von Leitlinien für Diagnostik und Therapie koordiniert.

Vorgaben an den Praxisinhaber

- Welche Leitlinien sind für die Praxis relevant?
- Woher erhalte ich die aktuellen Leitlinien (Fachzeitschrift; Fachgesellschaft; Internet)?
- Wie kann ich die Leitlinien in meinen Praxisalltag einbinden (Checkliste; Flussdiagramme; als Modul im Praxis-Computersystem; auf Karteikarten)?
- Informieren Sie alle Praxismitarbeiter über die eingebundenen Leitlinien?
- Prüfen Sie regelmäßig die Gültigkeit der Leitlinien?

Evidence-based Medicine (EBM)

Das Lesen, Verstehen und kritische Bewerten wissenschaftlicher Informationen ist für jeden Arzt eine alltägliche Herausforderung. Allerdings ist es auch keine leichte Aufgabe, sich in der unüberschaubaren Auswahl wissenschaftlicher Publikationen zurecht zu finden, den rapiden Zuwachs an Wissen zu bewältigen und vor allem dieses Wissen in den ärztlichen Alltag zu integrieren. Da ein großer Teil dieser Veröffentlichungen aber auch, kritisch betrachtet, wenig glaubwürdig und irrelevant für den ärztlichen Alltag sind, stellt sich beim Bewerten der Publikationen die Frage, wie die methodische Güte der Veröffentlichung einzuschätzen ist und ob es sich um eine sauber durchgeführte, randomisierte und kontrollierte Therapiestudie handelt, auf deren Ergebnisse man sich verlassen kann. Um nützliche Erkenntnisse aus der Wissenschaft in der Praxis anzuwenden, benötigen Ärzte ein entsprechendes Handwerkszeug. Sie brauchen Zugang zu medizinischem Wissen aus sauber durchgeführten Studien. Sie müssen lernen, gute und informative Studien kritisch zu bewerten und von weniger nützlichen und irrelevanten zu unterscheiden und dieses Wissen im Alltag in Klinik und Praxis umzusetzen. Gelingt dies dem Arzt, dann arbeitet er qualifiziert nach den Kriterien der „Evidence-based Medicine". Diese hat somit den Anspruch, die Patientenversorgung unter Berücksichtigung klinischer Expertise und wissenschaftlich gesicherter, studiengestützter medizinischer Erkenntnis zu gewährleisten. Eine Grundvoraussetzung hierzu ist, neben der Bereitschaft des lebenslangen Lernens, die

Fähigkeit, wissenschaftliche Studien kritisch zu analysieren und die Qualität wissenschaftlicher Studien sicher beurteilen zu können. Die traditionelle Informationsbeschaffung erfolgt hierbei über:

- Gespräche mit Kollegen
- Lehrbücher und medizinische Fachzeitschriften
- Fortbildungsveranstaltungen

Am Anfang wissenschaftlichen Erkenntnisgewinns steht allerdings immer die sorgfältige Recherche nach relevanten Veröffentlichungen zu einer formulierten Fragestellung. Die Literaturrecherche kann hierbei auch über das Internet erfolgen. Umfangreiche Literaturdatenbanken sind Medline und Embase. Zwischenzeitlich stellt auch das **D**eutsche **I**nstitut für **M**edizinische **D**okumentation und **I**nformation (DIMDI) die Medline kostenlos zur Verfügung. Über den Server von DIMDI können auch weitere Recherchemöglichkeiten erfolgen (Embase; Embase plus etc.). Einige Datenbanken können kostenlos genutzt werden. Näheres erfährt man auf den Webseiten:
www.dimdi.de
www.dimdi.de/germ/fr-rech.htm

Die Literaturrecherche erfolgt also nach Primär- und Sekundärliteratur und Zusammenfassungen.

- **Primärliteratur** ist der Rückgriff auf Originalartikel. Diese Recherche erfolgt am besten über elektronische Datenbanken (z. B. Medline).
- **Als Sekundärliteratur** werden Artikel aus mehreren Fachzeitschriften ausgewählt, standardisiert publiziert und mit einem Kommentar veröffentlicht (z. B. Zeitschrift Evidence-Based Medicine).
- **Zusammenfassungen** der Primärliteratur enthalten systematische Übersichtsarbeiten von Einzelstudienergebnissen (z. B. Cochrane Library).

Der systematische Literaturzugang ist wesentliche Basis der evidenzbasierten Medizin. Dabei muss jedoch berücksichtigt werden, dass für viele Bereiche der täglich erbrachten diagnostischen Methoden oder Therapien bisher keine durch wissenschaftliche Studien abgesicherte Begründungen vorliegen. Die bei der Literaturrecherche gefundenen Informationen sollten dann nach dem Gesichtspunkt geordnet werden, welche der vorliegenden Informationen den Stand der Wissenschaft am zuverlässigsten wiedergibt. Hierzu dient die Einteilung nach dem Grad der Evidenz (s. Tab. 19).
Methodische Übersichtsarbeiten und Metaanalysen sind bedeutende Instrumente, um die zu einem Therapieverfahren vorhandene Erkenntnis zweckmäßig zusammenzufassen. Die umfassendeste und am weitesten verbreitete Initiative als wesentliche Informationsquelle bietet hierbei die Cochrane Collaboration. Sie erarbeitet und verbreitet systematische Übersichtsartikel (Reviews) weltweit erstklassiger Studien. Hauptprodukt ist die Cochrane Library

Tab. 19 **Rangfolge der wissenschaftlichen Evidenz.**

Stufe	Evidenz-Typ
Ia	Evidenz aufgrund von Metaanalysen randomisierter, kontrollierter Studien
Ib	Evidenz durch einzelne randomisierte und kontrollierte Studie
IIa	Evidenz aufgrund mindestens einer gut geplanten, kontrollierten Studie ohne Randomisierung
IIb	Evidenz durch gut geplante weitgehend experimentelle Studie
III	Evidenz aufgrund gut angelegter, nicht experimenteller deskriptiver Studie (Fallstudie, Vergleichsstudie)
IV	Evidenz aufgrund von Expertenmeinung, Konsensuskonferenzen und/oder klinischer Erfahrung anerkannter Autoritäten

auf CD-Rom, auf der sich alle Übersichtsarbeiten und eine umfangreiche Datenbank mit kontrollierten klinischen Studien befinden. Die Cochrane Library bietet mit ihrer umfassenden Datenbank eine wesentliche Informationsquelle für die Evidence-based Medicine.
Ein Arzt, der seine Praxis unter der Vorstellung eines gewissenhaften Qualitätsmanagements führen möchte, sollte immer danach streben, Entscheidungen nach dem aktuellen wissenschaftlichen Kenntnisstand auszurichten und abzusichern.
Webseiten:
www.ebm-netzwerk.de
www.cochrane.de/deutsch/index.htlm

Kosten des Qualitätsmanagements

Um die Kosten eines Qualitätsmanagementsystems beurteilen zu können, muss bekannt sein, wo die Kosten entstehen und wie sie erfasst werden können. Das heißt, welche finanziellen Konsequenzen haben Aktivitäten des Qualitätsmanagements für die Praxis zur Folge:

1. Zunächst ist die Höhe der Kosten davon abhängig, ob ein externes Unternehmen mit der umfassenden Einführung eines Qualitätsmanagements in der Praxis beauftragt wird. Alternativ kann eine externe Begleitung erfolgen, die sich nur auf die normgerechte Dokumentation beschränkt. Eine weitere Möglichkeit ist, sich im ersten Jahr eines externen Beraters zu bedienen, der die Praxis bei der Zertifizierung und den ersten internen Audits unterstützt.

2. Sofern die Praxis nach Einführung des Qualitätsmanagementsystems durch ein akkreditiertes Unternehmen zertifiziert werden soll, ist mit weiteren zusätzlichen Gebühren zu rechnen.
3. Auch für die Aufrechterhaltung eines Qualitätsmanagementsystems fallen weitere interne und externe finanzielle Aufwendungen an. Die internen Kosten entstehen in erster Linie durch den Zeitaufwand für die Aktualisierung der Dokumentation und die Durchführung der internen Audits. Externe Kosten entstehen auch durch die jährlichen Überwachungsaudits und das vorgeschriebene, alle 3 Jahre erfolgende Wiederholungsaudit durch den Zertifizierer.
4. Zusätzlich zu berücksichtigen sind Kosten für die Aus- und Weiterbildung des Arztes und der Mitarbeiterinnen.

Die Höhe der Einführungskosten eines QM-Systems basiert somit insbesondere auch auf dem gewählten Einführungspfad. Die höchsten Kosten fallen in Praxen an, die sich von einem externen Beratungsunternehmen unterstützen lassen. Hinzuzurechnen sind die internen Kosten für den zeitlichen Aufwand der Implementierung. Zusätzlich können Kosten für ein Nach-Audit oder die Nachbeurteilung überarbeiteter QM-Unterlagen entstehen. Diese summieren sich schnell bis auf etwa 1.000 € je Auditorentag zzgl. gesetzlicher MwSt, Reise- und Übernachtungskosten. Die Kosten für den Aufbau eines Qualitätsmanagementsystems können dann niedrig gehalten werden, wenn vor allem auf eine teure externe Beratung und die Zertifizierung verzichtet wird. Eine Möglichkeit ist die Teilnahme des Praxisinhabers an den Fortbildungsmaßnahmen zum ärztlichen Qualitätsmanagement nach dem Curriculum der Bundesärztekammer (Seminargebühren etwa 2.000 €). Allerdings sollte auch die zukünftige Qualitätsmanagementbeauftragte der Arztpraxis an der Fortbildung „Qualitätsmanagement für Arzthelferinnen“ teilnehmen (Seminargebühren etwa 2.000 €). Die weiteren Mitarbeiter der Praxis können dann intern durch die Qualitätsmanagementbeauftragte der Praxis und den Praxisinhaber geschult werden. Parallel hierzu kann durch das gesamte Praxisteam ein Qualitätsmanagement nach dem Schema des vorliegenden Buches (Kapitel 4) in der Praxis aufgebaut werden. Weiterhin ist zu empfehlen, Kontakte mit bereits zertifizierten Einrichtungen aufzunehmen und die Qualitätsmanagementbeauftragte der eigenen Praxis dort für einige Zeit hospitieren zu lassen. Ebenen der Kostenstellen sind auf verschiedenen Stufen zu berücksichtigen (s. Tab. 20).
Die Einführung eines Qualitätsmanagements nach DIN EN ISO 9001 : 2000 mit anschließender Zertifizierung ist mit nicht unerheblichen Kosten verbunden. Zu berücksichtigen bleibt darüber hinaus, dass auch die Aufrechterhaltung des Qualitätsmanagementsystems mit zusätzlichen Kosten verbunden ist. Deshalb ist immer eine kritische Würdigung der Kosten-Nutzen-Analyse notwendig. Unter dem Begriff der „qualitätsbezogenen Kosten“ werden dann sämtliche Kosten subsumiert, die mit der Qualität einer Arztpraxis und ihrer

Tab. 20 **Geschätzte Kosten zur Implementierung eines QM-Systems in der Arztpraxis nach DIN EN ISO 9001 : 2000.**

Kostenursache	Ausführung durch	geschätzte Kosten
Implementierung eines QM-Systems nach DIN EN ISO 9001 : 2000 und Erstellung des Handbuchs	externe Beratungsfirma	5.000 € zzgl. gesetzlicher MwSt, Reise- und Übernachtungskosten
Zertifizierung des QM-Systems	akkreditierte Zertifizierungsstelle	2.500 € zzgl. gesetzlicher MwSt, Reise- und Übernachtungskosten
jährliches Überwachungsaudit	akkreditierte Zertifizierungsstelle	1.250 € zzgl. gesetzlicher MwSt, Reise- und Übernachtungskosten
	intern durch die Qualitätsbeauftragte der Arztpraxis	0 €
vorgeschriebenes Wiederholungsaudit alle 3 Jahre	akkreditierte Zertifizierungsstelle	1.500 € zzgl. gesetzlicher MwSt, Reise- und Übernachtungskosten

Leistungen in Zusammenhang gebracht werden können. Wichtig bei jeglicher Form des Qualitätsmanagements ist die konsequente Ausrichtung auf eine Fehlervermeidung im Sinne einer Null-Fehler-Strategie und somit vor allem auch auf eine wirtschaftliche Leistungserbringung. Der Nutzen des Qualitätsmanagements stellt sich deshalb insbesondere auch als Maß der Zielerreichung durch qualitätsbezogene Aktivitäten dar. Zu berücksichtigen bleiben deshalb auch Prozessverbesserungen, d. h. wichtiger Analysengegenstand sind diejenigen Prozesse, bei denen Verbesserungen erzielt werden können. Eine weitere Determinante stellt die Verbesserung der Kunden- (Kollegen, Lieferanten, Banken, interne und externe Mitarbeiter etc.) respektive der Patientenzufriedenheit dar. Folge ist eine direkte Beeinflussung der Patientenbindung bzw. der Mund-zu-Mund-Kommunikation, wodurch im besten Fall eine deutliche Erlössteigerung resultiert.

Nutzen des Qualitätsmanagements für die Praxis:

- durch Null-Fehler-Strategie wirtschaftliche Leistungserbringung
- Vermeidung unnötigen Mehraufwandes
- Einhaltung von Qualitäts-Standards bei der medizinischen Versorgung, Evidence-based Medicine
- vermehrte Transparenz in den Abläufen einer Praxis
- Prozessoptimierung
- verbesserte Dokumentation und Organisationsoptimierung

- Kosteneinsparung durch optimierte Auslastung von Personal, Räumen und Einrichtungen
- marktorientiertes Verhalten, das die Qualität der Arztpraxis als Wettbewerbsfaktor steigert
- Sicherung einer überlegenen Dienstleistungsqualität
- Mitarbeitermotivation
- über eine Erfüllung der Patientenerwartungen Steigerung der Patientenzufriedenheit und hierdurch verstärkte und dauerhafte Patientenbindung
- Gewinnung von neuen Patienten
- langfristige Erfolgssicherung
- zufriedenes Arbeiten des Praxisinhabers und der Mitarbeiter

Ausschlaggebend für den langfristigen wirtschaftlichen Erfolg einer Arztpraxis ist das optimale Zusammenspiel aller Einflussgrößen im Unternehmen selbst. Wenn dies bestmöglich gelingt, dann wird das Unternehmen Arztpraxis auch nach außen hervorragend agieren können. 2 Faktoren sind hierfür jedoch besonders ausschlaggebend: eine bewährte Führung und eine gute Mannschaft. Qualitätsmanagement als Werkzeug hilft dem Praxisteam, die angestrebten Ziele sicher zu erreichen und Patientenorientierung und Effizienz optimal in den Praxisalltag zu integrieren. Interne Abläufe können allerdings nicht in einem Schritt verändert werden, vielmehr müssen die entsprechenden Maßnahmen fortgesetzt erarbeitet und sukzessive umgesetzt werden. Ein ideales Konzept basiert auf dem andauernden Prozess der Verbesserung mit dem Ziel der Fehlervermeidung und der Entwicklung innovativer Bestleistungen des Praxisteams. Durch die verantwortliche Einbeziehung der Mitarbeiter in die Praxisabläufe wird es möglich, Optimierungspotenziale und mögliche Fehlerquellen frühzeitig zu erkennen und Abläufe zu verbessern und zu optimieren. Schriftlich fixierte Vereinbarungen sichern hierbei – im Rahmen des Qualitätsmanagementsystems – die zukünftige Fehlervermeidung und zielen auf eine Null-Fehler-Strategie. Dieser Ansatz leitet sich aus der Erkenntnis ab, dass die Kosten für die Fehlervermeidung wesentlich geringer sind als die nachträgliche Korrektur von Qualitätsmängeln. Fehlern präventiv zu begegnen bedeutet, ihre Ursachen schon im Vorfeld zu erkennen und zu beseitigen. Die Praxis des *Autors Dr. med. Matthias Frank* in Karlsruhe hat nicht nur ein Qualitätsmanagementsystem nach DIN EN ISO 9001 : 2000 sondern auch nach dem Konzept von EPA (Europäisches Praxisassessment) eingeführt und die entsprechenden Zertifikate erhalten. Über aktuelle Entwicklungen im Bereich „Qualitätsmanagementsystem, moderne Marketingkonzepte und Informationstechnologie in der Arztpraxis etc.“ informiere ich Sie gerne per Newsletter; diesen können Sie unter meiner E-Mail-Adresse anfordern: **E-Mail: mf@praxis-dr-frank.de**

2 Organisation mit System

Selbstmanagement

Systematisches Selbstmanagement ist eine zunehmende Herausforderung, deren erfolgreiche Umsetzung im Rahmen des Qualitätsmanagements jedoch unumgänglich ist. Professionelles Selbstmanagement ist hierbei vor allem auch als Schlüsselkompetenz zu verstehen, um ein höchstmögliches Maß von optimalen Organisationsabläufen zu ermöglichen und eine herausragende Qualitätssicherung zu gewährleisten. Dies ist insbesondere auch unter dem Gesichtspunkt von Bedeutung, dass unser berufliches und soziales Umfeld zunehmend vielschichtiger wird, vielerlei Ansprüche an die Tätigkeit des Arztes gestellt werden und ausgeweitete Handlungsmöglichkeiten eine effiziente und effektive Arbeit erfordern. Dieser zunehmenden Komplexität können wir nur mit einer gut entwickelten Fähigkeit zur Selbstorganisation begegnen. Auch bei niedergelassenen Ärzten gilt die Bedingung, dass nur derjenige, der seine Arbeit und sich selbst optimal organisieren kann, auch langfristig Erfolg haben wird. Selbstorganisation bedeutet in diesem Zusammenhang:

- sich auf das Wesentliche konzentrieren und Unwesentliches mit einem Minimum an Arbeits- und Zeitaufwand erledigen,
- bewusst Ziele setzen, die man erreichen möchte, und den aktuellen Stand reflektieren (Fähigkeiten, Wünsche etc.),
- bestehende Aufgaben nach ihrer Bedeutung ordnen und effektiv abarbeiten,
- eigene Arbeitstechniken überprüfen, verfeinern und die Selbstorganisation verbessern,
- lernen, eigene Fähigkeiten richtig einzuschätzen, Stärken aus- und Schwächen abzubauen,
- den Arbeitsstil permanent auf Effektivität überprüfen.

Unsystematisches Arbeiten schränkt Kreativität und Problemlösungsfähigkeit erheblich ein. Legen Sie deshalb immer das vorgesehene Ziel schriftlich fest und überlegen Sie sich eine geeignete Strategie, um dieses Endergebnis konsequent erreichen zu können. Die schriftliche Zusammenstellung Ihrer Ziele sowie der anstehenden Aufgaben ermöglicht Ihnen darüber hinaus einen bessere

Übersicht. Sie können dann die Arbeitsabläufe besser strukturieren und Prioritäten bewusst und zielgerichtet einsetzen. Die Gewissheit, dass Sie einen optimalen Überblick über alle Aufgaben haben, erleichtert die Konzentration auf jeweils ein Thema, sodass das Endergebnis auch Ihren Erwartungen entspricht. Wenn Sie Ihre eigene Organisation optimal gestalten und exakt überblicken, in welcher Ablage die benötigten Informationen zu finden sind, können Sie jederzeit effektiv und effizient arbeiten und haben aus der umfangreichen Zahl von Dokumenten die für Sie wichtigen ständig griffbereit.

Organisationsstrategien

- Strukturieren Sie Ihr Handeln und legen Sie bereits vor Beginn der Arbeit fest, wie gut das Resultat sein muss und welcher Zeitaufwand gerechtfertigt ist.
- Formulieren Sie Ziel und anstehende Aufgaben schriftlich.
- Sorgfältige Planung eines Projekts nimmt zunächst zwar Zeit in Anspruch, spart diese aber mehrfach wieder ein.
- Berücksichtigen Sie Vor- und Nachbearbeitung.
- Planen Sie auch notwendige Folgearbeiten ein.
- Überprüfen Sie das Erreichte regelmäßig und setzen Sie Zeitmarken, an denen festgelegte Zwischenziele erledigt sein sollten.
- Verhindern Sie, dass Sie gegen Projektende aus Zeitgründen in der Qualität Ihrer Arbeit nachlassen.

Vorgesehene Ziele konkret zu benennen, schriftlich darzustellen und schließlich als Entscheidungsgrundlage zu nutzen zählt zu den Grundprinzipien der Selbst- und Arbeitsorganisation. In diesem Sinne sollten immer Prioritäten festgelegt werden, da nicht jede Tätigkeit als gleichwertig anzusehen ist. Da wir ständig dazu neigen, Aufgaben, die einen dringenden Termin haben, vorrangig anzugehen – ungeachtet der Frage, ob sie überhaupt wichtig sind – ist, um effizient arbeiten zu können, eine Unterscheidung der anstehenden Aufgaben in *dringend* und *wichtig* zu empfehlen.

Eines der grundlegenden Probleme, mit dem sich auch niedergelassene Ärzte täglich konfrontiert sehen, ist die unglaubliche Informationsflut in der Medizin. In diesem Zusammenhang ist es umso wichtiger, dass Sie folgende Bedingungen beachten. Es kommt nicht so sehr darauf an, Informationen anzuhäufen und unbestimmt auf einem Papierstapel abzulegen – vielmehr zählt letztlich nur, was Sie möglichst im Arbeitstag umsetzen können. In einer guten Selbstorganisation gibt es nur drei Arten von Planungs- und Dokumentationsaufgaben:

- Prioritäten setzen und Ziele formulieren:
  - Durch die Orientierung an vorgegebenen Zielen wird die Zielerreichung konsequent vorangetrieben.

- Optimierung des Ablagesystems:
  - Gezielter Zugriff auf dokumentierte Informationen bedeutet geringer Suchaufwand und Einsparung von Arbeitszeit.
- Projektplanung:
  - Durch eindeutige Projektplanung wird der einträglichste Lösungsweg beschritten.

Schlüssige Planung und Dokumentation bedeuten zunächst zwar ein Mehr an Zeitinvestitionen, führen aber in der Konsequenz letztendlich zu einer deutlichen Zeiteinsparung. Wichtig ist, durch strukturiertes Handeln und optimal eingerichtete Arbeits-, Ablage-, Nachschlage- und Archivsysteme ein hohes Maß an Übersichtlichkeit zu gewährleisten. Planen Sie in jedem Fall alles schriftlich und widmen Sie Ihrer Arbeitsorganisation genauso viel Aufmerksamkeit wie Ihrer Arbeit selbst. Legen Sie sich ein Zeitplanbuch oder ein elektronisches Organizer-Programm zu. Lernen Sie, mit Planungstechniken und Hilfsmitteln wie Flussdiagrammen und Mind Mapping umzugehen.

Planungstechniken und Hilfsmittel

Damit bei komplexen Aufgaben jederzeit die Übersicht behalten wird, ist es äußerst hilfreich, spezielle Hilfsmittel einzusetzen. Um den Überblick nicht zu verlieren, sollten die zu erledigenden Aufgaben in übersichtliche Teilschritte aufgeteilt werden. Wichtig ist hierbei auch, Fristen festzulegen, bis wann Sie was erledigt haben müssen. Sie sollten sich auch zur Angewohnheit machen, permanent zu überprüfen, ob Sie den Zielen näher kommen und ob der Zeitplan eingehalten wird.

Flussdiagramme

Für die transparente Darstellung einzelner Tätigkeitsabläufe können Flussdiagramme angefertigt werden. Vor allem sind sie für das Verständnis von Prozessen, die optimiert werden sollen, sehr hilfreich. Im Rahmen der Qualitätsmanagementtools werden hierbei so genannte flow charts eingesetzt, die die grafische Darstellung der einzelnen Prozessschritte festlegen und als Algorithmus den jeweiligen Ablauf aufzeigen. Flussdiagramme können sowohl für die Darstellung sämtlicher zu erledigender Aufgaben in der Praxis als auch in Form von Verfahrensanweisungen Anwendung im Qualitätsmanagementsystem finden. Flussdiagramme garantieren eine hohe Übersichtlichkeit, sind themenunabhängig anwendbar und jederzeit erweiterbar. Hierdurch können

einzelne Abläufe ständig analysiert und korrigiert werden. Der Umfang der einzelnen Schritte lässt sich leicht überprüfen und überflüssige oder unlogische Aktivitäten werden erkannt und eingespart.
Symbole für die Erstellung von Flussdiagrammen finden sich in Abbildung 11.

Symbole für die Erstellung von Flussdiagrammen:

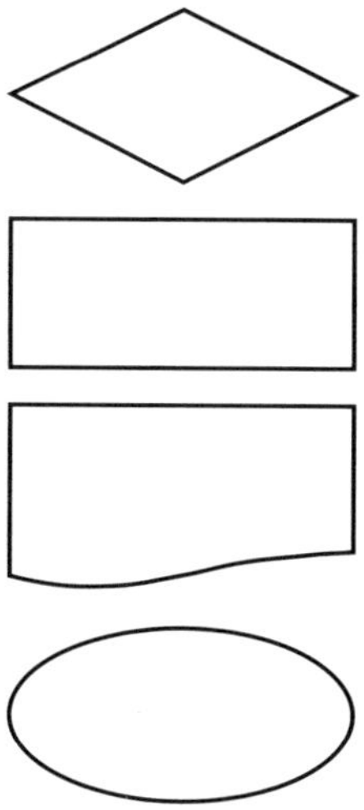

Symbol für Entscheidungsschritte/Abfragen.
Nach einem Entscheidungsmerkmal existieren für den weiteren Prozessablauf zwei Möglichkeiten.

Symbol zeigt einzelne Prozessstufen/Tätigkeiten.
Die Art der Tätigkeit wird im Inneren des Rechtecks kurz beschrieben.

Symbol für Dokumente oder Akten.
Das Schriftstücksymbol beschreibt eine Tätigkeit, über die Aufzeichungen geführt werden.

Symbol für den Start- bzw. Endpunkt eines Prozesses.
Die Ellipse zeigt in Verfahrensanweisungen das Ende eines Prozesses an.

Abb. 11 **Symbole (flow charts) in Flussdiagrammen.**

Mit dem Flussdiagramm wird aufgezeigt, welche Tätigkeit in welcher Reihenfolge durchgeführt werden kann und welche Termine einzuhalten sind. Die Pfeile im Diagramm geben die Richtung des Prozesses an, die flow charts repräsentieren die verschiedenen Aktivitäten (Prozessstufen, Aufgaben, Tätigkeiten, Entscheidungen). Aus dem Flussdiagramm erkennen die Beteiligten ihre direkten Aufgaben und Zuständigkeiten. Verfahrensanweisungen im Rahmen des Qualitätsmanagementsystems beschreiben Prozess- bzw. Verfahrensabläufe in der Praxis. Diese werden ebenfalls als Fluss- bzw. Ablaufdiagramme dargestellt und können dann direkt auch ins Handbuch des Qualitätsmanagementsystems übernommen werden (s. Abb. 12 u. 13).
Eine Standardisierung von organisatorischen Abläufen ist im Sinne der optimalen Patientenorientierung immer erstrebenswert. Hierdurch wird in jedem Fall eine Kontinuität des Behandlungsablaufs gewährleistet. Flussdiagramme, die auch der Dokumentation in Verfahrensanweisungen dienen, ermöglichen deshalb auch die Analyse der Prozesse.

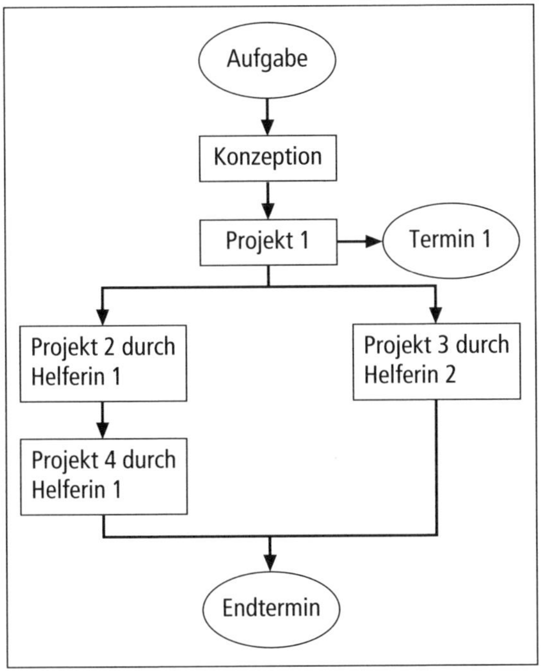

Beispiel für ein Flussdiagramm. **Abb. 12**

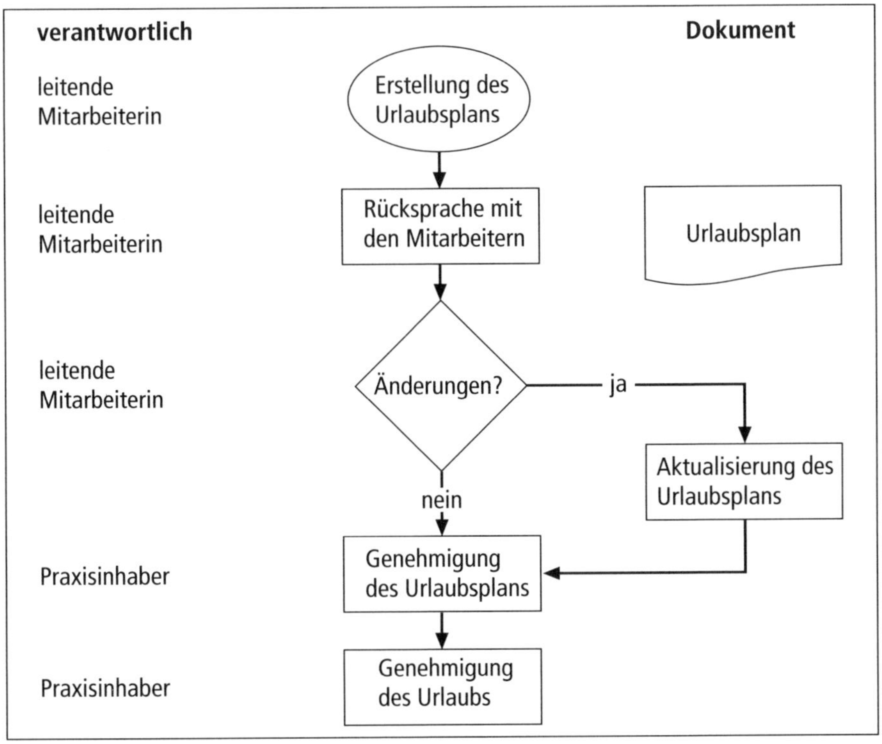

Beispiel für die Verfahrensanweisung „Urlaubsregelung". **Abb. 13**

Mind Mapping

Mind Mapping ist eine weitere Methode, um Aufgaben zu planen und Ideen zu entwickeln. Das vorgesehene Thema wird hierbei in die Mitte eines leeren Blatt Papiers geschrieben und ein Kreis darum gezogen. Der erste Gedanke, der aufgegriffen wird, sollte in einem Seitenast dargestellt werden. Bei allen weiteren Punkten wird dann entschieden, ob sich dahinter ein neuer Aspekt verbirgt, der dann ebenfalls als Seitenast dargestellt wird, oder ob es ein Unterpunkt eines bereits bestehenden Gedankens ist. Ein Mind Map zur Vorbereitung eines Qualitätsmanagementsystems sieht dann zum Beispiel wie in der folgenden Abbildung dargestellt aus.

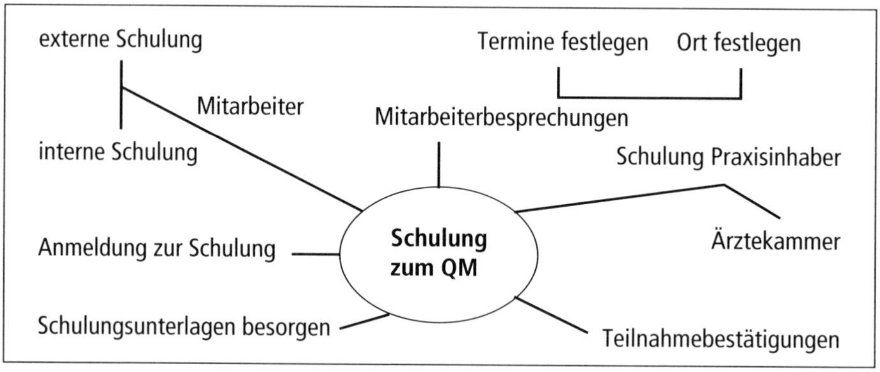

Abb. 14 **Beispiel für ein Mind Mapping.**

Die Anwendung von Mind Mapping dient zwar nicht der Dokumentation des Qualitätsmanagementsystems, kann aber im Rahmen des Brainstorming zur Entwicklung von zukünftigen Konzepten wertvolle Dienste leisten.

Aktionsplan

Eine sehr gute Möglichkeit, die für die Zielerreichung notwendigen Aufgaben festzuhalten, bietet ein sorgfältig geführter und regelmäßig überprüfter Aktionsplan. Durch eine Aktivitätenliste, die Sie im Rahmen des Aktionsplanes erstellen, behalten Sie fortwährend die Übersicht über alle noch anstehenden Aufgaben. Außerdem können Sie mit diesem Werkzeug Ihre Aktivitäten besser überwachen und kontrollieren. Die Auflistung der zu erledigenden Aufgaben verschafft Transparenz in einer Arztpraxis und dient somit dem Qualitätsmanagementsystem. Nachdem Sie Ihre Ziele formuliert haben, beginnt die eigentliche Arbeit: diese umzusetzen. Sie bestimmen zunächst die einzelnen Aktivitäten bezüglich ihrer Wichtigkeit und des logischen Ablaufs und bringen die einzelnen Aufgaben in die Reihenfolge, wie sie anschließend abgearbeitet werden müssen. In der Aktivitätenliste (s. Abb. 15) werden demnach alle Aufgaben zu einem festgelegten Projekt aufgeführt und es wird festgehalten, welche der Mitarbeiterinnen welche Aufgabe bis wann zu erledigen hat. Mit dieser Liste können Sie somit die fristgerechte Erledigung aller Maßnahmen überwachen. Deshalb ist es auch außerordentlich wichtig, die Liste in regelmäßigen Abständen zu aktualisieren. Für jede wichtige Zielformulierung sollten Sie eine eigene Aktivitätenliste erstellen. Sie erhöhen hierdurch die Übersicht und die Transparenz des Praxisablaufs. Wichtig ist, dass Sie die Aktivitätenliste sowohl für die Aufgabenverteilung innerhalb der Praxis als auch im Rahmen von Projektmanagement und Qualitätsmanagement, Praxisorganisation und Marketing einsetzen. Ebenso sollten Sie eine Liste erstellen, die nur Ihre ganz persönlichen Aktivitäten dokumentiert und zeitliche Vorgaben überwachen lässt.

Aktivitätenliste zum Projekt: Priorität: 1 = sofort; 2 = später; 3 = im laufenden Monat					
Datum	**Priorität**	**Aufgaben**	**Wer?**	**Fertig bis?**	**Erledigt**

Aktivitätenliste zur Projektplanung. **Abb. 15**

Bedeutsam ist, Prioritäten zu setzen. Aufgaben mit der Priorität 1 haben absoluten Vorrang und sollten möglichst bald erledigt sein. Sie erzielen mit der Bearbeitung dieser Aufgaben die höchste Effizienz. Bedenken Sie auch, welche der Aufgaben Sie selbst bearbeiten und welche Sie delegieren können. Sie dürfen aber auf keinen Fall aufgrund von 2er-Aufgaben die 1er-Aufgaben vernachlässigen. 3er-Aufgaben sind eher Routineaufgaben. Diese sollten Sie möglichst delegieren. Und denken Sie immer daran: Wichtigkeit geht vor Dringlichkeit. Viele Organizer und Zeitplaner bieten die Möglichkeit, diese Aufgaben zu kategorisieren. Der logische Aufbau von Zeitplansystemen garantiert im Allgemeinen, dass die gespeicherten Informationen schnell und problemlos wiederzufinden sind. Im Bürofachhandel stehen verschiedene Größen zur Auswahl. Gängige Markenprodukte sind klar und übersichtlich aufgebaut, flexibel erweiterbar und bieten viel Platz für berufliche Planungen und Praxisdaten. Die Zeitplanbücher enthalten Formulare für persönliche Daten, Kalendarium, Vordrucke für Notizen, Besprechungen, Adressen-Register und vieles mehr. Ebenso kann das Computerprogramm „Outlook" hierzu eine gute Unterstützung bieten. Als „Personal Information Management" verwaltet die Software „Outlook" alle Informationen, die zu dieser Arbeit benötigt werden. Outlook unterstützt Sie bei der Planung der Termine und Besprechungen und hilft mit, stets einen optimalen Überblick über die unterschiedlichsten Aufgaben zu bewahren und verwaltet zudem die Liste der ge-

Besprechungsprotokoll vom:
Moderator:
Protokoll:
Anwesend:

Themen	**Anmerkungen**

Abb. 16 **Beispiel für ein Besprechungsprotokoll.**

Aktivitätenliste zum Besprechungsprotokoll vom:			
Aufgaben	**Wer?**	**Fertig bis?**	**Erledigt**

Beispiel für eine Aktivitätenliste zum Besprechungsprotokoll. **Abb. 17**

schäftlichen und privaten Kontakte. Das Programm ist ein kompletter Informationsmanager, in dem alle Termine und Informationen personen- oder auftragsgebunden verwaltet und bearbeitet werden. Im Rahmen dieser Praxisorganisation sollte auch bei den Praxisbesprechungen immer ein Besprechungsprotokoll angefertigt werden. In diesem müssen ebenfalls Prioritäten der zu erledigenden Aufgaben festgehalten werden und die mit der Erledigung der Aufgabe betreute Mitarbeiterin (s. Abb. 16 u. 17).
Eine funktionierende interne Kommunikation ist für den Erfolg der Praxis nicht zu unterschätzen. Regelmäßige Teambesprechungen sind deshalb äußerst wichtig, um die Praxisziele optimal realisieren zu können. Wichtig ist auch, dass immer ein Protokoll der Teambesprechung erstellt wird und die Erledigung der Aufgaben durch Check der Aktivitätenliste in der nachfolgenden Teambesprechung konsequent überprüft wird.

Zeitplanung

Das individuelle Zeitmanagement ist eine sehr wichtige Komponente für ein erfolgreiches Selbstmanagement. Je mehr Zeit Sie für essenzielle Aufgaben nutzen können, umso besser sind Ihre Ergebnisse. Das setzt voraus, dass Sie Wesentliches von Unwesentlichem unterscheiden. Konsequentes Zeitmanagement erfordert deshalb:

- Konzentration auf Wesentliches
- Differenzierung in wichtige und weniger wichtige Vorgänge
- Möglichkeiten der Delegation nutzen
- Wissenswertes immer übersichtlich und jederzeit zur Verfügung haben (Leitlinien etc.)

Eine bedeutsame Unterstützung bei der professionellen Zeitplanung ist die Unterscheidung in Dringliches und Wichtiges nach dem Eisenhower-Prinzip. Diese Entscheidungsregel, die auf den US-General Dwight D. Eisenhower zurückgeht, ist ein sehr gutes Hilfsmittel, wenn Sie schnell entscheiden müssen, welchen Aufgaben Sie Vorrang geben wollen. Mit der Einteilung in wichtige und/oder dringende Aufgaben und Entscheidungen erhöhen Sie deutlich ihre Leistungsfähigkeit. Effizient sein bedeutet, besonders wirksam und leistungsfähig zu arbeiten. Entscheiden Sie deshalb konsequent, ob Sie eine Aufgabe sofort, später oder gar nicht erledigen wollen und ob Sie die Aufgabe an eine Mitarbeiterin delegieren können.

Tab. 21 Eisenhower-Prinzip.

Wichtigkeit und Dringlichkeit	nicht dringlich	dringlich
wichtig	zu einem späteren Zeitpunkt möglichst selbst erledigen	sofort selbst erledigen
unwichtig	nicht erledigen	Delegieren oder nachrangig erledigen

- Nachdem Sie über die Wichtigkeit und Dringlichkeit entschieden haben, können Sie die Aufgabenverteilung anhand einer Aktivitätenliste organisieren.
- Aufgaben, die wichtig und dringlich sind, sollten Sie immer selbst unverzüglich erledigen.
- Aufgaben, die wichtig, aber nicht dringlich sind, können Sie später erledigen.
- Aufgaben, die dringlich, aber für Sie nicht wichtig sind, sollten Sie delegieren oder, wenn das nicht möglich ist, nachrangig erledigen.
- Aufgaben, die weder wichtig noch dringlich sind, sollten Sie nicht bearbeiten.

Arbeitsplatzorganisation

Der tägliche Arbeitsplatz sollte ergonomisch eingerichtet sein. Sorgen Sie auch dafür, dass die Technik auf den neuesten Stand gebracht wird. Insbesondere Kommunikations- und Computertechnik bieten immer wieder neue und zeitsparende Innovationen (Fax direkt vom PC, Literaturrecherche im Internet, Ablage von Dokumenten in elektronischer Form etc.). Akten und Unterlagen, die Sie täglich brauchen, sollten immer in Reichweite aufbewahrt werden. Legen Sie diese nach Gebrauch wieder an ihren Aufbewahrungsort zurück. Bewahren Sie Unterlagen, die Sie immer wieder benutzen, so auf, dass Sie diese gleich zur Hand haben. Unordnung macht die Ablage und das Wegräumen sowie das Wiederfinden äußerst mühsam und ist sehr frustrierend. Benutzen Sie Ihren Schreibtisch nicht als Ablage – verwenden Sie Projektordner oder Mappen (z. B. als Portfolio) für die Aufgaben, an denen Sie gerade arbeiten. Bauen Sie die Papierberge auf Ihrem Schreibtisch nicht einfach dadurch ab, dass Sie an anderen Plätzen in Ihrer Praxis neue Stapel errichten.

Ablagesystem

Leistungsfähige Ablagesysteme sparen letztendlich Zeit, Geld und Nerven, wobei ein funktionierendes Ablagesystem – davon abgesehen – ebenfalls ein wichtiges Instrument eines Qualitätsmanagementsystems ist. In einem Praxishandbuch sollte anschaulich dokumentiert sein, wie die Unterlagen organisiert und wo sie zu finden sind. Zunächst müssen Sie jedoch feststellen, welche Art von Ablagen sich in Ihrer Praxis befinden. Dazu erstellt eine oder mehrere Mitarbeiterinnen eine einfache Auflistung aller Ablagen in der Praxis. Alle Ordner, Karteiablagen, Broschürensammlungen, Stapelablagen etc. werden gesichtet und Raum für Raum aufgelistet. Die Inhalte der einzelnen Ordner werden dabei ebenfalls aufgelistet. Nach der Erfassung erfolgt dann die Auswertung:

- Welche Unterlagen und Dokumente werden in der Praxis benötigt?
- Welche Dokumente und Vorgänge gehören inhaltlich zusammen?
- Wer ist für die Ablagenorganisation verantwortlich?
- An welchem Arbeitsplatz müssen diese Unterlagen jederzeit griffbereit vorliegen?

Zur Organisation häufig benötigter Formulare eignen sich Formularständer. Diese kann man im Fachhandel erwerben. Die wesentlichen kassenärztlichen Abrechnungsziffern lassen sich auf einer Liste aufführen, die in einer Klarsichthülle in den obersten Schreibtischschubladen der Behandlungszimmer griffbereit vorgehalten werden. Nachschlagewerke stehen immer auf einem Regal am Schreibtisch. Der Übersichtlichkeit wegen sollten Ordner immer einheitlich beschriftet werden. Nutzen Sie dafür zumindest eine Schablone. Für nahezu jedes EDV-System bietet der Fachhandel zwischenzeitlich auch preisgünstige und einfach zu bedienende Programme, mit denen die Rückenschilder der Ordner oder Aufkleber gleichmäßig beschriftet werden können. Trennen Sie Ordner inhaltlich durch Zwischenblätter. Notieren Sie auf dem ersten Deckblatt in Form einer Inhaltsangabe, was sich im Ordner befindet. Bringen Sie die Altablage im Keller oder einem Abstellraum unter. Achten Sie aber auch dort auf eine übersichtliche Beschriftung und ordentliche Verpackung. Für die Altablage bietet der Fachhandel spezielle, preisgünstige Wellpappe-Faltkartons für sicheres Aufbewahren. Mit der Jahreszahl gekennzeichnet, kann nach Ablauf der Aufbewahrungsfrist der Dokumente der gesamte Archivordner vernichtet werden. Lassen Sie alle Schriftstücke immer sofort abheften und arbeiten Sie mit einer Wiedervorlagemappe. Protokollieren Sie die Angelegenheit, das Datum und den Anlass der Wiedervorlage auf einem entsprechenden Formular. Legen Sie dieses in die Wiedervorlagenmappe. Der Vorgang selbst wird abgelegt und ist damit jederzeit zu finden. Vorteile eines Wiedervorlagesystems sind, dass komplette Akten und wichtige Termine nicht vergessen werden. In Form von Aktivitätenlisten sind alle zusätzlich zum normalen Sprechstundenbetrieb notwendigen Tätigkeiten übersichtlich aufgeführt und nachvollziehbar. Sie können diese am Anfang des Praxistages während der morgendlichen kurzen Teambesprechung überprüfen und modifizieren. Beziehen Sie auch Gutachten oder Anfragen in Ihr Wiedervorlagesystem ein. Wiedervorlagesysteme erhalten Sie im Bürofachhandel. Es gibt sie als Wiedervorlagemappen oder Hängeregistraturen. Vermeiden sollten Sie in jedem Fall unübersichtliche Stapelablagen und die Ablage in Schnellheftern oder Aktendeckeln. Diese sind unübersichtlich, zeitaufwändig und deshalb ineffektiv. Verschiedenste Unterlagen wie Kataloge, Fachzeitschriften (z. B. „Die Medizinische Welt"; Schattauer Verlag), Patienteninformationen, Telefonbücher und Gerätebeschreibungen können in Stehsammlern übersichtlich und jederzeit griffbereit aufbewahrt werden. Die Sammelbehälter stehen hierbei nebeneinander in Regalen oder Schränken und bestehen besser aus Plastik als aus Pappe. Unterschiedliche Formate können schnell und einfach einsortiert werden. Die Sammler lassen sich auf der Rückseite übersichtlich beschriften, wodurch ein direkter Zugriff auf die eingebrachten Unterlagen jederzeit möglich ist. Bei der Hängeregistratur hängen die Ablagemappen in Behältern oder Schienen, die in einem Schrank eingebaut sind. Die einzelnen Mappen werden auf der Vorderseite beschriftet und mit einem Reiter versehen. Vorteilhaft ist, die Mappen in unterschiedlichen Farben auszuwählen. Die Hängeregistratur bietet hervorragende Übersichtlichkeit. Mit einem Blick werden alle Vorgänge erfasst. An jeder Stelle einer Hängeregistratur können neue

Mappen mit einem Handgriff einsortiert werden. Möglich sind folgende Ablageformen:

- Wiedervorlagemappen
- Hängeregistratur: Hängemappen erleichtern das schnelle Auffinden und korrekte Zurücklegen von Akten
- Ablagekästen
- Arbeitsmappen
- Schnellhefter
- Ringordner
- Karteikästen
- elektronische Systeme

Eine gute Organisation der Akten und Ablagen erleichtert die tägliche Arbeit um ein Vielfaches. Je besser Sie organisiert sind, desto einfacher wird Ihre Arbeit und desto größer ist Ihre Effektivität. Da bei der täglichen Arbeit in der Arztpraxis eine Vielzahl von Anfragen zu beantworten sind (Versicherungsgutachten, Anfragen von Versorgungsämtern, Ausarbeiten von Rehabilitationsanträgen für LVA und BfA etc.), sollte der Organisationsablauf konsequent verbessert werden. Insbesondere fällt bei der Erledigung einiger dieser Angelegenheiten zum Teil eine Menge an Befunden und Unterlagen an, sodass hierfür ein spezielles System empfohlen wird. Alle Unterlagen, die sich auf einen Patienten beziehen, kann man in einen separaten, stapelbaren Briefkorb ablegen und diesen mit einer Aufschrift versehen. Somit hat jeder zu erledigende Fall seinen eigenen Ablagekorb (z. B. Versicherungsanfragen mit notwendigen Patientenunterlagen). Diese Ablagekörbe gehören dann auf verfügbare Abstellflächen (nicht auf den Schreibtisch einer Mitarbeiterin oder des Arztes). Die Bearbeitung sollte dann durch Diktat erfolgen, wobei eine Arzthelferin den Brief (bzw. das Gutachten) schreibt und mit den Unterlagen in einer Unterschriftenmappe zum Unterzeichnen vorlegt. Durch eine gut strukturierte Ablage können Informationen schnell eingeordnet und wieder aufgefunden werden. Außerdem wird die Übersicht deutlich erhöht. Eine optimale Systematik wird dann erreicht, wenn quasi diese Struktur des entstandenen Organisationssystems der Praxis auch auf den Computer übertragen werden kann. Das Praxiscomputersystem muss deshalb wie jedes andere Speichermedium gut durchdacht organisiert werden. Hierzu müssen Sie die Dokumentdateien gruppieren und organisieren und die Bildschirmoberfläche entsprechend strukturieren. Als Ergebnis kann dann jederzeit leicht auf alle Programm- und Dokumentdateien zugegriffen werden.

Aktensysteme

Akten werden nach einem logischen System eingerichtet.

■ Arbeitsakten

1. **Schnellzugriffs-Informationen**:
   Die Akte enthält vor allem Unterlagen, auf die häufig zurückgegriffen wird.
2. **Besprechungsakten**:
   Für Routinebesprechungen und für Mitarbeiterbesprechungen. Enthält auch Aufgabenverteilungen und Arbeitsplatzbeschreibungen.
3. **Routineaufgaben**:
   Enthält Informationen für die Erledigung der täglichen, wöchentlichen oder monatlichen Routineaufgaben (wie Hinweise über GOÄ-Abrechnungsziffern, Unterlagen zur Abrechnung, Laborwerte etc.).
4. **Laufende Projekte**:
   Projekte, die derzeit bearbeitet werden. Legen Sie für jedes Projekt eine Hängemappe an, in der Sie alles, was für Ihre augenblickliche Arbeit notwendig ist, ablegen.
5. **Wiedervorlagemappe**:
   Die Wiedervorlagemappe wird für längerfristig laufende (z. B. Einführung eines Qualitätsmanagementsystems) Projekte angelegt. Schauen Sie die Wiedervorlagemappe jeden Tag (Tagesliste) nach Aufgaben durch, die noch zu erledigen sind. Die Wiedervorlagenmappe kann parallel zur Aktivitätenliste genutzt werden. Aufgaben, die erst in den nächsten Monaten zu erledigen sind, werden in den entsprechenden Monatsordner einsortiert. Am Ende eines Monats nehmen Sie die Unterlagen dann aus dem Monatsordner heraus und ordnen sie den entsprechenden Tagen zu.
6. **Alphabetisches Ablagesystem**:
   Hierzu eignet sich am besten eine Hängeregistratur. Um nicht mit einer sehr umfangreichen Akte für Laufendes arbeiten zu müssen, sollten Sie ein Aktensystem einrichten, mit dem Sie wichtige Unterlagen schnell zur Hand haben (Leitlinien, Laborübersichten, Telefonlisten). Durch die alphabetische Ablage brauchen Sie nicht fortwährend neue Hängemappen, Beschriftungen etc. anzulegen.

■ Archivakten

Bedenken Sie bei der Einrichtung eines Archivs wer für die Pflege des Archivs verantwortlich ist und was getan werden muss, um die benötigten Dokumente jederzeit und ohne Probleme aufzufinden.
Beschriften Sie Akten mit großen, klaren Buchstaben. Das erleichtert das Auffinden. Reihen Sie Unterkategorien hinter den entsprechenden übergeordneten Kategorien ein. Das vereinfacht den Überblick und das schnelle Finden der gesuchten Akte. Farbetiketten erleichtern das Überfliegen zusätzlich. Führen

Sie ein Inhaltsverzeichnis ein und machen Sie die Benutzung so einfach wie möglich. Beachten Sie bei der Einrichtung Ihrer Nachschlageakten zwei wichtige Punkte:

- Entscheiden Sie sich, welche Unterlagen aufbewahrt werden müssen.
- Wie lässt sich eine Nachschlageakte so organisieren, dass Unterlagen stets griffbereit schnellstmöglich zur Verfügung stehen?

Bewältigung der Informationsflut

Tagtäglich erhält eine Arztpraxis eine Unzahl von Briefen, Memos, Rundschreiben, Protokollen, Fachzeitschriften, Werbematerialien und weiteres Informationsmaterial per Post, Fax oder E-Mail.

- Lassen Sie Ihren Namen von Mailinglisten streichen, durch die Sie keine wesentlichen Informationen bekommen.
- Überlegen Sie, ob Ihre Abonnements sinnvoll sind. Zeitschriften, die nicht gelesen werden, sollten Sie abbestellen. Das gilt auch für solche, die Sie kostenfrei erhalten.

Eingehende Dokumente

Um die Übersichtlichkeit gewährleisten zu können, müssen Sie Ordnung in Ihre Postkörbe bringen und vor allem auch die Informationsflut regulieren. Für den schriftlichen und elektronischen Postkorb gelten hierbei die gleichen Anforderungen. Bei jedem eingehenden Vorgang handelt es sich um Informationen, die auf ihre Wichtigkeit für aktuelle Ziele und Aufgaben geprüft werden sollten.

- Auf wichtige Informationen muss immer ein gezielter Zugriff ermöglicht werden.
- Die Bearbeitung und Archivierung darf nur wenig Zeit beanspruchen.

Lassen Sie von Ihren Mitarbeiterinnen auf jedem eingehenden Dokument (Entlassbriefe aus Krankenhäusern, Befundberichten von ärztlichen Kollegen etc.) das Eingangsdatum mit einem Datumsstempel aufbringen. Den Posteingang (Ablagekorb) sichten Sie dann am besten einmal oder zweimal täglich in einem Block. Danach sollte der Posteingang jeweils leer sein. Wichtiges wird dann gleich erledigt. In separaten Ablagekörben (eingeteilt in Priorität A und Priorität B) können Sie Vorgänge sammeln, die Sie dann in den nächsten Tagen bearbeiten wollen. Wenn Sie die neuen Vorgänge oben auf die vorhandenen legen, sind die Dokumente automatisch nach dem Eingangsdatum sortiert. Unwichtige Vorgänge für eine spätere Bearbeitung zu sammeln ist nicht sinnvoll. Bearbeiten Sie sie entweder schnell oder werfen Sie sie gleich weg.

- Die schnelle sofortige Bearbeitung ist immer zu empfehlen: Der Vorgang wird unverzüglich erledigt und Sie sparen sich den Aufwand, einen Termin zu vermerken und sich zu einem späteren Zeitpunkt erneut mit dem Thema zu beschäftigen.
- Ordnen Sie Dokumente inhaltlich dem jeweiligen Projekt zu.
- In einer Wiedervorlage können Sie Vorgänge ablegen, die Sie an einem bestimmten Datum bearbeiten wollen. Um ein Wiederfinden der Unterlagen zu erleichtern, sollten Sie entsprechende Vermerke in Ihrem Kalender vornehmen. Dadurch werden Sie erinnert, dass Sie zu einem bestimmten Termin Unterlagen in die Wiedervorlage gelegt haben.
- In weitere Ablagen gehören alle anderen Unterlagen nach einem strukturierten Ablageschema.

Um optimal und besonders effektiv arbeiten zu können, sollte alles, was in Ihrem Posteingang erscheint, möglichst schnell erledigt, umgeleitet oder delegiert werden. Das heißt, die eingehenden Unterlagen werden je nach Priorität entweder in die Ablagekörbe A oder B, in die strukturierte Ablage oder zur Erledigung an die Mitarbeiterinnen weitergegeben.

Umgang mit Dokumenten

Auf keinen Fall sollten Sie Ihre Arbeitszeit damit verschwenden, Dokumente zu bearbeiten, die nur wertlose Informationen bieten. Auch sollten Sie keinen Berg von Informationen und Unterlagen anwachsen lassen, die Sie später lesen und bearbeiten wollen. Daher sollten Sie sich zunächst fragen, ob Sie die vorliegenden Unterlagen überhaupt benötigen. Bei manchen Mitteilungen sieht man auf den ersten Blick, ob sie für die tägliche Arbeit überflüssig oder förderlich sind. Achten Sie deshalb immer darauf, dass Sie bei jedem Dokument sofort festlegen, was weiter damit zu geschehen hat: Wegwerfen, sich gleich mit dem Dokument befassen, weiterleiten bzw. verteilen oder zu den Akten nehmen und archivieren. Als obersten Grundsatz sollte Sie verinnerlichen, dass Sie ein einmal in der Hand gehaltenes Dokument nie auf den zu bearbeitenden Stapel zurücklegen. Entscheiden Sie bei Dokumenten und Schriftstücken deshalb immer sofort, was Sie mit ihnen tun wollen. Wenn Sie sich mit einem Dokument gleich befassen, brauchen Sie später keine Zeit mehr dafür aufwenden, sich erneut über dessen Inhalt zu informieren. Sie sollten ein System aufbauen, um die benötigten Dokumente jederzeit wieder zu finden. Ein Vorordner ermöglicht Ihnen, stets alle Dokumente zur Hand zu haben. Stecken Sie die Dokumente jeweils in das Fach, das mit dem Datum gekennzeichnet ist, an dem Sie wieder mit ihm arbeiten wollen. Für Unterlagen, die Sie im Rahmen einer größeren Aufgabe zusammen mit anderen bearbeiten müssen (z. B. Qualitätsmanagementsystem), sollten Sie Projektordner oder Projektmappen anlegen. Wie bereits beschrieben, eignen sich Hängeregistraturen hierfür vortrefflich.

Sortieren von Dokumenten

Beschriften Sie je einen leeren Ordner, Aktendeckel oder Aktenkorb mit „Bearbeiten, Verteilen, Lesen, Ablegen". Beachten Sie aber konsequent, dass eine Vielzahl von eingehenden Informationen in den Papierkorb gehören. Verschwenden Sie keine Zeit damit, diese Dokumente zu lesen. Nachdem Sie sich durch den Dokumentenstapel gearbeitet und die Dokumente entsprechend abgelegt haben, sollten sie sich den 4 Körben zuwenden. Bestimmen Sie den Zeitpunkt, wann Sie die einzelnen Sortierordner bearbeiten können. Gestalten Sie Ihr Ablagesystem so, dass nur wenige Dokumente aufbewahrt werden, diese aber immer leicht zugänglich sind.

Informationen richtig ablegen

Zu einem effektiven Ablagesystem gehört die grundsätzliche Entscheidung, was wichtig ist, und die Festlegung, was man wo aufbewahren möchte. Eine Strukturierung des Materials und die Erstellung einer Übersichtsliste der Akten erleichtern die tägliche Arbeit um ein Vielfaches. Leicht wird der Überblick verloren, wenn man sich nicht kontinuierlich mit der Aktenablage befasst. Deshalb sollten alle Akten in regelmäßigen Abständen überprüft und neu organisiert werden. Übrigens gilt dies auch für die Patientenkarteien. Werfen Sie immer konsequent weg, was nicht mehr gebraucht wird oder aufbewahrungspflichtig ist. Eine optimal organisierte und jederzeit aktuelle Ablage von Dokumenten ist ein wichtiges Element zur Bewältigung der Informationsflut. Wichtig ist hierbei ihre Strukturierung und die sorgfältige Prüfung, was aufgehoben werden muss. Im Rahmen des Qualitätsmanagementsystems sollte eine der Mitarbeiterinnen die Verantwortlichkeit für die Organisation der Akten und die Patientenkartei übertragen bekommen. Dies kann dann in der Arbeitsplatzbeschreibung auch dokumentiert werden.

Optimierung Karteiwesen und Dokumentation

Zwischenzeitlich ist es auch möglich, Patientenunterlagen (Befunddokumente, Entlassbriefe etc.) direkt zu scannen und in der elektronischen Karteikarte

abzulegen. Somit sind sämtliche Befunde jedes Patienten jederzeit von jedem Rechner aus verfügbar. Fragen Sie Ihr Softwarehaus nach dieser Möglichkeit. Limitierend für diese Art der Befunddokumentation sind die hohen Kosten für die Computeranlage. Eine andere und kostengünstige Möglichkeit ist, Befunde mit einem Paginierstempel zu kennzeichnen. Dieser stempelt mit fortlaufender Nummer. Beim Lesen der Befunde durch den Arzt werden die wichtigsten Passagen markiert. Die Arzthelferin erhält den gelesenen Befund zurück und trägt die markierten Texte in die Patientendatei unter einem Kennzeichen (z. B. B für Befund) ein. Zusätzlich trägt sie die durch den Stempel festgelegte Nummer ein und das Kürzel des Arztes, der den Befund geschrieben hat. Die Befunde werden dann nach dieser fortlaufenden Nummer in einem Befundordner abgelegt. Dadurch wird das Karteikartenvolumen erheblich reduziert.
Beispiel:

- **B: 1542 Radiologe: Röntgen-Thorax ohne Befund**

Der Originalbefund kann durch die fortlaufende Nummer jederzeit aus dem entsprechend gekennzeichneten Ordner herausgesucht werden. Alle Ordner sind durch die Jahreszahl und die fortlaufenden Nummern gekennzeichnet. Bezeichnet werden können diese dann als „Ordner Befunde 2002; Nr.1211–1645“. Wenn der Ordner voll ist, kann er in das Archiv und z. B. nach Ablauf der Aufbewahrungspflicht vollständig vernichtet werden. Wichtige Befunde werden natürlich auch weiterhin in der Patientenkartei abgelegt. Dabei wird streng darauf geachtet, dass die Ablage immer chronologisch erfolgt, d. h. der letzte Vorgang liegt obenauf.

Aufbewahrungsfristen für ärztliche Unterlagen

Generell sind ärztliche Aufzeichnungen für die Dauer von 10 Jahren nach Abschluss einer Behandlung aufzubewahren, soweit nicht nach gesetzlichen Vorschriften eine längere Aufbewahrungspflicht besteht. Darüber hinaus existieren im Vertragsarztrecht weitere Dokumentationspflichten. Weiterhin sollte beachtet werden, dass Dokumentationsunterlagen für einen erheblich längeren Zeitraum aufbewahrt werden sollten, falls es während der Behandlung zu Komplikationen kommt, für die die Ärztin/der Arzt haftbar gemacht werden kann. In diesen Fällen sollten die Unterlagen generell bis zum Ende der zivilrechtlichen Verjährungsfrist aufbewahrt werden. Nach der Rechtsprechung des Bundesgerichtshofes (BGH) obliegt der Ärztin/dem Arzt eine ordnungsgemäße Dokumentation seiner Tätigkeit und die Führung sowie Aufbewahrung von Krankenunterlagen. Aufzeichnungen auf elektronischen Datenträgern oder anderen Speichermedien bedürfen besonderer Sicherungs- und Schutzmaßnahmen, um deren Veränderung, Vernichtung oder unrechtmäßige Verwendung zu verhindern. Patientinnen und Patienten haben grundsätzlich das Recht auf Einsicht in die sie betreffenden Krankenunterlagen. Ausgenommen sind diejenigen Teile, die subjektive Eindrücke oder Wahrnehmungen von Ärztinnen oder Ärzten enthalten. Auf Verlangen sind Patientinnen und Patienten Kopien der Unterlagen gegen Erstattung der Kosten herauszugeben. Fragen Sie bei Ihrer Kassenärztlichen Vereinigung bzw. Bezirksärztekammer nach einer Übersicht über die Aufbewahrungsfristen für ärztliche Unterlagen nach und vergessen Sie nicht, diese in Ihrem Handbuch zum Qualitätsmanagementsystem einzufügen.

Zeitplanung mit System

Zeitplansysteme stehen in verschiedenen Variationen und Größen im Bürofachhandel zur Verfügung. Der logische Aufbau dieser Systeme garantiert, dass die festgehaltenen Informationen jederzeit schnell und problemlos wiederzufinden sind. Ein Zeitplaner enthält hierzu Tages- und Monatspläne, Vorlagen für Zielvereinbarungen und Aktivitäten, umfangreiche Adressen-Register und Vordrucke für Besprechungs- und Gesprächsnotizen und sonstige wichtigen Informationen. Zeitplaner dienen als Planungsinstrument, indem Sie anstehende Aktivitäten den Prioritäten zuordnen und die Aufgaben dann in Ihrer Tages- bzw. Monatsplanung berücksichtigen. Eines der wichtigsten Instrumente für effektives Arbeiten ist es, alles Wissenswerte an einem Ort zur Verfügung zu haben und ein Führungsinstrument zur Zeit- und Zielplanung zu haben. Zeitplaner, gleich ob als elektronische Organizer per PC oder als Terminplaner in Buchform, sind also weit mehr als einfache Terminkalender.

Organisation/Optimierung des PC

Neben der Standardsoftware für Textverarbeitung, Datenbanken und Tabellenkalkulation eröffnen spezielle Softwareangebote für die Arztpraxis zur Patientenverwaltung und Abrechnung sowie Standardnachschlagewerke neue Möglichkeiten. So lassen sich nicht nur bei Bedarf schnell die kostengünstigsten Medikamente finden, auch der Einkauf für und die Lagerverwaltung der eigenen Praxis wird durch ein Tabellenkalkulationsprogramm erleichtert. Bei mehr als einem PC-Arbeitsplatz in der Praxis bietet eine Netzwerklösung gegenüber Einzelplatz-Computern viele Vorteile. Ein Server verwaltet Programme und Daten, die von jedem Arbeitsplatz abgerufen werden können. Die

Netzwerklösung bietet auch für die interne Kommunikation große Vorteile. Ein Laufwerk kann speziell für die Dokumentation des Qualitätssystems eingerichtet werden. Hier können dann Arbeits- und Verfahrensanweisungen und Stellenbeschreibungen abgelegt werden. Auch Protokolle der Teamsitzungen vervollständigen dieses Qualitätsmanagementverzeichnis. Wichtig ist hierbei, dass die Dateien zwar geöffnet und gelesen, durch die Mitarbeiterinnen aber nicht verändert werden können. In einer Arztpraxis kann man z. B. das Qualitätsmanagementhandbuch mit dem Textverarbeitungsprogramm „Microsoft Word 2000“ schreiben und anschließend als Datei auf dem Server ablegen. Dadurch ist für die Mitarbeiterinnen jederzeit die Möglichkeit gegeben, von jedem Arbeitsplatz aus das Qualitätsmanagementhandbuch aufzurufen und die Unterlagen (Verfahrensanweisungen, Arbeitsanweisungen, Checklisten etc.) einzusehen. Auch die Computertechnologie einer Arztpraxis zählt heute zu den strategischen Erfolgsfaktoren. Durch systematische Anpassung der Praxis an die moderne Informationstechnik wird die Wettbewerbssituation entscheidend verbessert. Zumeist arbeitet man mit folgenden Programmen und Dokumenten, die organisiert werden müssen:

1. Textverarbeitungsprogramm einschließlich der erzeugten und gespeicherten Dokumente
2. Tabellenkalkulationsprogramm einschließlich der erstellten Datenblätter
3. E-Mail-Nachrichten und vom Internet heruntergeladene Dokumente

Speziell für Arztpraxen existieren verschiedene Expertensysteme zum Verwalten der Patientendaten, Abrechnung etc. Informieren Sie sich bei den verschiedenen Anbietern und vergleichen Sie die Programme intensiv. Lassen Sie sich von den Anbietern Referenzadressen nennen, wo sie die Programme in den Praxen testen können.

3 Praxismanagement

Der Arzt als Unternehmer

Die Orientierung an einer hohen Dienstleistungsqualität hat sich in den vergangenen Jahren auch in Arztpraxen zu einem zentralen Wettbewerbsfaktor entwickelt. So ist zukünftig nicht nur eine ständige Weiterbildung und das Anstreben der besten Fachkompetenz ausreichend, um am Gesundheitsmarkt bestehen zu können, sondern speziell eine moderne unternehmerische Denkweise die Basis professioneller und effizienter Gesundheitsversorgung. Um dieses Ziel erreichen zu können, sind Initiativen und Aufgeschlossenheit sowohl des Arztes als Leiter eines modernen Dienstleistungsunternehmens wie auch seines Praxisteams gegenüber notwendigen Veränderungen unabdingbar. Als zentraler Wettbewerbsfaktor dieses Dienstleistungsangebots sollten sich demnach Patientenwünsche und Qualitätsorientierung widerspiegeln. Insbesondere die dynamische Entwicklung der modernen Informations- und Kommunikationstechnologien ermöglichen ein bisher nicht abzuschätzendes Ausmaß der Markttransparenz. Der Begriff E-Health repräsentiert hierbei die Verbreitung und Vermarktung des Themas Gesundheit über das Internet. Dies schließt Online-Apotheken, Anbieter von Medizinprodukten, Versicherungen, Gesundheitsportale für Ärzte und Patienten und Diskussionsgruppen ein. Aktuelle wissenschaftliche Informationen, Forschungsergebnisse zu Krankheiten und Medikamenten sowie Informationen zu Kliniken, Ärzten und Versicherungen lassen sich jederzeit und überall per Internet abrufen. Das Spektrum reicht von allgemeinen Gesundheitsseiten bis zu hoch spezialisierten Seiten für ausgesuchte Patientengruppen. Patienten sind deshalb in Fragen der Gesundheit mitunter besonders sensibel und verfügen nicht selten über ein solides medizinisches Grundwissen. Sie wollen freundlich, intensiv und kompetent beraten werden, im Vorfeld auch von den Mitarbeiterinnen der modernen Arztpraxis. Der Patient betrachtet medizinische Leistungen insbesondere auch als Dienstleistung, sodass die Ansprüche unserer Patienten an eine Arztpraxis deutlich gewachsen sind. Insbesondere werden hierbei die Leistungsvorteile einer Arztpraxis vom Patienten als Differenzierungsmerkmal eingesetzt. Für den Aufbau eines funktionierenden Gesamtprogramms auf dem Weg zu einem modernen und innovativen „Dienstleistungsunternehmen

Arztpraxis" muss deshalb vorab eine umfassende Leistungs- und Servicestrategie für die Praxis entwickelt werden, die auch insbesondere die Einbindung moderner Technologien notwendig macht. Getragen wird dieses nachhaltig wirksame Projekt dann von einem parallel eingeführten Qualitätsmanagementsystem.

Mitarbeiterführung

Eine wesentliche Grundvoraussetzung der erfolgreichen Arztpraxis ist ein Spitzenteam, das sich der Realisierung gemeinsamer Praxisziele jederzeit verpflichtet fühlt. Voraussetzung hierfür ist die Identifikation mit der Praxis und deren Absichten. Jeder niedergelassene Arzt muss erkennen, dass sein Praxisteam ebenfalls ein wesentlicher Bestandteil des Marketings der Praxis ist. Qualitativ hervorragende Ergebnisse können nur dann erreicht werden, wenn insbesondere mit Hilfe des Praxisteams ein individuelles Praxisprofil geschaffen werden kann. Die Mitarbeiterführung muss deshalb immer dazu beitragen, dass die Arbeit des Arztes von einem Team qualifizierter Praxismitarbeiter unterstützt wird, die für einen reibungslosen Ablauf der Leistungsprozesse in einer Arztpraxis sorgen. Die zukünftige erfolgreiche Praxis braucht beides, den qualifizierten Arzt und das qualifizierte Praxispersonal. Nur fachlich qualifiziertes Personal, dessen Wissen sich auf dem neuesten Stand befindet, kann den Arzt wirksam entlasten. Mitarbeiter zu führen heißt im Grunde immer, diese zu motivieren. Die Praxisführung muss den Mitarbeitern immer wieder Motive geben, sich mit den Interessen des Unternehmens zu identifizieren, für das Unternehmen zu arbeiten, sein Bestes zu geben und darüber hinaus an der Arbeit Freude zu haben. Im Sinne eines kooperativen Führungsstils kann jedem Praxismitarbeiter ein eigener Kompetenzbereich zugeordnet werden. Diese Übertragung der Entscheidungskompetenzen an die Mitarbeiterinnen wirkt meist sehr motivierend, da kooperativ geführten Mitarbeitern wesentlich mehr Vertrauen in die Qualifikation und Verantwortung entgegengebracht wird. Eines der wirksamsten Motivationsinstrumente ist allerdings die umfassende Information der Praxismitarbeiter. Wesentlich hierbei ist eine regelmäßige interne Kommunikation unter Einbindung des gesamten Praxisteams. Diese monatlichen Teambesprechungen sind auch ein wichtiges Instrument im Bemühen um Prozess- und Ergebnisqualität im Rahmen des Qualitätsmanagementsystems. Im Sinne von Brainstorming können die Teambesprechungen auch zur Sammlung von Ideen und Lösungsvorschlägen genutzt werden. Die Termine der Teambesprechungen sollten nicht zur Fortbildung genutzt werden, sondern ausschließlich zur Besprechung von Belangen der Arztpraxis. Wichtig ist auch, innerhalb dieser Besprechungen auf Neuerungen der Arztpraxis und zusätzliche Therapieangebote hinzuweisen, damit die Mitarbeiter jederzeit qualifizierte Auskunft geben und die Patienten auf neue Angebote der Praxis hinweisen können. Protokolle und Aktivitätenlisten der Teambesprechungen vervollständigen das Qualitätsmanagementsystem. Wichtig ist, dass die Moderation regelmäßig gewechselt wird. Tägliche Kurzbesprechungen (= Briefing) vor Beginn der Sprechstunde unterstützen die Forderung nach weitgehender Information der Praxismitarbeiter. Wer mitverantwortlich arbeiten möchte, benötigt nicht nur fachliche Kompetenz, sondern muss auch ständig fortgebildet werden. Diese Fortbildungen müssen aber im Rahmen der Eigeninitiative und Eigenverantwortung durch die Mitarbeiter selbst organisiert werden. Grundlage für ein funktionierendes Weiterbildungssystem ist die Möglichkeit zur Teilnahme. Eine Freistellung der Teilnehmer sowie die Finanzierung der Fortbildung durch den Praxisinhaber sollte selbstverständlich sein. Innerbetrieblich sollte gesichert werden, das Weiterbildung durch den Praxisinhaber gewünscht und gefördert wird. Ein entsprechender Passus kann in den Arbeitsvertrag aufgenommen werden:

Sonstige Vereinbarungen:
Es besteht für Frau ..., nach Absprache mit dem Praxisinhaber, eine Pflicht zur Fortbildung im Bereich der für die Praxis medizinischen Belange. Die Kosten für die abgestimmte Teilnahme an den Fortbildungsveranstaltungen trägt der Praxisinhaber.

Ein weiterer Absatz kann die Rückzahlungsmodalitäten der Fortbildungskosten regeln, falls das Arbeitsverhältnis vorzeitig aufgekündigt wird. Die Öffnungszeiten der Arztpraxen orientieren sich häufig an den Bedürfnissen der Patienten. Flexible Zeitsysteme im Sinne von modernen Arbeitszeitmodellen erhöhen die Arbeitszufriedenheit und Motivation der Mitarbeiter deutlich und haben hierdurch ebenfalls einen entscheidenden Einfluss auf den zukünftigen Erfolg einer Arztpraxis. Flexible Arbeitszeiten erlauben dem Praxisinhaber eine bessere Anpassung der Arbeitszeiten an den tatsächlichen Arbeitsbedarf. Die Anerkennung guter Leistungen ist unverzichtbarer Teil der Personalführung. Finanzielle Anerkennung durch Erfolgsbeteiligungen oder leistungsabhängige Prämienzahlungen können solche Leistungsanreize sein. Die Mitarbeitermotivation trägt direkt dazu bei, die Qualität des Dienstleistungsunternehmens Arztpraxis deutlich zu verbessern. Der Einsatz Ihrer Mitarbeiterinnen ist deshalb ein nicht zu unterschätzender Erfolgsfaktor Ihrer Praxis. Geben Sie auch Ihren Mitarbeitern die Chance, die Besten zu sein.

Vorgaben: Mitarbeiterführung
- eigener Kompetenzbereich
- Übertragung von Verantwortung und Projektleitungsaufgaben
- flexible Arbeitszeiten und Verbesserung der Arbeitsbedingungen
- erfolgsorientierte Gehaltskomponenten; Prämien für patientenorientierte Beratung
- systematische Weitergabe von Informationen an das Praxisteam
- Investitionen in qualifizierte interne und externe Fort- und Weiterbildung
- Anrecht auf Seminarbesuche
- Anerkennung der Leistungsbereitschaft, Bekanntmachung von Leistung (z. B. in der Praxiszeitschrift)
- kooperativer Führungsstil

Praxisteam

Die wesentlichen Grundsteine einer erfolgreichen Arztpraxis sind die Mitarbeiter. Damit die erwarteten Dienstleistungen optimal vom Praxisteam erbracht werden können, muss die Praxisleitung alle notwendigen Einrichtungen zur Verfügung stellen. In einer Arztpraxis sind zwar Struktur- und Prozessqualität von wesentlicher Bedeutung, allerdings muss ebenfalls die Ergebnisqualität bestmöglichst erreicht werden. Das bedeutet, die Behandlung des Patienten ist zwar erfolgreich und effizient, die Ergebnisqualität kann dennoch unbefriedigend sein, wenn der Patient den subjektiven Eindruck hat, schlecht behandelt worden zu sein. Als Erlebnisqualität wird nicht nur der Heilungsprozess und die Besserung des Krankheitszustandes verstanden, sondern unter anderem auch die Patientenzufriedenheit. Eine qualitativ hochwertige Behandlung in einer Arztpraxis kann nur gewährleistet sein, wenn eine ausreichende Anzahl qualifizierter Mitarbeiter zur Verfügung steht. Ein Personalplan ermittelt den tatsächlichen Bedarf entsprechend dem Arbeitsaufkommen. Der Personalbedarfsplan sollte so angelegt werden, dass auf veränderte Situationen entsprechend reagiert werden kann. Arbeitsplatzbeschreibungen legen fest, welche Funktion der Stelleninhaber wahrnimmt und welche Qualifikationsmerkmale gefordert sind. Ebenso sollte ein Arbeitszeitenplan und ein Urlaubsplan erstellt werden. Ein funktionierendes Qualitätsmanagementsystem kann nur in einem guten Betriebsklima gedeihen und sich weiterentwickeln. Um jedem Praxismitarbeiter die Möglichkeit zur individuellen Weiterentwicklung zu geben, sollten einmal jährlich Mitarbeitergespräche eingeführt werden. In diesem Gespräch sollte die Qualität der Aufgabenerledigung und die Zusammenarbeit zum Thema gemacht werden und Strategien für die weitere Zusammenarbeit entwickelt und diskutiert werden. Das individuelle Mitarbeitergespräch bietet dem Einzelnen die Möglichkeit, seine Arbeitsplatzsituation aktiv mitzugestalten und eigene Vorstellungen und Perspektiven mit dem Vorgesetzten zu besprechen. Eine zusätzliche Verbesserung des Qualitätsmanagementpotenzials kann auch erreicht werden, indem die Mitarbeiter spezielle Arbeitstechniken erlernen, wie zum Beispiel Zeitmanagement und Büro-Organisation, sich auf Messen (z. B. Medica, Düsseldorf) und Seminaren umfassend informieren und in bereits zertifizierten Praxen hospitieren. Unter Mitarbeiterorientierung kann eine Grundhaltung verstanden werden, bei der jeder einzelne Mitarbeiter als Träger wichtiger Fähigkeiten zur Problemlösung betrachtet und entsprechend behandelt wird. Ein auf Total Quality Management (TQM) basierendes Qualitätsmanagementsystem benötigt den uneingeschränkten Einsatz aller Mitarbeiter, um Fehler frühzeitig zu erkennen und zu beseitigen. Niemand kennt die Prozesse so gut wie die Mitarbeiter einer Arztpraxis. Erreichen und Verbessern der Qualität kann nur gemeinsam erfolgen. Das „Unternehmen Arztpraxis" ist nur dann fähig, sich den ständig steigenden Herausforderungen des Wettbewerbs zu stellen, wenn der Grundsatz des lebenslangen Lernens von allen Mitarbeitern befolgt wird.

Praxismarketing

Durch Ausrichtung des Dienstleistungsangebots einer Arztpraxis auf Patienten- und Qualitätsorientierung umfasst der Begriff Praxismarketing vor allem die patientenorientierte Praxisführung. Marketingmaßnahmen einer Arztpraxis sind hauptsächlich darauf gerichtet, die bisherigen Patienten auch weiterhin an die Praxis zu binden und neue Patienten zu gewinnen. Ferner sollen Informationen über diagnostische und therapeutische Verfahren der Praxis weitergegeben werden, und es soll erreicht werden, dass über die Praxis und das Personal in der Öffentlichkeit positiv gesprochen wird. Nicht vergessen werden darf hierbei, dass der Eindruck eines Patienten sich aus einer Vielzahl unterschiedlicher Faktoren zusammensetzt. Das Praxisteam sollte dem Patienten den Aufenthalt in der Arztpraxis so angenehm wie möglich machen, damit der Patient gerne wiederkommt.

Praxisräumlichkeiten

Die Praxisräume sollten in hellen, freundlichen Farben gehalten werden. Ansprechende Bilder an den Wänden können das Gefühl der Wohnlichkeit und Freundlichkeit vermitteln. Die Möblierung der Praxisräume sollte zweckmäßig und modern, ebenfalls in hellen Farben, gehalten sein. Sitzmöbel sollten nicht nur gut aussehen, sondern man muss auf ihnen auch gut sitzen können. Das im Wartezimmer ausliegende Lesematerial sollte immer neuesten Datums sein. Die Beleuchtung muss angenehm und ausreichend sein. Insbesondere sollte man keine Leuchtstoffröhren verwenden. Wichtig ist außerdem, dass die Praxisräume jederzeit perfekt sauber gehalten werden. Eine Spielecke für Kinder erleichtert das Warten und schont die Nerven der Eltern. Die Gestaltung der Praxisräume kann viel zur Patientenzufriedenheit beitragen.

Praxisinformationen

Den Patienten, die in Ihre Praxis kommen, kann man zahlreiche Informationen geben, die auch werbend wirken können. Während der Wartezeit hat der Patient Zeit, die angebotenen Informationen zu lesen und sich mit ihnen auseinander zu setzen. Mit Hilfe einer Patienteninformation kann der Arzt über sein Leistungsangebot und seine Leistungsschwerpunkte informieren. Ebenso können in dieser Praxisbroschüre der Arzt und seine Mitarbeiter vorgestellt werden. Der Arzt kann darlegen, wo er studiert hat und in welchen Kliniken er seine praktische Ausbildung absolviert hat. Ebenso kann er auf die Schwerpunkte seiner Weiterbildung hinweisen. Bei den Mitarbeiterinnen sollten ebenfalls der Ausbildungsweg kurz skizziert und die erworbenen Fähigkeiten dargelegt werden. Weiterhin sollte ihr spezielles Aufgabengebiet in der Praxis aufgeführt werden. Darüber hinaus können Informationsbroschüren über gesunde Lebensführung und selbst anwendbare Hausmittel gestaltet werden. Eine Praxisbroschüre sollte immer individuell und auf die jeweilige Praxis zugeschnitten sein. Beauftragen Sie deshalb eine Werbeagentur damit, ein Praxisbroschüre zu erstellen. Nutzen Sie die einmalige Chance, sich und Ihre Praxis darzustellen. Greifen Sie aber keinesfalls auf Massenware zurück, wie sie von verschiedenen Firmen angeboten wird.

Patientenorientierung

Mit dem Empfang der Patienten an der Rezeption sollte die freundlichste und qualifizierteste Arzthelferin betraut werden. Sie ist gewissermaßen die Visitenkarte der Praxis. Darüber hinaus sollten alle Mitarbeiter professionell trainiert sein, gekonnt zu telefonieren. Auch die Schulung der Mitarbeiterinnen in modernen Kommunikationstechniken gehört zur Basis einer erfolgreichen Arztpraxis. Wichtig bei allen Mitarbeiterinnen ist die absolute Patientenorientierung, Freundlichkeit und auf die Patienten eingehende Gesprächsführung.

Corporate Identity

Die Ausstrahlung Ihrer Praxis macht die Corporate Identity aus. Sie ist das Wechselspiel von Erscheinungsbild und Verhalten. Alles, was in Ihrer Arztpraxis geschieht, ist Ausdruck dieser individuellen und für Außenstehende wahrnehmbare Ausstrahlung. Eine einheitliche Gestaltung der Praxisräume verschafft Ruhe und Übersichtlichkeit. Gut gestaltete Praxis- und Patienteninformationen schaffen eine Identifikation des Patienten mit der Praxis und erleichtern die Praxisorganisation. Durch das optimale Zusammenspiel aller Corporate-Identity-Bestandteile entsteht das Gesamtbild Ihrer Praxis. Bedenken Sie aber bei allen Designvorgaben, dass Sie Ihre Praxis glaubwürdig nach außen darstellen. Corporate Identity ist ein wichtiges Instrument, um einer Praxis ein unverkennbares optisches Profil zu geben, um Wiedererkennung und Identifikation zu fördern. Die Visitenkarte ist ein klassisches und effektives Werbemittel. Ein professionelles Praxisteam, das von der eigenen Qualität überzeugt ist, sollte immer für den guten Namen der Praxis werben. Eine gute Möglichkeit hierzu, sind eigene Visitenkarten für die Arzthelferinnen. Auf diesen können die Schwerpunkte und besonderen Qualifikationen der Mitarbeiterinnen sehr gut dargelegt werden.

Vorgaben: Corporate Identity
- Praxis-Logo
- Visitenkarten (auch für die Mitarbeiterinnen)
- Patienteninformationen
- Begrüßungsschreiben
- Terminzettel
- Praxisbroschüre
- einheitliche Briefbögen
- Namensschilder für die Mitarbeiterinnen
- Praxiskleidung
- Musik im Wartezimmer
- verständliche Ansprache des Anrufbeantworters
- Schulung in Kommunikationstechniken

Werbung

Werbung informiert über das Leistungsangebot und die Leistungsfähigkeit eines Unternehmens. Im Mai 2000 hat der Deutsche Ärztetag das ärztliche Werbeverbot aufgehoben, durch ein Urteil des Bundesverfassungsgerichts (BVG) am 18.2.2002 (Az.: 1 BvR 1644/01) wurde ebenfalls bestätigt, dass auch niedergelassene Ärzte mit Anzeigen werben dürfen. In seiner aktuellen Entscheidung will das BVG sachangemessene Informationen weder auf lokale

Tageszeitungen und Wochenblätter noch auf bestimmte Medien beschränkt sehen. Fragen Sie bei Ihrer zuständigen Ärztekammer nach.

Öffentlichkeitsarbeit

Es existiert eine Vielzahl von Möglichkeiten, um die positive Selbstdarstellung und Akzeptanz einer Praxis zu fördern. Folge der Öffentlichkeitsarbeit ist, der Praxis zu einem hervorragenden Erscheinungsbild zu verhelfen und damit die positive Wahrnehmung durch potenzielle Patienten zu fördern. Der einzelne Arzt sollte immer wieder darüber nachdenken, was er für sich und seine Praxis an imagefördernder Öffentlichkeitsarbeit leisten könnte.

Internet-Auftritt

Neben einem professionellen Corporate Design und Werbung in der lokalen Presse steht für Ärzte auch ein gelungener Internet-Auftritt ganz oben auf der Prioritätenliste in Sachen Marketingkommunikation. Zu Recht: Ein gelungener Internet-Auftritt verschafft Ärzten nicht nur Vorteile wenn es um die Vermittlung von Neukontakten gerade in Ballungsräumen geht, sondern vereinfacht oft auch den reibungslosen Praxisablauf.

In 10 Schritten zum professionellen Web-Auftritt

1. Wahl der Internet-Adresse

Eine der ersten Fragen, mit der man sich beschäftigen muss, wird die eines geeigneten Domain-Namens sein. Prägnant, passend und kurz sollte dieser sein. Angesichts der Tatsache, dass täglich tausende Domains reserviert werden, ist diese Aufgabe nicht immer einfach. Welche Domains frei sind, kann unter www.denic.de geprüft werden.

Der Kreativität sollte deshalb freier Lauf gelassen werden; es muss nicht immer www.dr-muster.de sein.

Wichtig: Wenn die Reservierung nicht selbst vorgenommen wird, sollte darauf geachtet werden, dass man selbst als so genannter Eigentümer der Domain eingetragen wird.

2. E-Mail-Adresse – die Online-Telefonnummer

Mit einer eigenen Domain ist oft auch die Möglichkeit verbunden, sich E-Mail-Postfächer einzurichten. Dies sollte genutzt werden, da eine E-Mail-Adresse mit der eigenen Domain weit professioneller als eine „@t-online.de“-Adresse wirkt.

Abgerufen werden die E-Mails dann z. B. über Outlook oder andere E-Mail-Programme. **Tipp**: Grundsätzlich ist zu empfehlen den PC, mit dem E-Mails abgerufen werden, aus Sicherheitsgründen nicht in das Praxis-EDV-Netz mit einzubinden. Eine „sichere" Lösung über Firewalls etc. steht meist in keinem Kosten-Nutzen-Verhältnis.

3. Die richtigen Inhalte online

Das Wichtigste ist und bleibt der Inhalt einer Internet-Seite. Ein Internet-Auftritt sollte mehr sein als eine Online-Visitenkarte, vielmehr sollte das Medium Internet genutzt werden, um mit Patienten und Interessenten einen Dialog aufzubauen. Verzichtet werden sollte auf Effekthascherei, die zu Lasten fundierter und gut strukturierter Inhalte geht. 3 Punkte sollten hierbei besonders beherzigt werden:

- **Wertvolle Informationen**: Neben dem ausführlichen und verständlichen Erklären unterschiedlicher Behandlungsmethoden, sollte Patienten und Interessenten ein konkreter Nutzen aufgezeigt werden. Zudem sollte ein Patient nach wichtigen Informationen wie Sprechzeiten, Adresse, Telefonnummer oder E-Mail-Adresse nicht lange suchen müssen.
- **Aktualität**: Wie oft eine Seite besucht wird, steht und fällt mit der Aktualität der Inhalte. Online-Informationen über Urlaubszeiten oder -vertretungen sowie Neuigkeiten rund um das Thema „Gesundheit" tragen entscheidend für einen regelmäßigen Besuch bei.
- **Umfassende Service-Leistungen**: Als Arzt sollten Sie Ihren Patienten die Möglichkeit anbieten, viele Dinge online zu erledigen oder in Erfahrung zu bringen. Zum Beispiel die Möglichkeit online Termine anzufragen. Aber auch ein Link zu den örtlichen Verkehrsbetrieben oder Hinweise zu Haltestellen und Parkplatzmöglichkeiten erleichtert Ihren Patienten den Arztbesuch.

4. Rechtlich alles in „trockenen Tüchern"

Nur die wenigsten Ärzte kennen die Rechtsgrundlagen, die bei Ihrem Internet-Auftritt zu beachten sind. Was steht in der Musterberufsordnung für Ärzte, was im Heilmittelwerbegesetz (HWG), im Gesetz gegen den unlauteren Wettbewerb (UWG) oder in den Regelungen der Versorgungsverträge der gesetzlichen Kassen? Auch hier gilt: Holen Sie sich Rat von Fachleuten. Zum Beispiel können Sie bei Ihrer Ärztekammer nachfragen.

5. Die Abmahnfalle – Impressum

Die Angaben, die ein Arzt im Impressum machen muss, sind gesetzlich geregelt. Nur jede zweite Praxis-Seite entspricht diesen Anforderungen, was von Kollegen oder Anwälten gerne als Grund für eine Abmahnung herangezogen wird. Jüngst wurde ein Arzt zur Zahlung von 50.000 Euro verurteilt, weil die Angaben im Impressum diesen Anforderungen nicht entsprochen haben.

Tipp: All denjenigen, die bereits online sind, wird dringend angeraten das Impressum kritisch zu prüfen und gegebenenfalls zu vervollständigen.

6. Eine ökonomische und zukunftssichere technische Basis

Viele Internet-Seiten sind „tote" Seiten mit Inhalten, die meist älter als ein Jahr sind. Das Problem ist allgemein bekannt – Inhalte oder gar Navigationspunkte zu ändern ist für einen Laien fast unmöglich, lässt man es machen, kostet jede kleine Änderung Geld. Um kostengünstig und laufend eine Internet-Seite auf dem neuesten Stand zu halten, ohne selbst weitere Arbeit zu haben, bietet sich ein so genanntes Online-Redaktionssystem oder auf Englisch „Content Management System", kurz CMS, an. Solche Systeme sind bereits unter 2.000 Euro zu erhalten. **Wichtig:** Trotz CMS sollten Sie nicht auf die Individualität Ihrer Seite verzichten. Meine Homepage wurde von einer Karlsruher Webagentur auf Basis eines solchen Redaktionssystems entwickelt, weitere Infos erhalten Sie unter www.cmxs.de und bei Martin Taller, Tel.: 0721/4763350.

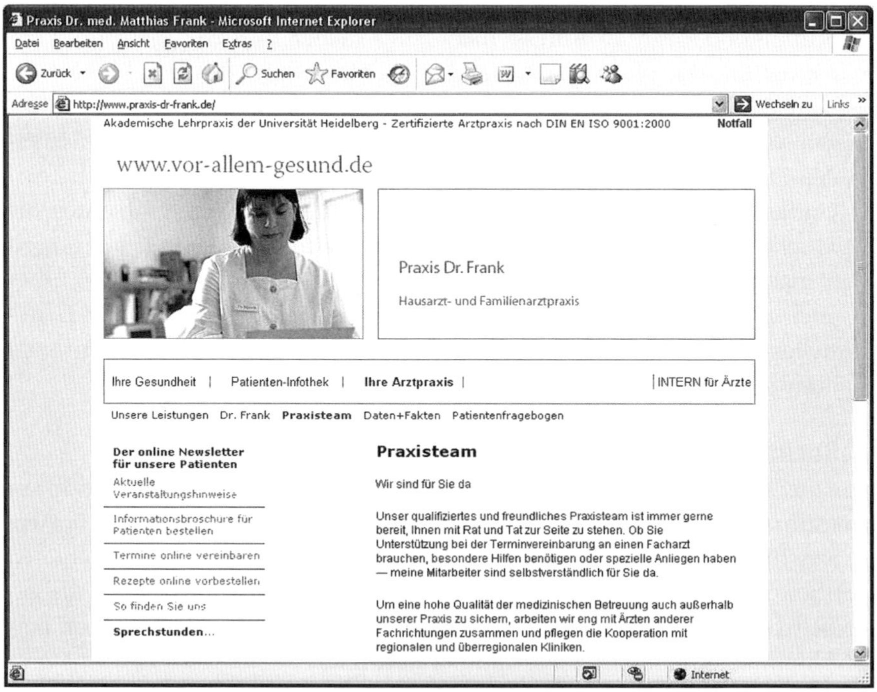
Praxis Dr. med. Matthias Frank - Microsoft Internet Explorer
Datei Bearbeiten Ansicht Favoriten Extras ?
Zurück Suchen Favoriten
Adresse http://www.praxis-dr-frank.de/
Wechseln zu Links
Akademische Lehrpraxis der Universität Heidelberg - Zertifizierte Arztpraxis nach DIN EN ISO 9001:2000
Notfall
www.vor-allem-gesund.de
Praxis Dr. Frank
Hausarzt- und Familienarztpraxis
Ihre Gesundheit | Patienten-Infothek | Ihre Arztpraxis | INTERN für Ärzte
Unsere Leistungen Dr. Frank Praxisteam Daten+Fakten Patientenfragebogen
Der online Newsletter für unsere Patienten
Aktuelle Veranstaltungshinweise
Informationsbroschüre für Patienten bestellen
Termine online vereinbaren
Rezepte online vorbestellen
So finden Sie uns
Sprechstunden...
Praxisteam
Wir sind für Sie da
Unser qualifiziertes und freundliches Praxisteam ist immer gerne bereit, Ihnen mit Rat und Tat zur Seite zu stehen. Ob Sie Unterstützung bei der Terminvereinbarung an einen Facharzt brauchen, besondere Hilfen benötigen oder spezielle Anliegen haben — meine Mitarbeiter sind selbstverständlich für Sie da.
Um eine hohe Qualität der medizinischen Betreuung auch außerhalb unserer Praxis zu sichern, arbeiten wir eng mit Ärzten anderer Fachrichtungen zusammen und pflegen die Kooperation mit regionalen und überregionalen Kliniken.
Internet

Abb. 18 **Beispiel für eine Homepage: www.praxis-dr-frank.de.**

7. Gestaltung im Web ist mehr als ein ansprechendes Design

Auch wenn es viele Möglichkeiten gibt, eine Internet-Seite selbst zu programmieren und zu gestalten, sollten Sie diese Aufgabe Profis überlassen. Bei der Optik sollte ein einheitliches Corporate Design bei allen Werbemitteln Be-

rücksichtigung finden. Beachtet werden sollte vor allem, Bilder Web-optimiert abzuspeichern, um Ladezeiten zu verkürzen. Des Weiteren sollte die Seite auf unterschiedlichen Betriebssystemen und Browsern getestet werden und funktionieren.
Doch Gestaltung im Internet ist mehr als Screen-Design. Ein gutes so genanntes Navigations-Design zeichnet sich durch das leichte Auffinden von Inhalten aus.
Tipp: Einen kleinen Usability-Test macht man, indem man Freunde und Bekannte beim Surfen über die Seite beobachtet. Aus deren Verhalten können oft nützliche Rückschlüsse gezogen werden.

■ Bilder sagen mehr als tausend Worte

Die Veröffentlichung von fremden Bildern unterliegt meist Lizenzbestimmungen, daher dürfen fremde Bilder nicht ohne Weiteres eingesetzt werden.
Tipp: Die Pharmaindustrie verfügt oft über hochwertiges Bildmaterial, das Ärzten meist zur Veröffentlichung kostenfrei zur Verfügung gestellt wird.

8. Funktionalitäten, die einen Web-Auftritt perfektionieren

■ Newsletter

Geben Sie Ihren Patienten die Möglichkeit einen Newsletter per E-Mail zu bestellen, um automatisch, z. B. einmal im Quartal, mehr über Ihre Angebote zu erfahren.

■ Recall

Über ein Online-Recall können nicht nur Pluspunkte als innovativer Arzt gesammelt werden; es spart auch erheblich Porto-Kosten ein.

■ Externe Links

Die Grundidee des Internets basiert auf der Verlinkung von Internet-Seiten. Dies kann genutzt werden, um Inhalte anderer Anbieter in das eigene Angebot mit einzubinden. Zum Beispiel können sich Patienten über einen Online-Routenplaner eine Wegbeschreibung von Haustür zu Haustür ausgeben oder sich über einen Link zu den Seiten der Nahverkehrsbetriebe die passende Verbindung anzeigen lassen.

■ E-Mail-Formulare

Nicht jeder Internet-User verfügt über eine eigene E-Mail-Adresse. Über E-Mail-Formulare kann es ermöglicht werden, online Termine zu vereinbaren oder eine E-Mail zu senden, auch wenn derjenige selbst nicht über eine E-Mail-Adresse verfügt.

- **Mehrsprachigkeit**
Gedacht werden sollte auch an ausländische Mitbürger. Diese sind besonders dankbar, wenn Sie Informationen in Ihrer Sprache auf einer Internet-Seite finden.

- **Interner Bereich für Kollegen**
Inhalte, die ausschließlich Kollegen zur Verfügung gestellt werden sollen, können zum Beispiel durch DocCheck geschützt und bestimmten medizinischen Berufsgruppen zugänglich gemacht werden.

- **SMS-Reminder**
Ganz neu ist die Möglichkeit, Web-basiert Patienten per SMS an Ihren Termin zu erinnern.

9. Von Suchmaschinen gefunden werden

Das Ranking in Suchmaschinen ist eine Wissenschaft für sich. Suchmaschinen wie Google oder Yahoo durchsuchen automatisch das Internet nach neuen Seiten und Inhalten. Grundvoraussetzung um gefunden zu werden ist, dass auf einer Internet-Seite die so genannten Meta-Tags, Keywords und Descriptions von der Suchmaschine gefunden und ausgewertet werden können.
Doch dies allein garantiert noch nicht, dass eine Internet-Seite auch ganz oben angezeigt wird. Entscheidend hierfür ist es, seine „Spur" im Internet zu hinterlassen. Je mehr Seiten einen Link zur eigenen Internet-Präsenz enthalten, desto höher ist die Wahrscheinlichkeit eines guten Rankings.

10. Einfach und klassisch die eigene Internet-Präsenz bewerben

Angefangen bei einem Aufsteller in der Praxis, der auf den Internet-Auftritt aufmerksam macht, bis hin zur Aufnahme der Internetadresse in allen Drucksachen sollte nichts ausgelassen werden. **Tipp**: Besonders sinnvoll hat sich der Eintrag der Internet-Adresse in den Gelben Seiten erwiesen, dem Medium, in dem noch immer die meisten Patienten einen neuen Arzt suchen.

Zielvereinbarungen und Praxisziele

In der Arztpraxis dauerhaft Erfolg zu haben, setzt voraus, dass die Ziele bekannt sind. Wichtig ist hierbei, dass zielorientiert gearbeitet wird. Deshalb sollten lang- und kurzfristige Ziele festgelegt und die Zielerreichung regelmäßig überprüft werden. Legen Sie deshalb bereits zu Beginn des Jahres zusammen mit Ihrem Praxisteam die Praxisziele für das kommende Jahr fest (s. Abb. 19). Planen Sie konkrete Maßnahmen und die Verantwortlichkeiten, um diese Ziele zu erreichen. Ordnen Sie die Aufgaben nach Prioritäten und kontrollieren Sie in den Teambesprechungen, ob die vereinbarten Ziele auch tatsächlich erreicht wurden. Mögliche Zielansätze sind zum Beispiel die Steigerung des Umsatzes im privatärztlichen Bereich, die Senkung der Praxiskosten durch effektives Kostenmanagement oder der kontinuierliche Ausbau von attraktiven Angeboten im IGeL-Bereich („Individuelle Gesundheitsleistungen"). Wichtig ist, dass Sie die Mitarbeiter der Arztpraxis in die Zielformulierung einbinden und die Zielerreichung auch einfordern. Besonders erfolgreich kann ein „Workshop Zielvereinbarung" gestaltet werden. Hierzu können Sie außerhalb der Praxisräume, zum Beispiel in einem Tagungshotel, einen entsprechenden kleineren Seminarraum anmieten. Während der Veranstaltung, die im Allgemeinen über 3–4 Stunden dauert, steht den Seminarteilnehmern Kaffee und Gebäck zur Verfügung. An Hand von Brainstorming und in Form einer Kartenabfrage können dann in entspannter Atmosphäre die jeweiligen Ziele formuliert werden. Die erarbeiteten Karten werden an eine Pinnwand geheftet und anschließend nach Prioritäten sortiert. Die Ergebnisse werden dann in die Zielvereinbarung für das laufende Jahr übertragen. Nach Abschluss des Workshops kann man evtl. gemeinsam essen, der Rest des Tages wird frei gegeben. Ein solcher Workshop in entspannter Atmosphäre ist ein hervorragend geeignetes Mittel, um Schwachstellen und Stärken im Praxisbetrieb zu erkennen und zu analysieren.

Vorgaben: Workshop

- 2 Pinntafeln (bzw. Moderationswände)
- Flip-Chart
- Moderatorenkoffer mit Präsentationszubehör
- Beamer oder Overhead-Projektor
- Pin-Nadeln
- Schreibunterlagen und Stifte
- Boardmarker in verschiedenen Farben
- Kaffee und Gebäck
- Moderator ernennen

Als Leiter des Workshops hat der Moderator die Aufgabe, die Kommunikation der Teilnehmer zu steuern, sie zu motivieren und die Sitzung thematisch und organisatorisch vorzubereiten. Außerdem erstellt er die erforderliche Dokumentation. Durch Schaffung eines gemeinsamen Problembewusstseins und Förderung der Kreativität und des Engagements der Gruppe wird die Effizienz der Ergebnisse deutlich erhöht. Wichtig ist darüber hinaus, dass der Moderator die Umsetzung von Entscheidungen und Maßnahmen garantiert. Professionelles Equipment für die erfolgreiche Moderation ist im Fachhandel erhältlich, die Qualitätsmanagementbeauftragte der Arztpraxis sollte zuvor ein Moderatorentraining absolviert haben. Sie kann dann diesen Fortbildungstag leiten.

Vereinbarte Praxisziele für das Jahr............ Anwesend am Workshop in......................... Datum:			
Praxisziele	**Maßnahmen zur Zielerreichung**	**Verantwortlich?**	**Ziel erreicht?**

Abb. 19 **Beispiel für ein Protokoll zur Festlegung vorgesehener Praxisziele.**

Fortbildungen

Um die personellen Ressourcen optimal nutzen zu können und das individuelle Entwicklungspotenzial im Hinblick auf das individuelle Leistungsvermögen der einzelnen Mitarbeiter abschätzen und planen zu können, sollte eine regelmäßige Aufstellung und Analyse der Weiterbildungsaktivitäten erfolgen. Dies kann sowohl im Mitarbeitergespräch als auch in der Teambesprechung erfolgen. Zu Beginn eines Jahres sollte jeder Mitarbeiter der Praxis angeben, welche Fort- und Weiterbildungen er im Laufe des Jahres besuchen oder absolvieren möchte. Dies ermöglicht eine vorausschauende Praxisplanung. Die vorgesehenen Schulungen sollten ebenfalls in einem Jahresplan festgehalten werden, sodass auf einen Blick festzustellen ist, wer welche Schulung erfolgreich absolviert hat. Außerdem sollte die Wirksamkeit der Schulungen durch den Praxisinhaber und die Mitarbeiter beurteilt werden. So kann zum Beispiel entschieden werden, ob die Veranstaltung noch durch einen weiteren Mitarbeiter besucht werden sollte. Zu unterscheiden ist zwischen internen und ex-

Praxisinterner Schulungsplan für das Jahr .... Datum:			
Fortbildungsthema	**Referent**	**Zeit von .... bis ... Uhr**	**Datum der Fortbildung**

Beispiel für einen praxisinternen Fortbildungsplan. **Abb. 20**

ternen Schulungen. Die interne Schulung kann durch einen eingeladenen Referenten erfolgen, durch eine Mitarbeiterin oder den Praxisinhaber. Außerdem sollte auch bei internen Praxisschulungen immer eine Anwesenheitsliste geführt werden, bei externen Schulungen eine Bestätigung der erfolgreichen Teilnahme dokumentiert sein. Diese Teilnahmebestätigungen und Anwesenheitslisten sollten in einem separaten Schulungsordner zur Dokumentation eingeheftet werden. So lässt sich die Qualifikation der Mitarbeiter jederzeit nachweisen. Diese vorausschauende Planung bringt auch den Vorteil, dass sich in Bereichen fortgebildet wird, die zukünftig zum erweiterten Angebot der Praxis gehören sollen. Das Beratungsangebot für die Patienten wird ausgeweitet, rechtzeitig organisiert und angekündigt. Durch die frühzeitige Planung der Mitarbeiterfortbildung kann dieses Angebot dann professionell umgesetzt und die Position der Praxis gestärkt werden (s. Abb. 20 u. 21).

Externer Schulungsplan für das Jahr .... Datum:				
teilnehmende Mitarbeiter	**Fortbildungs-thema**	**Veranstalter in**	**Datum der Fortbildung**	**Bewertung der Fortbildung**

Abb. 21 **Beispiel für einen externen Fortbildungsplan.**

Praxishygiene

Im Praxisalltag sind Maßnahmen der Hygiene und Unfallverhütung streng zu beachten. Auch in Arztpraxen ist zwischenzeitlich die Betreuung durch einen Betriebsarzt und die Überprüfung der medizinischen Geräte durch einen Sicherheitsingenieur vorgeschrieben. Eine Arzthelferin sollte als mitverantwortliche Hygiene-Fachkraft die Hygienevorschriften überwachen und jährliche Fortbildungen zum Thema „Hygiene in der Arztpraxis" organisieren. Durch die Hygienemaßnahmen und berufsgenossenschaftlichen Vorschriften soll das Infektionsrisiko und Arbeitsunfälle für Patienten und Personal auf ein Minimum reduziert werden. Einen Hygieneplan zum Aushängen können Sie bei Ihrer Berufsgenossenschaft erhalten, ggf. von einem medizinisch-technischen Unternehmen, das Hygieneprodukte produziert.

Das Management der Privatpraxis

Qualitäts- und Wirtschaftlichkeitsforderungen bestimmen das Gesundheitswesen der Zukunft und damit auch die Rahmenbedingungen einer Arztpraxis. Basis einer erfolgreich funktionierenden Arztpraxis wird deshalb immer mehr ein wirtschaftlich ausgerichtetes Dienstleistungsunternehmen sein, das nach unternehmerischen Gesichtspunkten geführt wird. Das heißt, unternehmerisches Denken und Handeln ist grundlegende Bedingung, um den Standort Arztpraxis zu sichern. Dabei bleibt insbesondere zu berücksichtigen, dass der Gesundheitsmarkt derzeit der am stärksten wachsende Markt ist, der durch Angebot und Nachfrage bestimmt wird. Durch die Budgetierung und Restriktionen der Kassenmedizin und die gesetzlichen Vorgaben, nur das „medizinische Notwendige" zu leisten, resultiert allerdings dennoch eine deutliche Reduzierung der Vergütung für die Leistung der niedergelassenen Ärzte. Damit eine Arztpraxis auch weiterhin wirtschaftlich arbeiten kann, ist es notwendig, neue Leistungsfelder zu erschließen und in den Ausbau der Privat- und Selbstzahlermedizin zu investieren.

Moderne Praxiskonzepte

Die Entwicklung eines Praxiskonzepts mit Schwerpunktsetzung im privatärztlichen Bereich ist eine grundsätzliche Möglichkeit, um zu wirtschaftlichem Erfolg zu gelangen. Ein patientenorientiertes Qualitätsverständnis wird zum einen ein erweitertes Patientenklientel bedingen, zum anderen auch positiver Werbeträger der Praxis sein. Folge dieser konsequenten und richtungsweisenden Denkweise wird sein, dass vermehrt Neupatienten durch Empfehlung die Praxis aufsuchen. Dieses „kundenorientierte" Unternehmen Arztpraxis wird so über persönliche Motivation der Mitarbeiter und des Praxisinhabers zu einem wesentlichen Marketingfaktor, was eine gesicherte Marktstellung gewährleistet. Maximaler Leistungsanspruch ist hierbei Grundlage optimaler Qualität. Die Einbindung von Gestaltungsmöglichkeiten der freien Wirtschaft mit der Konzentration auf Privatpatienten und Selbstzahlerleistungen ermöglicht auch im modernen Gesundheitsmarkt mit dem „Partner Patient" die Existenzsicherung und eine realistische Zukunftsplanung.

Individuelle Gesundheitsleistungen

Für die Akzeptanz der Praxis ist es wichtig, dass die Mitarbeiterinnen geschlossen hinter den Plänen des Praxisinhabers stehen. Wird den hochqualifizierten Mitarbeiterinnen in entsprechendem Umfang zugestanden, eigene

Entscheidungen zu treffen, so zeigt dies auch, dass die Praxisleitung daran interessiert ist, für jeden Einzelnen optimale Arbeitsbedingungen zu schaffen. Diese Kompetenz in allen Tätigkeitsfeldern und die Möglichkeit, innerhalb ihres Kompetenzbereichs frei zu agieren, unterstützen die Entwicklung eines vertrauensvollen Umgangs mit den Patienten und erleichtern auch die Wertschätzung für das erfolgreiche Verkaufsgespräch. In diesem Zusammenhang kann es hilfreich sein, die Mitarbeiter konkret zu befragen, ob sie den vorgesehenen Angeboten und Leistungen aufgeschlossen gegenüber stehen und welches Angebot an „Individuellen Gesundheitsleistungen" (IGeL) sie für die Praxis vorziehen würden. Äußerst wichtig ist, dass dem Praxisteam die Gelegenheit gegeben wird, das neue Aufgabengebiet kompetent zu beherrschen und sich durch ein qualitatives Weiterbildungskonzept das notwendige Wissen anzueignen. Diese Maßnahmen werden die Motivation der Mitarbeiterinnen steigern, festigen und sich letztendlich auch auszahlen. Auch für Selbstzahlerleistungen gilt, dass nur beste Fachkompetenz zum Erfolg führt. Das Erlernen notwendiger Verkaufstechniken, die Gestaltung organisatorischer Rahmenbedingungen und intensives Kommunikationstraining lassen sich durch unabhängige Spezialisten optimal in der Arztpraxis umsetzen.

Zusätzliche Motivationssysteme für die Mitarbeiterinnen der Arztpraxis sind meist finanzielle Anreize, zum Beispiel im Sinne eines erfolgsabhängigen Bonussystems, das sich nach der Anzahl der erreichten IGeL-Leistungen in einem Abrechnungszeitraum richtet. Darüber hinausgehende Systeme beinhalten ein teamorientiertes Prämiensystem, praxisinterne Zuschüsse, Gehaltserhöhungen, Gewährung von zusätzlicher Freizeit oder flexible Arbeitszeiten.

Das Ambiente und bestmögliche organisatorische Praxisabläufe zählen ebenfalls zu den wesentlichen Mosaikteilchen bei der Etablierung einer erfolgreichen Privatsprechstunde. Die Entwicklung eines eigenen Praxisprofils, das heißt gewissermaßen die Erstellung einer Praxisidentität, ein attraktives Praxisteam, moderne Praxisräumlichkeiten, Corporate Identity, Marketing und Öffentlichkeitsarbeit umfassen hierbei ein schlüssiges Gesamtkonzept.

Strukturelle Unterschiede zwischen den einzelnen Fachdisziplinen haben einen nicht zu vernachlässigenden Einfluss auf die Umsatzchancen in der Privatpraxis. Insbesondere fällt im Allgemeinen der Anteil der Privateinnahmen am Gesamtumsatz in einer allgemeinärztlichen Praxis deutlich geringer aus als bei den fachärztlichen Kollegen. Um die Umsatzchancen bestmöglich zu nutzen und die Privateinnahmen steigern zu können, muss das Praxisteam bemüht sein, die Zahl der Privatpatienten zu halten und – wenn möglich – zu steigern. Schwerpunkte im privatärztlichen Bereich zu setzen, wird für die Arztpraxis der Zukunft eine wichtige Möglichkeit sein, sich neben dem medizinischen auch den wirtschaftlichen Erfolg zu sichern. Der besondere Service für den „Kunden Privatpatient" kann in einer Teambesprechung festgelegt werden, sodass die Privatpatienten und Selbstzahler jederzeit entsprechend zuvorkommend betreut werden. Privatärztlicher Service und Behandlungskomfort umfassen nicht nur Soforttermine außerhalb der Sprechstunde, geringere Wartezeiten und bevorzugte Terminvereinbarungen – auch der aktive Telefonservice sollte eine Selbstverständlichkeit sein. Bei Selbstzahlerleistungen ist zunächst die schrittweise Heranführung der Patienten an die Selbstzahlerpraxis zu empfehlen. Die Praxis muss im Selbstzahlerbereich eine gewisse Strategie und ein spezifisches Leistungsangebot entwickeln. Das Leistungsprofil muss den Patienten überzeugen und Wettbewerbsvorteile sichern. Wichtig ist insbesondere, durch offene Fragen zu erfahren, was der Patient möchte. In aktiver Kommunikation überzeugen Sie ihn dann von der Steigerung seines individuellen gesundheitlichen Nutzens. Hierbei können dann auch individuelle Wünsche und Bedürfnisse seitens der Patienten erfüllt werden. Vermittelt wird also nicht auf der rationalen, sondern auf der Beziehungsebene. Für den Patienten bedeuten IGeL-Leistungen eine Verbesserung und individuelle Anpassung der medizinischen Versorgung an seine persönlichen Gegebenheiten. Arztpraxen werden so zu modernen Dienstleistungsunternehmen, die sich an den individuellen Patientenbedürfnissen orientieren. Selbstzahlerleistungen geben der Praxis eine positive Perspektive und unterstützen die zukunftsweisende Unternehmensstrategie. Eine spezielle Privat- und Selbstzahler-Sprechstunde und attraktives Informationsmaterial für die Patienten unterstützen Sie in den Bemühungen um eine Steigerung der Privateinnahmen bei individueller Betreuung durch eine patientenorientierte Praxisführung. Juristisch umfasst das IGeL-Konzept („Individuelle Gesundheitsleistungen“) alles, was nicht zur Leistungsbeschreibung der gesetzlichen Krankenversicherung gehört. Somit handelt es sich bei IGeL-Leistungen um individuelle Gesundheitswünsche der Patienten, die außerhalb der finanziellen Restriktion gesetzlicher Krankenkassen realisiert werden können. Achten Sie bei der Rechnungslegung auf plausible Preisgestaltung und vereinbaren Sie mit dem Patienten ein Privathonorar im Rahmen des § 5 GOÄ unter Berücksichtigung der dort vorgegebenen Kriterien. Wichtig ist auch, dass der Patient eine persönliche Erklärung über die Inanspruchnahme von Individuellen Gesundheitsleistungen abgibt. Aus dieser Bestätigung muss ausdrücklich hervorgehen, dass die Behandlung auf Wunsch des Patienten erfolgt und dass der Patient keine Erstattungsansprüche gegenüber seiner Krankenkasse hat. Umfangreiche Unterstützung mit Mustervereinbarungen, Beratung zu Honorarberechnungen bei ärztlichen Leistungen außerhalb der GKV-Zuständigkeit und ein umfassendes Leistungsangebot zur Übernahme und Abwicklung der Privatliquidation erhalten Sie bei Ihrer Privatärztlichen Verrechnungsstelle (PVS); www.pvs.de

Bargeldloser Zahlungsverkehr

Zur Abrechnung von privatärztlichen und individuellen Gesundheitsleistungen in der Arztpraxis bietet der bargeldlose Zahlungsverkehr entscheidende

Vorteile. Insbesondere der Liquiditätsaspekt spricht dafür, durch Nutzung moderner Cash-Systeme die Zeit zwischen Rechnungserstellung und Geldeingang zu verkürzen und zu automatisieren. Im Zuge der Direktabrechnung kommt eine Bezahlung mit Kreditkarte oder mit der BankCard (früher Eurocheque-Karte) auch in Arztpraxen in Betracht. Electronic Cash bedeutet, der Patient bezahlt mit der BankCard und bestätigt die Zahlung durch Eingabe seiner Geheimnummer. Nach Prüfung erfolgt dann die Bezahlung der Rechnung. Der Patient hat hierbei keine Rückbuchungsmöglichkeit. Beim Verfahren ohne Zahlungsgarantie unterschreibt der Patient lediglich einen Beleg, dieser ermächtigt dann den Arzt zum Einzug des Rechnungsbetrags vom Konto des Patienten. Es wird nur geprüft, ob die Karte gesperrt ist, der Arzt erhält jedoch keine Zahlungsgarantie. Beim elektronischen Lastschriftverfahren unterschreibt der Patient eine Einzugsermächtigung, es erfolgt aber ebenfalls keine Zahlungsgarantie. Der Umsatz wird im Terminal gespeichert und erst später an den Netzbetreiber weitergeleitet. Es entstehen dadurch zunächst keine Leitungs- und Abfragekosten. Kartenterminals sind für alle gängigen Karten geeignet und verbessern den Service der Praxis.
Home-Banking mit ihrem PC erleichtert Ihnen hierbei zusätzlich die elektronische Kontoführung von zu Hause aus. Sie können Kontostände und Umsätze abfragen, Überweisungen vornehmen und viele weitere Bankgeschäfte direkt online erledigen. Die Software für die elektronische Kontoführung läuft in der Regel unter dem Betriebssystem Windows und lässt sich leicht bedienen. Außerdem sind Sie unabhängig von den Öffnungszeiten der Banken, da Home-Banking rund um die Uhr möglich ist.

4 QM in der Arztpraxis

Einführung

In modernen Arztpraxen versteht man unter qualitätssichernden Maßnahmen bisher vor allem die Verminderung von Wartezeiten durch bessere Gestaltung des Terminsystems, Optimierung organisatorischer Maßnahmen der Praxisabläufe, Entwicklung von Marketingstrategien und auch das Bemühen um Verwirklichung eines Teamgedankens. Durch die professionelle Ausrichtung der Praxisstruktur mit Hilfe eines Qualitätsmanagementsystems werden diese Maßnahmen nicht nur deutlich verbessert und ausgeweitet, sondern es wird eine Basis geschaffen, um die Vertrauensbildung an die Qualität der Arztpraxis zu festigen und letztendlich ganz im Sinne von TQM (Total Quality Management) Spitzenqualität durch fortdauernde Qualitätsverbesserungen zu erreichen. Qualitätsmanagement bedeutet hierbei, das gesamte Leistungsspektrum der Arztpraxis systematisch zu erfassen, zu beschreiben und hierdurch die Transparenz der Leistungserbringung zu gewährleisten. Ergebnisse werden gemessen, festgehalten und patientenorientiert beurteilt; das Qualitätsmanagementsystem stellt hierzu die Instrumente, Methoden und Techniken zur Verfügung. Qualitätsmanagement in der Arztpraxis lässt sich somit als die Gesamtheit aller Bemühungen verstehen, die das Praxisteam unternimmt, um die erwünschte Qualität zu erreichen.
Derzeit stehen im Wesentlichen 3 Verfahren zur Verfügung, um Qualitätsmanagementsysteme von Arztpraxen bewerten zu können. Dazu gehören die DIN EN ISO 9001:2000, das Exzellence-Modell der EFQM und das Audit durch Peers bzw. Visitoren. Der Schwerpunkt beim Audit durch Peers bzw. Visitoren liegt in der Bewertung der Patientenversorgung durch Fachkollegen. Es werden hierbei konkrete Verbesserungsvorschläge gemacht. Alle 3 Verfahren zeichnen sich dadurch aus, dass das Qualitätsmanagementsystem der Arztpraxis bewertet und Verbesserungspotenziale aufgezeigt werden. Hierzu wird das Qualitätsmanagementsystem durch fachkundige Auditoren (DIN ISO), Assessoren (EFQM) oder Peers bzw. Visitoren anhand eines umfassenden Kriterienkataloges bewertet. Das KTQ-Modell ist ein spezifisches Verfahren zur Zertifizierung von Krankenhäusern, bietet aber zwischenzeitlich auch ein Programm zur Bewertung des Qualitätsmanagementsystems der Arztpra-

xis an. Kernelemente des KTQ-Zertifizierungsverfahrens sind die Selbstbewertung der Einrichtung und die Fremdbewertung durch Visitoren. Sowohl DIN EN ISO 9001 : 2000 als auch EFQM formulieren die zu erfüllenden Bedingungen, um ein systematisches Qualitätsmanagement erfolgreich in der Arztpraxis zu etablieren. Beide Methoden bewerten sowohl Patienten-, Mitarbeiter- als auch Prozessorientierung der Praxis. Je nach Qualitätsmanagementsystem wird die Beurteilung unterschiedlich und unter anderer Bezeichnung vorgenommen. Bei der DIN ISO 9001 : 2000 heißt der Vorgang Zertifizierung, bei der EFQM (Self) Assessment. Die Zertifizierung ist demnach eine externe Überprüfung, die feststellt, ob die Behauptung, ein Qualitätsmanagement nach DIN EN ISO 9001 : 2000 aufgebaut zu haben, faktisch stimmt. Im Allgemeinen wird die Entscheidung für eine Zertifizierung nach DIN EN ISO 9001 : 2000 getroffen, da es eine international bekannte Norm ist. Das EFQM-Modell sieht eine differenzierte Möglichkeit der Beurteilung (Assessment) vor. Nach einer ersten Selbstbewertung anhand vorgegebener Kriterien, sollte später die Hilfe externer Assesoren in Anspruch genommen werden, um eine objektive Einschätzung der Qualität zu ermöglichen. Vorteil der Selbstbeurteilung nach den EFQM-Kriterien ist unter anderem, dass sie flexibel nach den Praxisbedingungen eingesetzt werden können und sich Schwerpunkte der Qualitätsarbeit festlegen lassen. Nach mehrjähriger Anwendung des EFQM-Modells kann das Praxisteam sich dann um einen der entsprechenden Qualitätspreise bewerben. Ob sich die Praxis nach Organisation ihres Qualitätsmanagementsystems später durch ein akkreditiertes Unternehmen zertifizieren lässt ist fakultativ, eine Zertifizierung allerdings stellt nach derzeitiger Meinung einen Wettbewerbsvorteil dar und führt beim Praxisteam zur Motivationssteigerung.

Vorgaben: Qualitätskriterien

- Qualifikation des Praxisinhabers
- Qualifikation des Praxisteams
- Wartezeiten und Behandlungszeiten
- Räume und Betriebsmittel
- Hygiene und Sauberkeit
- Technikstand
- Patientenkapazität

Eine bewährte Möglichkeit, Qualitätsmanagement in der eigenen Praxis aufzubauen, ist die Orientierung an existenten und in der Industrie erprobten Strukturen. Dies sind, wie oben aufgezeigt, vor allem Qualitätsmanagementsysteme nach DIN EN ISO oder EFQM. Ein Qualitätsmanagementsystem nach DIN EN ISO 9001 : 2000 als Basis zu nutzen, hat mehrere Vorteile. Diese DIN ISO ist ein außerordentlich reglementiertes Werk, das verhältnismäßig genaue Vorgaben macht, welche Elemente und Maßnahmen für ein systemati-

sches Qualitätsmanagement erforderlich sind. Darüber hinaus beinhaltet die DIN EN ISO 9001 : 2000, im Gegensatz zur EFQM, konkrete Empfehlungen. Dies stellt insbesondere für den Einstieg in das Qualitätsmanagement eine große Hilfe dar. Die ISO-Normen verlangen eine transparente Zuordnung von Verantwortung, Aufgaben, Kompetenzen und Ressourcen, die wiederum klare Prozessabläufe bedingen. Der Schwerpunkt eines auf DIN ISO basierenden Qualitätsmanagementsystems liegt in der Fehlerverhütung und kontinuierlichen Verbesserung aller Arbeitsprozesse. Beim EFQM-Modell handelt es sich um ein Qualitätsmanagementsystem, das Basis für Total Quality Management (TQM) ist. Dieses Modell ist dann empfehlenswert, wenn die Praxis sich über Jahre intensiv mit Qualitätsmanagement beschäftigt hat und nach einigen Jahren die Entscheidung trifft, Business Excellence zu realisieren. Dabei lassen sich dann die Elemente von den beiden Bewertungsmodellen zusammenführen.
Bei der Implementierung eines Qualitätsmanagementsystems in der Praxis müssen wichtige Faktoren berücksichtigt werden, um die Qualitätsorientierung der Praxis auch tatsächlich zu erhöhen:

- Evidence-based Medicine
- Leitlinien, Richtlinien, Standards
- externe Qualitätsvergleiche, Benchmarking
- Organisationsentwicklung

Konzeption des Qualitätsmanagements

Die Einführung eines Qualitätsmanagementsystems in der Arztpraxis ist mit erheblichen Anstrengungen für das gesamte Praxisteam verbunden und setzt unabdingbar persönliches Engagement, hohe Motivation und Professionalität voraus. Nur gut aus- und weitergebildete Mitarbeiter können hervorragende und qualitätsorientierte Arbeit leisten. Damit sich bei transparenten Praxisabläufen die Qualität wirkungsvoll durchsetzt und aufrechterhalten werden kann, muss das gesamte Praxisteam hinter den vorgesehenen Veränderungen stehen und auch wesentliche Entscheidungen gemeinschaftlich treffen. Das Ergebnis der Bemühungen kann allerdings nur dann Erfolg versprechend sein, wenn auch der Arzt als Praxisleiter die Vorteile eines Qualitätsmanagementsystems erkennt und bei der Umsetzung selbst eine aktive Rolle übernimmt. Letztendlich kann nur jene Praxis tatsächlich Erfolg haben, die in der Lage ist, eine eigene „Praxisqualitätskultur" zu entwickeln. Als Grundlage notwendiger Entscheidungen muss anfangs ein Ablaufplan erstellt werden, aus dem zunächst die einzelnen Schritte ersichtlich sind; auf diese wird nachfolgend detailliert eingegangen.

Ablaufplan
1. unternehmerische Entscheidungen
2. Informationsbeschaffung
3. Entwicklung eines Projektplanes
4. Projektmanagement
5. Information und Motivation des Praxisteams
6. Zuständigkeiten und Verantwortlichkeiten definieren
7. formale Vorgaben

1. Unternehmerische Entscheidungen

Um ein Qualitätsmanagementsystem mit Erfolg und wirtschaftlich vertretbar in der Arztpraxis etablieren zu können, müssen schon im Vorfeld wesentliche Entscheidungen durch den Praxisinhaber getroffen werden. Dabei bleibt jedoch zu berücksichtigen, dass die Einführung eines Qualitätsmanagementsystems nur durch den Praxisinhaber erfolgen kann. Die Gestaltung und Weiterentwicklung des Qualitätsmanagements ergibt sich nur unter der Bedingung, dass die ärztliche Leitung zunächst die Ziele festlegt und vom Praxisteam diese – im Sinne von Qualität – gesetzten Ziele auch zu erreichen sind.

Vorgaben: Unternehmensentscheidung
- Entscheidung für ein Qualitätsmanagementsystem
- Kosten-Nutzen-Analyse
- Wie sind die Elemente der Norm auf die Praxis anzuwenden?
- Ist eine Zertifizierung der Praxis vorgesehen?
- ggf. Entscheidung für eine Beratungsgesellschaft
- Beschaffung relevanter Literatur
- Qualitätsziele und Qualitätspolitik der Praxis?
- Wie wird die Projektbearbeitung organisiert?
- Wie erfolgt die Strukturierung der Dokumentation?
- Wie kann der Praxiscomputer eingesetzt werden?

Fehlerquellen zu erkennen und zu beseitigen, Verbesserungspotenziale zu erschließen und konsequent zu nutzen sind hierbei als zentrale Herausforderungen zu verstehen. Vor allem auch Innovationsfähigkeit und kontinuierliche Verbesserungen sind die entscheidenden Voraussetzungen zur Wettbewerbsfähigkeit.

Beratungsunternehmen

Die Etablierung und Weiterführung eines Qualitätsmanagementsystems in der Arztpraxis ist mit erheblichem finanziellem und zeitlichem Aufwand verbunden. Außerdem ist es notwendig, mindestens eine der Mitarbeiterinnen als Qualitätsmanagementbeauftragte zeitweise von der Arbeit freizustellen. Beratungsfirmen zur Praxisoptimierung können sehr hilfreich sein, weil sie umfangreiche Kenntnisse bieten, die dem Praxisinhaber Zeit und finanzielle Mittel einsparen helfen. Externe Berater dieser Unternehmen stehen an Ihrer Seite und erarbeiten mit Ihnen gemeinsam die Umsetzung des Qualitätsmanagements. Mehr denn je kommt es darauf an, die tägliche Arbeit zu optimieren und wirtschaftlich zu gestalten. Wird externe Unternehmensberatung in Anspruch genommen, sollten einige Kriterien beachtet werden:

- Hat das Unternehmen praktische Erfahrung mit Qualitätsmanagementsystemen in Arztpraxen?
- Welche fachlichen Qualifikationen liegen vor?
- Kann das Unternehmen ein fundiertes Konzept entwickeln, das auf eingehender Analyse aller Daten und spezieller Gegebenheiten der Praxis beruht?
- Bietet das Unternehmen einzelne Module an?
- Welche Ziele sollen mit Hilfe der Beratungsfirma realisiert werden?
- Ist der Kostenvoranschlag detailliert und vollständig, mit zeitlichem Ablaufplan und konkreten Darstellungen und einer Beschreibung der Arbeitsinhalte und Ziele?

2. Informationsbeschaffung

Den notwendigen Informationsbedarf richtig einzuschätzen und entsprechende Veröffentlichungen auszuwählen, ist zeitaufwändig und oft gar nicht so einfach. Für die Literaturrecherche existieren gute elektronische Hilfsmittel, daneben stehen aber auch traditionelle Informationsquellen zu vielfältigen Themen zur Verfügung. Mit dem Internet haben Sie ein Medium, mit dem Sie sich jederzeit aktuelle Informationen besorgen können. In jedem Fall sollten Sie den Aufwand für die Informationsbeschaffung objektiv bewerten und Fachliteratur nur gezielt lesen. Überprüfen Sie deshalb vor allem auch Ihre bestehenden Abonnements und entscheiden Sie, ob es eventuell auch Zeitschriften oder Informationsdienste gibt, die Ihren Anforderungen eher entsprechen. Bewahren Sie nur gezielte Informationen zu einem bestimmten Projekt auf und beseitigen Sie gelegentlich die hinfälligen und veralteten Materialien. Ein Portfolio kann Ihnen helfen, systematisch eine Literatursammlung aufzubauen. Ein Portfolio ist quasi eine Mappe (z. B. Hängeregistratur), in der Sie alle Unterlagen zu einem speziellen Thema sammeln und ablegen. Eine weitere Möglichkeit zur Systematisierung ist, standardisierte Literaturformulare zu nutzen (s. Abb. 22). Als Erstes müssen Sie eine kurze und prägnante Überschrift der Fragestellung finden. Dann beschreiben Sie das Problem in bündigen Worten und beginnen mit der Literaturrecherche. Anschließend analysieren Sie die Überschriften und Zusammenfassungen der gefundenen Arbeiten und bewerten diese in Bezug auf Ihre Fragestellung. Dokumentieren Sie die Ergebnisse in Ihrem standardisierten Literaturbogen und geben Sie die verwendeten Literaturstellen an. Übernehmen Sie die Quellen in Ihre Literaturdatenbank und legen Sie den Artikel in einem Ordner ab oder aber in Ihrem Portfolio. Sie können diese Unterlagen dann jederzeit bequem während der Praxistätigkeit nutzen. Die Literaturformulare können Sie gut verwenden, um gemeinsam mit dem Portfolio relevante Unterlagen jederzeit wiederzufinden und bei einer speziellen Fragestellung die Antwort sofort zur Hand zu haben.

Literaturformular
Fragestellung:
Literaturanalyse:
Bewertung:
Eigene Kommentare:
Quellen:
Ablage der Literaturstellen (Dokumentation) in: ☐ Ordner Nr. ☐ Portfolio ☐ Sonstige ☐ Aufnahme in die eigene Datenbank – Fundstelle:

Abb. 22 **Standardisiertes Literaturformular.**

3. Entwicklung eines Projektplanes

In der ersten Planungsphase ist der Projektablauf detailliert festzulegen (s. Abb. 23). Hierzu ist zunächst ein Organisationsplan aufzustellen, der nach Prioritäten übersichtlich aufgebaut wird (s. Abb. 24). Als Planungsgrundlage müssen die einzelnen Maßnahmen des Projektes in ihrer zeitlichen Abfolge und in ihrem Zeitaufwand dargestellt sein. Darüber hinaus muss das Praxisteam analysieren, welche Ziele mit dem Qualitätsmanagementsystem in erster Linie zu realisieren sind. Zur Implementierung des Qualitätsmanagementsystems bedarf es eines systematischen Konzepts, das die Kompetenzen regelt und erforderliche Maßnahmen und Fristen abstimmt. Über diesen Plan muss in der Praxis diskutiert und gemeinsam gesprochen werden. Das Team sollte auch den Grundsatz von Qualität und die wesentlichen Einzelschritte erörtern. Im Verlauf sollte der Projektplan regelmäßig auf die Einhaltung der Vorgaben und festgelegten Termine überprüft werden. Durch die zahlreichen Aufgaben ergeben sich umfangreiche Schnittstellen und ebenso umfassende Kontrollbedürfnisse. Der Projektplan muss daher flexibel, übersichtlich und vielfältig sein, um die Anforderungen jederzeit erfüllen zu können. Er soll strategische Entscheidungen unterstützen und über das jeweils aktuelle Maß der Zielerreichung informieren. Projektziel ist beispielsweise die Einführung eines normgerechten Qualitätsmanagementsystems in der Arztpraxis und die anschließende Zertifizierung nach DIN EN ISO 9001 : 2000.

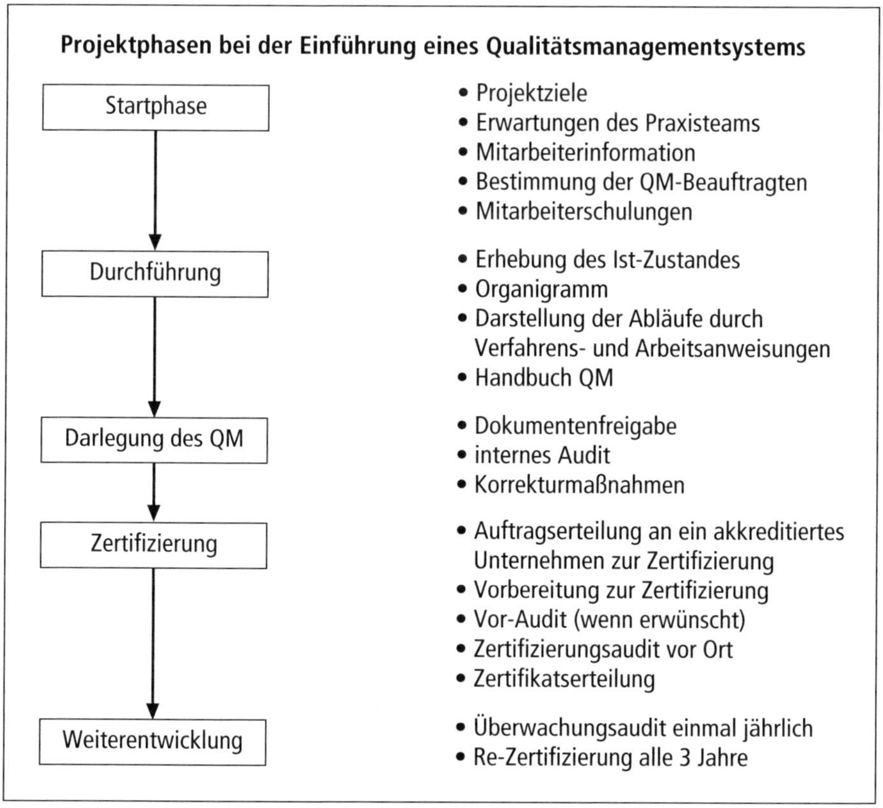

Projektphasen. **Abb. 23**

Dabei sind vor allem folgende Grundsätze zu berücksichtigen:

- Kundenorientierung
- Einbeziehung der Mitarbeiterinnen
- prozessorientierter Ansatz
- ständige Verbesserung
- optimale Lieferantenbeziehung
- sachbezogener Ansatz zur Entscheidungsfindung
- Verpflichtung der Praxisleitung
- systemorientierter Ansatz

Projektplan

Projektziel: Einführung eines normgerechten Qualitätsmanagementsystems in der Arztpraxis und anschließende Zertifizierung nach DIN EN ISO 9001:2000

Datum:
VA = Verfahrensanweisungen; AA = Arbeitsanweisungen

Projekt	Ablauf	Zeitraum	Anmerkungen
Beginn:	Information und Motivation des Praxisteams		
1. Phase	Ist-Zustand der Praxis und Analyse der Praxisdokumente		
2. Phase	Fortbildung des Praxisteams zum Thema Qualitätsmanagement		
3. Phase	Festlegung von Dokumenten, VA, AA, Checklisten		
4. Phase	Praxismanagement und Zeitmanagement		
5. Phase	Überprüfung AA, VA und Checklisten		
6. Phase	Erstellung des Qualitätshandbuchs		
7. Phase	Überprüfung des Handbuchs in Bezug zum Praxisablauf		
8. Phase	Vorbereitung internes Audit		
9. Phase	Zertifizierung		
10. Phase	Geschafft, Teamfeier!		

Abb. 24 **Beispiel für einen Projektplan.**

4. Projektmanagement

Eine grundlegende Voraussetzung für die Erfolg versprechende Realisierung besteht darin, dass die Praxisleitung nach sorgfältiger Überprüfung die Rahmenbedingungen für das Projekt „Qualitätsmanagement“ festlegt:

- Praxisziele
- Umfang des geplanten Projekts
- finanzielle Rahmenbedingungen
- zeitlicher Rahmen
- Bereitstellung personeller Ressourcen
- Maßnahmen zur Qualifizierung des Personals

Das Praxisteam muss darüber informiert werden, dass in jedem Fall eine zusätzliche Arbeitsbelastung zu erwarten ist.

Vorbereitungsphase

Wesentliche Grundlage beim Aufbau eines Qualitätsmanagementsystems ist die Entwicklung und Formulierung eines Ziel-orientierten Leitbildes der Praxis. In diesem können neben der Zielsetzung insbesondere auch qualitätsrelevante Ausführungen zum Ausdruck gebracht werden. Leitsätze sollten hierbei die Patienten- und Mitarbeiterorientierung, Verantwortung der Praxisleitung und Gedanken zum Qualitätsbewusstsein des Praxisteams umfassen. Von diesen Leitgedanken ausgehend werden dann die Strategien zur Realisierung der selbstgestellten Vorgaben entwickelt. Anhand der Leitsätze definiert sich die Qualitätspolitik, von der sich wiederum die Qualitätsziele der Praxis ableiten. Somit gibt die Qualitätspolitik die Leitsätze und allgemeinen Leitlinien der Praxis im Sinne des Qualitätsmanagements vor, wobei durch die Festlegung der Qualitätsziele auch die angestrebten Ergebnisse beschrieben werden. Leicht ist einsehbar, dass Qualität durch die Realisierung von vormals festgelegten Zielen erreicht werden kann. Da ein Qualitätsmanagementsystem dem Zweck dient, eine klare Aufbau- und Ablauforganisation festzulegen, muss als Basis der Ist-Zustand der Praxis erhoben und das Soll-Ergebnis festgelegt werden. Für das Praxisteam stellen sich deshalb zunächst zwei Fragen:

1. **Ist-Zustand**
   Wo steht die Praxis heute, und wo liegen unsere Stärken und die Verbesserungsmöglichkeiten?
2. **Soll-Ergebnis**
   Was wollen wir als Praxisteam erreichen?

In der ersten Vorbereitungsphase findet zunächst die Ist-Analyse des Praxisablaufs statt. Anschließend erfolgt die weitere Vorgehensweise entsprechend dem vorliegenden Projektplan. Nach Konzeptentwicklung und Festlegung der Qualitätspolitik und der Qualitätsziele kann dann nach Regelung der Arbeitsabläufe und Einteilung der einzelnen Arbeitsschritte mit der Dokumentation begonnen werden. Wesentlich ist hierbei allerdings, dass nicht nur der aktuelle Zustand der Praxis detailliert dokumentiert wird, sondern sich die Tätigkeiten im Rahmen des Qualitätsmanagementsystems auf die wesentlichen Qualitätskriterien, also den Umfang der Qualitätsverbesserungen und der Effizienzsteigerung des Praxisablaufs konzentrieren. Nicht die Analyse und Dokumentation von Prozessen und die Erstellung von Verfahrensanweisungen ist Ausdruck des Qualitätsmanagementsystems. Ziel ist die Verbesserung von Strukturen und Praxisabläufen sowie die Optimierung von Prozessen, um qualitätssteigernde Ergebnisse zu entwickeln und diese schließlich in den Routinebetrieb der Praxis sinnvoll integrieren zu können. Vielfach müssen hierzu Praxisabläufe in Arbeitsschritte neu eingeteilt und begründet werden sowie auch geeignete Kontrollmechanismen erarbeitet werden. Wesentliche Voraussetzung dafür ist die engagierte Zusammenarbeit und Verständigung aller Mitarbeiter. Da die zu erstellenden Dokumente formalen Normenforderungen unterliegen, sollte auf deren Einhaltung von Anfang an geachtet werden.

Vorgaben: Vorgehensweise

- Bestimmung einer Qualitätsmanagementbeauftragten
- Zuständigkeits- und Tätigkeitsbereiche der Arzthelferinnen festlegen (Arbeitsplatzbeschreibungen)
- Erfassung aller Formulare, Organisationsschemata, Vordrucke, Laufzettel, Checklisten
- Organisation von Rechtsvorschriften, KV-Richtlinien, Normen; Bedienungsanleitungen, Stellenbeschreibungen und Fortbildungszertifikate sichten, bewerten und ordnen
- Arbeitsabläufe analysieren und verbessern
- Dokumentation
- Fortbildungen „Qualitätsmanagement“ organisieren
- monatliche Teambesprechungen einführen

Erhebung des Ist-Zustandes

Es ist zu empfehlen, dass die Ist-Analyse der Praxis zunächst gemeinsam mit den Arzthelferinnen durchgeführt wird. Hierzu werden bereits vorhandene Formulare und Organisationsschemata und alle in der Praxis verwendeten Dokumente (Dienstvorschriften, Arbeitsvorschriften, Bedienungsanleitungen, Formulare etc.) gesichtet und geordnet, um dann im nächsten Schritt Prozesse und Abläufe optimieren zu können. Um die Organisationsstruktur der Praxis transparent darlegen zu können, müssen die Mitarbeiterinnen auch alle Tätigkeiten, die sie durchführen, schriftlich dokumentieren. Bei dieser Gelegenheit werden auch sämtliche Geräte und Instrumente, mit denen gearbeitet wird, erfasst und aufgelistet. Durch die Erhebung des Ist-Zustandes kann später festgestellt werden, ob durch das Qualitätsmanagementsystem auch tatsäch-

lich umfangreiche Verbesserungen im Praxisablauf erzielt werden konnten. Ein weiterer Vorteil ist, dass Abläufe von den Mitarbeiterinnen der Praxis selbstkritisch hinterfragt werden.
Eine komplette Inventarisierung ist erforderlich, damit eine Instandhaltung und Wartung von Geräten und Instrumenten entsprechend den Vorgaben durchgeführt werden kann.

Bestimmung benötigter Dokumente

Aushangpflicht in der Arztpraxis:
- Unfallverhütungsvorschriften der Berufsgenossenschaften für Gesundheitsdienst und Wohlfahrtspflege
- Röntgenverordnung (RöV)
- Mutterschutzverordnung
- Jugendarbeitsschutzgesetz
- Arbeitszeitverordnung
- Hygieneplan

Nicht aushangpflichtige Verordnungen:
- Medizinprodukteverordnung
- Führung eines Bestandverzeichnisses und Gerätebuches, jährliche sicherheitstechnische Kontrollen (Wartungsvertrag)
- Belehrungspflicht (Schweigepflicht jährlich, Röntgenstrahlenschutzgesetz alle 6 Monate, Unfallverhütung jährlich)

5. Information und Motivation des Praxisteams

Wesentliche Bedingung für das Gelingen des Qualitätsmanagements ist der qualifizierte Einsatz aller Praxismitarbeiter. Zudem fordert die DIN-EN-ISO-Norm von der Praxisleitung die Bereitstellung von Personal für den Aufbau und die Weiterentwicklung des Qualitätsmanagementsystems. Bereits während der Konzeptentwicklung sollten die Mitarbeiterinnen durch Schulungen gezielt in die Projektplanung einbezogen werden. Darüber hinaus müssen Zuständigkeiten und Verantwortlichkeiten eindeutig geregelt und z. B. durch ein Organigramm erkennbar sein. Durch die qualifizierte Einbindung der Praxismitarbeiter bei der Etablierung eines Qualitätsmanagementsystems in der Arztpraxis können der zeitliche und finanzielle Aufwand durch konsequente Delegation von Arbeitseinsätzen (Beschreibung der Arbeitsabläufe, Erstellen von Check- und Prüflisten, beim Zusammenstellen des Qualitätshandbuchs, bei der Durchführung von Patientenbefragungen) erheblich verringert werden. Außerdem werden Selbstverantwortung und Eigeninitiative der einzelnen Mitarbeiterinnen gestärkt und die Effektivität der Leistungen des gesamten Praxisteams deutlich verbessert. Durch die Etablierung eines Vorschlagswesens und der möglichen Umsetzung von Verbesserungspotenzialen im eigenen Tätigkeitsbereich werden zusätzlich ein modernes Denken und praxiskonformes Handeln gefördert und das Bewusstsein vermittelt, dass der eigene Arbeitsbereich vor dem Hintergrund der festgelegten Ziele weitgehend selbst gestaltet werden kann. Von besonderer Bedeutung für die Motivationsarbeit ist deshalb, dass Wünsche, Vorstellungen und Vorschläge des Praxisteams vom Praxisinhaber aufgenommen und umgesetzt werden und somit das Bewusstsein geschaffen wird, in einem „Qualitätsbetrieb“ zu arbeiten, mitzuentscheiden und Qualität verbessern zu können. An der Entwicklung und am Erfolg eines Qualitätsmanagementsystems selbst mitarbeiten zu können, ist für jede Arzthelferin eine große Chance, den Nachweis der Qualität ihrer eigenen Arbeit zu führen, ihr Berufsbild deutlich aufzuwerten, sich persönlich und fachlich weiterzuentwickeln und ihre Arbeitsmarktfähigkeit auch in einem modernen und zukünftigen Gesundheitssystem zu erhalten.

Vorgaben: Motivationsfaktoren
- konsequente Informationspolitik
- regelmäßige Fort- und Weiterbildung
- regelmäßige Teambesprechungen
- Anerkennung der geleisteten Arbeit
- transparente Verantwortlichkeit, klare Zielsetzungen
- Voraussetzungen für Qualität schaffen

Schulung der Mitarbeiter

Die fachliche Kompetenz kann auf Grund schulischer Qualifikation und professioneller Ausbildung sowie laufender Fortbildung gewährt werden. In diesem Sinne äußert sich die Praxisleitung ebenfalls dazu, mit welchen Mitteln sie die regelmäßige Aktualisierung des Fachwissens der einzelnen Mitarbeiter sicherstellt. Art und Umfang der intern durchgeführten Fortbildungsveranstaltungen, die Teilnahme von Mitarbeitern an externen Veranstaltungen sowie die Beschaffung und Verteilung von Fachliteratur sind zu regeln. Neben den fachspezifischen Fortbildungsmaßnahmen ist ebenfalls dafür zu sorgen, dass alle Mitarbeiter in angemessenem Umfang über alle direkt und indirekt mit dem Qualitätsmanagement in Zusammenhang stehenden Themengruppen unterrichtet werden und entsprechende Fachliteratur verfügbar ist. Basis für den Erfolg des Qualitätsmanagements ist die Beteiligung und Qualifikation der Mitarbeiterinnen der Praxis. Deshalb sind insbesondere umfangreiche Maßnahmen zur Qualifizierung der Mitarbeiterinnen unumgänglich. Ziel muss sein, das Praxisteam zu befähigen, die Inhalte, Instrumente, Techniken und Methoden des Qualitätsmanagements kennen zu lernen, um diese schließlich im täglichen Arbeitsablauf erfolgreich und professionell umsetzen zu können.

Vorgaben: Steigerung des QM-Potenzials
- systematische Fortbildung der Mitarbeiter
- Hospitation in zertifizierten Praxen
- Moderatorenschulung
- individuelle Fördergespräche
- Erlernen spezieller Arbeitstechniken
- Zeitmanagement, Büroorganisation
- Arbeitsplatzbeschreibungen
- definierte Jahresziele
- Leistungsbeurteilung und Zielvereinbarungen

Teambesprechung

Schon während der Entwicklung des Konzepts sollten die Mitarbeiter in die Projektplanung einbezogen werden. Von besonderer Bedeutung für die Motivationsarbeit sind regelmäßige Teambesprechungen als Kommunikationsforen. Vor allem für den dauerhaften Erfolg des Qualitätsmanagementsystems ist es wichtig, dass auch die Vorstellungen, Vorschläge und Absichten der Mitarbeiter berücksichtigt werden. Konstruktive Besprechungen fördern immer den Arbeitsablauf, da sie als vertrauensbildende Maßnahme mit dazu beitragen, Schwachstellen zu identifizieren, Fehler als Veränderungsmöglichkeit zu begreifen und die eigene Arbeit kontinuierlich zu verbessern. Im Sinne des Qualitätsmanagementsystems wird durch diese regelmäßigen Teambesprechungen, durch die interne Kommunikation über Abweichungen, Fehler, neu einzuführende Konzepte und Methoden die geforderte Transparenz in allen Arbeitsbereichen gewährleistet. So kann Qualitätsmanagement auch als Grundlage professionellen Handelns verstanden werden, das die Reflexion der eigenen Arbeit im Team fördert und schließlich auch nach außen dokumentiert. Auch bei den regelmäßig stattfindenden Teambesprechungen sollte in jedem Fall auf eine professionelle Präsentation der Themen geachtet werden. Der Erfolg einer Teambesprechung liegt vor allem in der gründlichen Planung und Vorbereitung. Aus diesem Grund sollte der Moderator sich bereits in der Vorbereitungsphase seinen individuellen Leitfaden für die Teambesprechung schaffen. Die Art der Vorbereitung sollte in jedem Fall eine strukturierte und effiziente Vorgehensweise gewährleisten, da Kommunikation nur dann erfolgreich sein kann, wenn die einzelnen Aspekte strukturiert vorgetragen werden und das Praxisteam in der Diskussion die Themen überprüft und aus den Erkenntnissen lernt bzw. bereit ist, diese für das eigene Verhalten zu nutzen. Wir führen in unserer Praxis regelmäßig monatliche Teambesprechungen durch, wobei am Ende der Besprechung jeweils festgelegt wird, wer die Besprechung im folgenden Monat moderiert und das Protokoll erstellt. Zu Beginn der Besprechung wird jeweils berichtet, ob die in der vorhergehenden Teambesprechungen verteilten Aufgaben erledigt wurden. Eine Art Checkliste zur Vorbereitung und Planung einer Teambesprechung ist im Folgenden dargestellt.

Vorgaben: Teambesprechungen
- angemessene Sitzungsdauer, Zeitlimit
- Festlegung der Tagesordnung
- Bekanntgabe der vorläufigen Tagesordnung
- Teambesprechung mit Vereinbarung beenden
- wichtigste Punkte zusammenfassen
- Termin für die nächste Teambesprechung festlegen
- Protokoll der Teambesprechung anfertigen

6. Zuständigkeiten und Verantwortlichkeiten festlegen

Die Wirksamkeit des Managementsystems hängt von vielen Faktoren ab. Einer dieser Faktoren ist das Vorgehen der Qualitätsmanagementbeauftragten. Diese beeinflusst nicht nur die Motivation, sondern auch das Qualitätsbewusstsein der übrigen Praxismitarbeiter. Demzufolge ist die Auswahl der Beauftragten ein nicht zu unterschätzender Gesichtspunkt für ein erfolgreiches Qualitätsmanagement in der Arztpraxis. Nicht nur die fachlichen Fähigkeiten, sondern auch soziale und methodische Kompetenzen sind für die Ausübung dieser Tätigkeit bedeutende Faktoren. Als Qualitätsmanagementbeauftragte ist die Arzthelferin in der Lage, ein Qualitätsmanagementsystem in der Praxis einzuführen und praxisinterne Prozesse, System- und Dienstleistungsqualität zu bewerten und zu verbessern. Sie unterstützt das Praxisteam verantwortlich beim Aufbau und der Weiterentwicklung des Qualitätsmanagementsystems und koordiniert den Praxisablauf, um diesen kontinuierlich zu verbessern. Dieses beinhaltet auch die Maßnahmen zur Qualifizierung der Mitarbeiter. Als Auditor überprüft sie, welche Bereiche der Praxis optimal funktionieren und wo Verbesserungsbedarf besteht.

7. Formale Vorgaben

In der Vorbereitungsphase erfolgt zunächst die Konzeptentwicklung mit Festlegung der Qualitätsziele und der Qualitätspolitik der Praxis. In der folgenden Planungsphase wird dann der Projektablauf detailliert besprochen und schriftlich fixiert. Die wesentliche Durchführung wird geregelt und ein erster strukturierter Überblick zu Aufbau und Umfang der zu leistenden Qualitätsmanagementarbeit und deren Einbindung in den täglichen Praxisablauf werden vereinbart. Anschließend sind die notwendigen materiellen und personellen Voraussetzungen zu analysieren.
In der folgenden Betrachtung von Arbeitsabläufen und mit der Erhebung des Ist-Zustandes der Praxis werden durch die differenzierte Analyse der bereits

bestehenden Verfahren und Prozesse die Stärken, Verbesserungspotenziale und Schnittstellen identifiziert. Die Ergebnisse werden in einem Organisationsplan aufgeführt und später im Qualitätshandbuch beschrieben. Im Ablauf ist es sinnvoll, zunächst alle Arbeitsabläufe zu analysieren, festzuhalten und anschließend zu diskutieren. Im Folgenden werden dann Arbeitsplatzbeschreibungen erstellt. In einem weiteren Schritt werden anhand der erarbeiteten Verfahrens- und Arbeitsanweisungen die Arbeitsabläufe und Prozesse dargestellt, analysiert, bewertet und in Bereiche gegliedert. Durch die Qualitätsbeauftragte der Praxis und deren Koordinierung sowie durch die Erstellung von Checklisten kann das Qualitätssystem der Praxis jederzeit intern überprüft werden. Nach Umsetzung der Checklisten, Verfahrens- und Arbeitsanweisungen und nach Abschluss der Handbuchentwicklung kann dann ein erstes internes Audit (Selbstüberprüfung des Qualitätssystems der Praxis) durch die Qualitätsbeauftragte durchgeführt werden.

Ansatzpunkte für den Aufbau eines Qualitätsmanagementsystems. Tab. 22

Inhalte	Methoden
Analyse des Qualitätsbedarfs	Patientenbefragungen, Beschwerdemanagement
Prozessmanagement festlegen	Prozesse analysieren, darstellen, verbessern
organisatorische Voraussetzungen	Fort- und Weiterbildung, Sachmittel (Büromaterial, Flip-Charts, Moderatorenkoffer)
Qualitätsplanung	Teambesprechungen, Workshops
Qualitätslenkung	Qualitätsbeauftragte ernennen, Ergebnisse analysieren, kontinuierliche Verbesserung
Darlegung von Qualität	Qualitätsberichte, Handbuch

Qualitätsmanagement im Sinne konsequenter Patienten-, Prozess- und Mitarbeiterorientierung beansprucht einen systematischen Entwurf, der Qualität in den Mittelpunkt sämtlicher Aktivitäten stellt und die qualitätsbezogene Ausrichtung der Praxis ermöglicht. Hierzu müssen Leitlinien, Grundsätze, Ziele und Absichten entwickelt und die dabei entstehenden Abläufe und Prozesse mit den Mitarbeitern erarbeitet, diskutiert und dokumentiert werden. Zielvereinbarungen werden schriftlich festgehalten, erforderliche Umgestaltungen ebenfalls aufgezeichnet.

■ Dokumentation

Qualitätsmanagement setzt eine leistungsfähige Dokumentation voraus, da die Darstellung von Abläufen der Praxis in allen Phasen des Qualitätsprozesses Anwendung findet und Dokumentation somit ein wesentliches Instrument zur

Qualitätssicherung und Transparenz ist. Man unterscheidet praktisch 4 Arten von Dokumenten:

- Qualitätsmanagementhandbuch
- Verfahrensanweisungen
- Arbeitsanweisungen
- Checklisten und Formblätter

Das **Handbuch** beschreibt die allgemeine Organisationsstruktur, die Zuständigkeiten sowie Regelungen für qualitätsrelevante Arbeitsabläufe. Die **Verfahrensanweisungen** mit der Liste aller für die Praxis relevanten, anzuerkennenden Regeln (Gesetze, Verordnungen, Normen, Empfehlungen) mit Angaben zum Änderungsstand müssen von der Qualitätsbeauftragten der Praxis in regelmäßigen Abständen überprüft und gegebenenfalls ergänzt werden. Die Beschreibung der konkreten Arbeitsschritte erfolgt in Form von **Arbeitsanweisungen. Checklisten** sind standardisierte Formulare zur schnellen Übersicht mit Beschreibung einzelner Arbeitsschritte. Checklisten werden häufig eingesetzt, um die notwendigen Einzelschritte eines komplexen Ablaufs oder Prozesses vollständig zu erfassen. Sie finden in unterschiedlichen Themengebieten Anwendung. Dabei bringen Checklisten Arbeitsabläufe in eine logische Form und zerlegen komplexe Aufgaben in einzelne, übersichtliche und sinnvoll aufeinander folgende Teilaufgaben. Checklisten können deshalb als Prüf- bzw. Kontroll-Listen zur systematischen Bearbeitung von sich wiederholenden Vorgängen dienen. Die Erstellung von Checklisten in einer Arztpraxis führt zu einer deutlichen Transparenz der Arbeit und zur kritischen Auseinandersetzung mit dem eigenen Arbeitsbereich. Dabei müssen auch Checklisten regelmäßig ergänzt und aktualisiert werden. Durch die Anwendung von Checklisten wird effektives Arbeiten gewährleistet, Schwachstellen im Arbeitsablauf werden identifiziert und Qualitätsstandards gesichert. Wichtig ist, dass das Erarbeiten der Checklisten methodisch erfolgt, wobei die Gesamtaufgabe jeweils in verschiedene Teilaufgaben zergliedert wird. Anfallende Aufgaben werden durch die Checklisten detailliert beschrieben und die Zuständigkeit und Verantwortlichkeit werden eindeutig festgelegt. Vorteil von Checklisten ist, dass sie unmittelbar eingesetzt und jederzeit an die individuellen Gegebenheiten der Praxis angepasst werden können (s. Abb. 25).

Checklisten können beispielsweise zur Vorbereitung der Ultraschalluntersuchungen, Abstrichentnahme, für orientierende Testverfahren, das Notfallmanagement, für die Praxisablauforganisation und für die Abrechnung eingesetzt werden. Für routiniertes Personal sind Checklisten sehr praktikabel, da in diesen in Stichworten wichtige Punkte von Prozessabläufen aufgelistet werden. Die Mitarbeiter können sich, wenn nötig, durch einen kurzen Blick auf die Checkliste vergewissern, ob Tätigkeiten vollständig ausgeführt wurden. Soweit für die Erfassung bestimmter Informationen **Formblätter** verwendet werden,

Praxis Dr. Frank	Checkliste Sonographie Abdomen	Anhang CL 07-03

Checkliste: Sonographie Abdomen

- Der Patient erscheint zum angegebenen Termin.
- Die Daten des Patienten werden aufgenommen (Chipkarte) und in den PC eingelesen.
- Ausführliches Erstgespräch mit dem Arzt.
- Vorgesehene Laboruntersuchungen werden durchgeführt.
- Der Patient wird ins Untersuchungszimmer begleitet.
- Der Patient wird über den Ablauf der Untersuchung informiert.
- Lagerung des Patienten auf der Untersuchungsliege.
- Vollständige Eingabe der Patientendaten am Ultraschallgerät.
- Abrechnungsziffern eingeben.
- Arzt verständigen.
- Nach erfolgter Untersuchung Reinigung der Untersuchungsliege und des Ultraschall-Gerätes.
- Überprüfen des Ultraschall-Gels auf Vollständigkeit.
- Überprüfen der Papierhandtücher auf Vorhandensein.
- Ultraschallaufnahmen in der Karteikarte abheften.
- Untersuchungsraum kurz lüften.
- Termin zur Besprechung der Befunde vereinbaren.

Version 1.0	Ersteller:	Freigegeben	Seite 3 von 7
Stand:	Müller	Dr. Frank	

Beispiel für eine Checkliste. **Abb. 25**

muss jede Mitarbeiterin der Praxis über die entsprechenden Vorlagen verfügen. Die in der Praxis verwendeten Formblätter werden ebenfalls im Handbuch als Anhang aufgeführt. Während der Entwicklung des Qualitätsmanagementsystems fallen im Laufe der Zeit eine Menge von Papieren und Dokumenten an, vom eigentlichen Text des Handbuchs bis hin zu Formularen, Checklisten und Vordrucken. Zwar sollten diese Unterlagen zentral verwaltet werden, nicht sinnvoll ist jedoch, diese umfangreichen Dokumente in die verschiedenen Kapitel des Handbuchs einzubringen. In den meisten Fällen ist es sicherlich zweckmäßig, die Formulare, Vordrucke, Checklisten und Fragebögen im Anhang des Handbuchs aufzuführen, da dies für den praktischen Gebrauch des Handbuchs deutliche Vorteile bringt. Für den Benutzer des Handbuchs wird der Zugriff auf die Arbeitsmittel und Werkzeuge erleichtert. Alle Dokumente lassen sich mit Hilfe einer Dokumentenmatrix übersichtlich verwalten. Somit wird jederzeit gewährleistet, dass die benötigten Dokumente rasch auffindbar sind. Ein weiterer Vorteil der Dokumentenmatrix ist, dass angeführt wird, wer die Prüfung des Dokumentes vorgenommen hat und wann die Freigabe erfolgte. Dadurch ist jederzeit gewährleistet, dass bei der täglichen Arbeit nur aktuelle Ausgaben der Dokumente verwendet werden.

Arbeiten mit WinWord-Formatvorlagen

Um Ihnen die Erstellung eines Handbuchs zu erleichtern, sollten Sie z. B. die Dokument- und Formatvorlagen mit WinWord 2000 organisieren. Dadurch wird es leicht möglich sein, Ihrem Handbuch ein einheitliches Erscheinungsbild zu geben und Korrekturen und Aktualisierungen problemlos durchzuführen. Dokumentvorlagen werden angelegt und verwendet, um in verschiedenen Texten gleiche Formatierungen von Texten und Absätzen gewährleisten zu können. So wird in der Dokumentvorlage beispielsweise festgelegt, wie der Standardtext erscheinen soll, wie eine erste, eine zweite und die dritte Überschrift aussieht oder welches Format eine Tabellenüberschrift haben soll. Die Kopfzeile nutzen Sie, um das Praxislogo einzugliedern und den Titel des Dokuments, Kapitelnummer und Seitenzahl anzugeben. In der Fußzeile geben Sie jeweils den Dateinamen, unter welchem das Dokument abgespeichert wurde, und das Erstellungs- bzw. Änderungsdatum an.
Zur Vereinfachung dieser Formatierungsvorgänge verfügt WinWord über so genannte Formatvorlagen. Dies sind vordefinierte Formatierungsmuster, die auf Zeichen und Absätze angewandt werden können. Was sonst in vielen Einzelschritten erledigt werden müsste – Schriftart festlegen, Einzug, Ausrichtung, Abstand etc. – wird in der Formatvorlage zusammengefasst und zugewiesen. Eine Formatvorlage, die immer vorhanden ist, heißt *Standard* und wird vor jedem Absatz verwendet, dem nicht ausdrücklich eine andere Vorlage zugewiesen wird. Mit den Formatvorlagen bestimmen Sie das Aussehen der verschiedenen Textelemente der Seite. Die Liste mit den Formatvorlagen klappen Sie durch den Klick auf den Pfeil am Listenfeld *Formatvorlage* heraus. Wenn Sie eine Formatvorlage ändern oder eine neue erstellen wollen (andere Abstände sollen eingestellt werden, neue Schriftzuweisungen sollen erfolgen), schreiben Sie zunächst einen kurzen Text. Nehmen Sie sich dann den Absatz vor, der die zu ändernde Formatvorlage nutzt. Geben Sie nun dieser neuen Formatvorlage einen eigenen Namen und speichern Sie diese. Der Weg führt dabei über das Menü *Format/Formatvorlage.* Sie formatieren nun einen Absatz neu und prüfen das Ergebnis. Auch das Einbinden von flow charts ist mit Word 2000 möglich. Das Textverarbeitungsprogramm bietet eine große Anzahl an Zeichengrundformen, auf die Sie im Menü *AutoFormen* der Zeichen-Symbolleiste zugreifen können.

Vorgaben: Vorbereitungen Handbuch
- Dokumentvorlagen festlegen
- Formatvorlagen einstellen
- Deckblatt erstellen
- Inhaltsverzeichnis erstellen
- Handbuch erarbeiten

Die Dokumentation eines Qualitätsmanagementsystems muss alle Bereiche der Arztpraxis in Aufbau und Ablauf genau erfassen. Es bestehen 3 Ebenen der Dokumentation:

1. **Handbuch**
   Struktur der Praxis, Verantwortlichkeiten, Qualitätspolitik, Qualitätsmanagementsystem
2. **Verfahrensanweisungen**
   Prozessbeschreibungen: interne Abläufe, Form der Dienstleistung
3. **Arbeitsanweisungen**
   Checklisten, detaillierte Arbeitsabläufe, Formulare

Aufbau nach DIN EN ISO 9001 : 2000

Das folgende Kapitel behandelt als Leitfaden systematisch alle Themen, auf deren Grundlage ein Qualitätsmanagementsystem in der Arztpraxis erfolgreich eingeführt und aufrechterhalten werden kann. Insbesondere wurden die einzelnen Elemente an die Erfordernisse einer Arztpraxis so angepasst und strukturiert, dass die in den Abschnitten enthaltenen Texte, Verfahrens- und Arbeitsanweisungen als solide Basis für die Gestaltung des Handbuchs verwendet werden können. Durch die Orientierung an der DIN EN ISO 9001 : 2000 besteht außerdem eine tragfähige Basis für eine spätere Zertifizierung der Praxis. Zur besseren Orientierung wurden deshalb die einzelnen Kapitelnummern der DIN EN ISO 9001 : 2000 in eckigen Klammern angegeben. Die Überschriften und Kapitelbezeichnungen können als Inhaltsverzeichnis des Handbuchs verwendet werden. Im Anhang befindet sich dann nochmals ein Muster für ein Qualitätsmanagementhandbuch.
Über die DIN EN ISO 9001 : 2000 ist schon sehr viel Unsinn veröffentlicht und referiert worden. Insbesondere Wirtschaftsberater, „Qualitätsspezialisten" und Unternehmen, die die Umsetzung der Norm für teures Geld in den Arztpraxen etablieren wollen, preisen die ISO 9001 als besonders Erfolg versprechendes Managementsystem an und weisen unentwegt darauf hin, dass man bei der Umsetzung der DIN ISO gegen entsprechendes Honorar fachmännische Hilfe leisten könne. Um diesen mitunter vollmundigen Versprechungen

Elemente der DIN EN ISO 9001:2000

Es existiert kein QM-System nach DIN oder ISO. Die Norm gibt lediglich die Vorgaben bzw. den Rahmen an, nachdem das Praxisteam ein Qualitätsmanagementsystem systematisch aufbauen kann. Die DIN EN ISO 9001:2000 beschreibt somit lediglich die Inhalte, die ein QM-System umfassen sollte.

Inhalte	Kapitel	Subkapitel	Vorgaben
Qualitätsmanagementsystem	Kapitel 4	4.1 4.2	Allgemeine Anforderungen Dokumentationsanforderungen
Verantwortung der Leitung	Kapitel 5	5.1 5.2 5.3 5.4 5.5 5.6	Verpflichtung der Leitung Kundenorientierung Qualitätspolitik Planung Verantwortung, Befugnis, Kommunikation Managementbewertung
Management von Ressourcen	Kapitel 6	6.1 6.2 6.3 6.4	Bereitstellung von Ressourcen Personelle Ressourcen Infrastruktur Arbeitsumgebung
Produktrealisierung	Kapitel 7	7.1 7.2 7.3 7.4 7.5 7.6	Planung der Produktrealisierung Kundenbezogene Prozesse Entwicklung Beschaffung Produktion und Dienstleistungserbringung Lenkung von Überwachungs- und Messmitteln
Messung, Analyse, Verbesserungen	Kapitel 8	8.1 8.2 8.3 8.4 8.5	Allgemeines Überwachung und Messung Lenkung fehlerhafter Produkte Datenanalyse Verbesserung

Abb. 26 **Kapitel der DIN EN ISO 9001 : 2000.**

der „Qualitätsberater" nicht aufzusitzen, möchte ich noch einige grundlegende Punkte näher erläutern.

Qualität kann man nicht kaufen, sondern nur erarbeiten. Das Praxisteam muss in der Lage sein, weit reichende und vielfache Veränderungen aktiv anzugehen und sich auf Präferenzen der Patienten und auf die Qualität der eigenen Arbeit zu konzentrieren. Sie werden bestehende Arbeitsprozesse konsequent in Einzelschritte zerlegen müssen, um sie anschließend wieder neu ordnen und strukturieren zu können. So werden dann nach und nach – ganz im Sinne der DIN ISO – qualitätsfähige Prozesse organisiert. Da die Kunden-

anforderungen an eine Dienstleistung durch eben diese Prozesse umgesetzt werden, hilft die Erfüllung der Darlegungsforderung der DIN EN ISO (siehe S. 152: Patientenbezogene Prozesse) beim Patienten das notwendige Vertrauen an das Dienstleistungsunternehmen „Arztpraxis" zu erzeugen. Das Praxisteam, welches die Patientenwünsche am besten versteht, durchgängigen Qualitätsservice bietet und mit dem Patienten so kommuniziert, wie dieser es wünscht, ist auf dem richtigen Weg zum Qualitäts- und Serviceunternehmen. Damit das Praxisteam auch eine bestmögliche Dienstleistung erbringen kann, sind Ressourcen notwendig (siehe S. 149: Management von Ressourcen). Das Engagement und die Beteiligung der obersten Leitung (siehe S. 143: Verantwortung der Leitung) sind ebenfalls Voraussetzung für ein effektives und effizientes Qualitätsmanagementsystem. Damit der Praxisinhaber Entscheidungen folgerichtig treffen kann, sind umfassende Informationen notwendig (siehe S. 160: Messung, Analyse und Verbesserungen). Die Daten z. B. von Patientenbefragungen müssen hierzu gesammelt und ausgewertet werden, um Aussagen über die Wirksamkeit des Qualitätsmanagementsystems zu erhalten und zu verbessern. Durch diese Übersicht lässt sich leicht der Zusammenhang und die Basis der einzelnen ISO-Kapitel erkennen. Das folgende Kapitel wird Ihnen nun als Hilfsmittel und Checkliste ermöglichen, ein prozessorientiertes Qualitätsmanagementsystem in Ihrer Praxis einzurichten (hierzu brauchen Sie keine teuren Berater oder „Qualitätsexperten"). Dabei bleibt aber zu berücksichtigen, dass ein Qualitätsmanagementhandbuch ein schon funktionierendes Qualitätsmanagement in der Arztpraxis voraussetzt. Folgerichtig ist daher erst das Qualitätsmanagementsystem zu organisieren, bevor man es schließlich in einem Handbuch beschreibt.
Die nun folgenden Kapitel wurden entsprechend der Gliederung der DIN EN ISO 9001 : 2000 (s. Abb. 26) aufgebaut. Es muss nochmals betont werden, dass die Orientierung an der Norm nur den Rahmen vorgibt. Jedes Praxisteam muss individuell ein QM-System erarbeiten und Qualität leben.

Qualitätsmanagementsystem [Kapitel 4]

Die Forderungen der ISO 9001 zum Kapitel Qualitätsmanagementsystem umfassen die Punkte 4.1 Allgemeine Anforderungen und 4.2 Dokumentationsanforderungen. Somit werden durch diese Vorgaben die Anforderungen an ein Qualitätsmanagementsystem und die erforderliche Dokumentation beschrieben. Grundvoraussetzung für die Einführung eines Qualitätsmanagementsystems ist zuallererst die Erhebung des Ist-Zustandes der Praxis. Hierzu müssen alle Geräte und Instrumente, mit denen gearbeitet wird, sämtliche Dokumente und Arbeitsvorschriften, Bedienungsanleitungen und Formulare, die bei den Tätigkeiten in der Praxis anzufertigen oder auszufüllen sind, aufgelistet werden. Durch die Erhebung des Ist-Zustandes lässt sich später überprüfen, ob durch ein Qualitätsmanagementsystem Verbesserungen erreicht wurden. Die Inventarisierung ist nötig, damit die Instandhaltung und Wartung von Geräten und Instrumenten entsprechend den Vorgaben gewährleistet ist. Zusätzlich ist erforderlich, dass alle Prozesse, d. h. die Tätigkeitsabläufe der Praxis, detailliert beschrieben werden. Mit Prozessen wird das Leistungsspektrum der Praxis beschrieben, d. h. alle diagnostischen und therapeutischen Maßnahmen. Ein Prozess kann allerdings immer nur dann wirksam ablaufen, wenn er den Praxismitarbeitern nahe gebracht wird. Ein Prozess, der im Handbuch dokumentiert ist, aber in der Praxis nicht umgesetzt wird, ist wertlos. Deswegen ist essenziell, dass die Mitarbeiter bei der Festlegung der Prozesse einbezogen werden und dass sie diese verinnerlichen. Vorteil der Prozessorientierung ist, dass durch Effizienzsteigerung der Mitarbeiter, durch Verbesserung von Praxisabläufen und Optimierung von Therapie- und Diagnoseverfahren die Zufriedenheit der Patienten gesteigert wird.

Allgemeine Anforderungen [Kapitel 4.1]

Dieses Kapitel verschafft eine allgemeine Übersicht hinsichtlich der Mindestforderungen für das gesamte Qualitätsmanagementsystem. Allgemeine Anforderung in diesem Sinne ist, ein QM-System aufzubauen, zu dokumentieren, dessen Umsetzung zu verwirklichen, das System aufrechtzuerhalten und ständig zu verbessern. Bei der Einführung des Qualitätsmanagementsystems sind deshalb am Anfang der Realisierung einige grundlegende Entscheidungen zu treffen. Zu Beginn muss festgelegt werden, welche Vorgänge als Prozesse definiert und somit nach den Kriterien des Qualitätsmanagements strukturiert werden. Anschließend können die Prozesse dann als Übersichtsgrafik dargestellt werden.

Vorgaben: Qualitätsmanagementsystem

- Prozesse erkennen
- Abfolge und Wechselwirkungen der Prozesse festlegen (z. B. in einem Organigramm)
- Prozesse überwachen, messen und analysieren
- notwendige strukturelle und personelle Voraussetzungen schaffen, um ein QM-System aufzubauen
- Organisation der Dokumentation
- Anpassung der Praxisstruktur an das QM-System
- Verpflichtung zur ständigen Verbesserung
- Festlegung der Qualitätspolitik und der Qualitätsziele

Dokumentationsanforderungen [Kapitel 4.2]

In welcher Art und Weise die Dokumentation erfolgt, ist als Forderung nicht festgeschrieben. Empfohlen werden kann – wegen der einfacheren Handhabung –, die Dokumentation und das Handbuch von Anfang an in elektronischer Form auf dem Praxiscomputer zu erstellen. Hierdurch stehen alle Dokumente online jederzeit dem gesamten Praxisteam schnell zur Verfügung, außerdem können Dokumente ohne großen Aufwand kurzzeitig aktualisiert und so auf dem neuesten Stand gehalten werden. Das Handbuch kann hierzu auf dem zentralen Praxisrechner – dem Server – abgelegt werden und ist somit an jedem Arbeitsplatz zugänglich. Voraussetzung ist lediglich ein Multitasking-fähiges Computersystem.
Die Dokumentation zum Qualitätsmanagementsystem hat die Klärung und Festlegung der Prozesse in der Praxis zum Ziel und muss deshalb folgende Dokumente enthalten:

- ein Qualitätsmanagementhandbuch (Zweck des QM-Handbuchs ist, die Qualitätsfähigkeit des gesamten Unternehmens „Arztpraxis" sicherzustellen);
- dokumentierte Verfahren (in diesem Sinne die Prozessbeschreibungen); der Zweck der Prozessbeschreibungen ist, das qualitätsorientierte Verhalten der Praxismitarbeiter im Prozess sicherzustellen;
- Arbeitsanweisungen, Verfahrensanweisungen, Checklisten, Formulare etc; Zweck dieser Dokumente ist, das qualitätsorientierte Verhalten der Mitarbeiter am Arbeitsplatz sicherzustellen.

Vorgaben: Aufbau der QM-Dokumentation

- QM-Handbuch: Wer hat im Praxisablauf welche Aufgaben?
- Verfahrensanweisungen: Wie sind die Abläufe und Zuständigkeiten organisiert (Darstellung z. B. als flow charts)?
- Arbeitsanweisungen und Checklisten etc.: Welche Aufgaben sind durch welche Mitarbeiterin wie zu erledigen?

Qualitätsmanagementhandbuch [Kapitel 4.2.2]

Einen wesentlichen Stellenwert im Qualitätsmanagement haben Handbücher zur Dokumentation von Strukturen, Prozessen und Ergebnissen der Arztpraxis. Für beide Verfahren, sowohl für die Zertifizierung nach DIN EN ISO als auch für das Selbstbewertungsverfahren nach EFQM, müssen Handbücher erstellt werden. Da beide Verfahren als jeweils eigenständige Instrumente der Qualitätsbewertung dienen, haben beide auch unterschiedliche Handbücher. Das Handbuch nach DIN EN ISO 9001 : 2000 beschreibt das Qualitätsmanagement systematisch anhand der durch die Norm vorgegebenen Gliederung. In der DIN EN ISO 9001 : 2000 wird ausdrücklich darauf hingewiesen, dass seitens der Norm keine Vorgaben für die Gliederung und die Struktur des Qualitätsmanagementhandbuchs gemacht werden. Allerdings müssen alle Elemente der Norm im Handbuch repräsentiert sein. Die Grundlage dieser Beschreibung sind Verfahrens- und Arbeitsanweisungen. Ein Schwerpunkt liegt auf dem Thema Prozesslenkung mit der Aufführung der wichtigsten Einzelprozesse. Bei der Prozessdokumentation offenbaren sich Schwachstellen und Verbesserungspotenziale. Das Handbuch nach EFQM-Kriterien wird nach den 5 Befähigungskriterien und den 4 Ergebniskriterien gegliedert. Im Gegensatz zum DIN-EN-ISO-Handbuch sind die Vorgaben beim EFQM-Modell weniger streng strukturiert. Bei der Erstellung des Handbuchs ist zu berücksichtigen, dass sich im Laufe der Zeit eine größere Anzahl von Dokumenten ansammelt, die regelmäßig aktualisiert und jederzeit auffindbar sein muss. Für den praktischen Gebrauch empfiehlt es sich deshalb, Dokumente, Checklisten, Formulare, Vordrucke, Leitlinien und Fragebögen im Anhang zu organisieren. Für den Benutzer des Handbuchs ist hierdurch der Zugriff auf diese Arbeitsmittel und Werkzeuge jederzeit leicht möglich. Das Handbuch sollte so aufgebaut werden, dass das Qualitätsmanagementsystem in relativ knappen Texten beschrieben wird und die Einzelheiten der Prozesse durch die Verfahrens- und Arbeitsanweisungen dargelegt sind. Der Einblick in den Ist-Zustand des Qualitätsmanagementsystems der Praxis ist durch das Handbuch gewährleistet, da die gesamte Aufbau- und Ablauforganisation nachvollziehbar und transparent aufgezeigt wird. Durch ein Qualitätsmanagementhandbuch wird dokumentiert, in welchem Umfang das Qualitätssystem der Praxis angewendet wird und wie die qualitätssichernden Maßnahmen und Aktivitäten der Praxis gestaltet sind. Dadurch wird der Praxisablauf „transparent".

Vorgaben: Aufbau des QM-Handbuchs

- Einleitung
- Qualitätspolitik
- allgemeiner Teil
- Verfahrens- und Arbeitsanweisungen
- Anhang

Das Qualitätsmanagementhandbuch ist quasi die Basis der Praxisorganisation und somit in gewissem Sinne der Wegweiser einer Arztpraxis. Vor allem kann durch diese strukturierte Dokumentation jederzeit nachvollzogen werden, wer welche Aufgaben mit welchen Mitteln zu erledigen hat. Deshalb sollte immer in Erinnerung gerufen werden, dass das Handbuch ein strukturiertes Handwerkszeug für das Praxisteam ist. Deshalb ist entscheidend, dass die Mitarbeiter jederzeit Zugriff auf die Dokumente haben und optimal mit dem Handbuch arbeiten können.

Vorgaben: QM-Handbuch
- das Handbuch ist regelmäßig zu aktualisieren
- jeder Mitarbeiter des Praxisteams hat Zugriff auf das Handbuch
- das Handbuch enthält die Beschreibung, Abfolge und Wechselwirkung der Prozesse (z. B. in Form von flow charts)

Lenkung von Dokumenten [Kapitel 4.2.3]

Die DIN EN ISO 9001 fordert unter dem Titel Dokumentenlenkung, dass alle geforderten Dokumente kontrolliert werden müssen. Die Dokumente müssen gültig und aktuell sein. Wichtig im Sinne der Dokumentenverwaltung ist die systematische Kennzeichnung der Dokumente. Dies kann zum Beispiel durch Kürzel mit fortlaufender Nummer VA 02–05 erfolgen (Verfahrensanweisung, s. Abb. 27). Verfahrensanweisungen haben den Zweck, Verfahrensabläufe bzw. Prozesse zu gewährleisten. Aus Arbeitsanweisungen und Checklisten kann man entnehmen, wie einzelne Tätigkeiten im Detail durchgeführt werden. Arbeitsanweisungen sind hierbei detaillierte Beschreibungen der einzelnen Tätigkeiten, weshalb sie alle notwendigen Angaben zu deren Durchführung enthalten. Zu den Arbeitsanweisungen gehören folglich auch Prüfanweisungen und Checklisten. Verfahrensanweisungen beschreiben die Verfahrensabläufe einer Praxis. Die gängigste Art der Darstellung sind auch hier Fluss- bzw. Ablaufdiagramme. Unter dem Begriff „Lenkung der Dokumente" ist zu verstehen, dass für jeden Mitarbeiter der Praxis jederzeit ersichtlich ist, welches Dokument gerade benötigt wird. Wichtig hierbei ist insbesondere, dass die Mitarbeiterin zweifelsfrei erkennt, dass sie auch das richtige Formular für die Arbeitsdurchführung benutzt. Diese Erkennbarkeit eines benötigten Formulars muss auch für externe Personen möglich sein. Um dies zu gewährleisten, sollten sämtliche Dokumente der Praxis mit einer eindeutigen Identifikationskennziffer ausgezeichnet werden. Durch diese Nummerierung und Kennzeichnung können die Praxismitarbeiter auch jederzeit leicht erkennen, ob sie eine aktuelle Ausgabe des entsprechenden Formulars einsetzen. In einer Verteilerliste oder Dokumentenmatrix ist anschließend festzuhalten, an welchen Stellen die Dokumente verteilt sind. In der Matrix können dann entsprechende Kürzel (AA für Arbeitsanweisungen, VA für Verfahrensanweisungen und CL für Checklisten) verwendet werden. Auf diese Weise bleibt sowohl in der Dokumentenmatrix als auch im Qualitätsmanagementhandbuch jederzeit die Übersichtlichkeit gewahrt. Die Dokumente müssen gültig und aktuell sein. Dazu muss jedes Schriftstück von der für den Inhalt verantwortlichen Person geprüft und freigegeben werden, und es muss sicher sein, dass es sich bei einem Dokument um die aktuelle Ausgabe handelt. In den meisten Arztpraxen ist es heute selbstverständlich, dass das gesamte Dokumentationssystem über den Praxiscomputer zentral verwaltet wird. Durch klar definierte Zugriffsrechte werden die Befugnisse eindeutig zugeteilt, sodass die Freigabe der Dokumente auch mittels Zugangsberechtigung erfolgen kann. Eine Unterschrift zur Freigabe des Dokuments ist also nicht erforderlich. Um den Änderungsaufwand bei der Dokumentenverwaltung möglichst zu minimieren, sollte das Praxisteam die Dokumentenlenkung so einfach wie möglich gestalten, sodass Änderungen und Aktualisierungen der Dokumente ohne großen bürokratischen Aufwand jederzeit durchgeführt werden können.

Praxis Dr. Frank	**Verfahrensanweisung Archiv**	**Kapitel 02 VADok 02-05**

1. Aufgaben und Ziel:
   Alle Dokumente und Unterlagen verwahren wir gemäß der beschriebenen Verfahrensanweisung.
2. Geltungs- und Verantwortungsbereich:
   Diese Regelung gilt für alle Mitarbeiter.

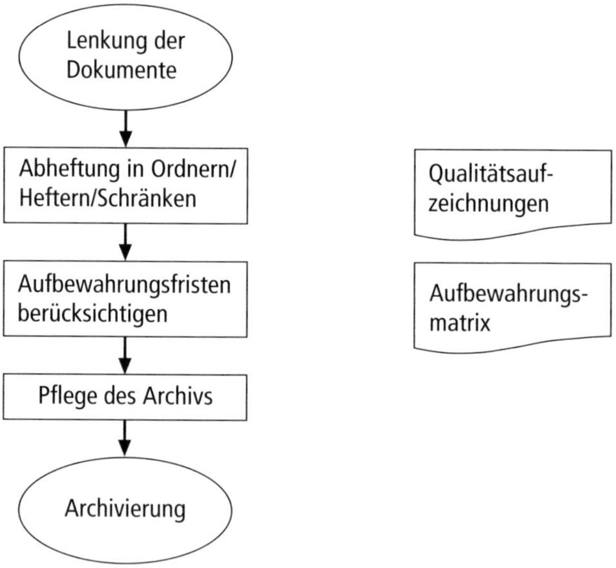

Version 1.0	**Ersteller:**	**Freigegeben**	**Seite 5 von 7**
Stand:	Müller	Dr. Frank	

Abb. 27 **Beispiel für die Verfahrensanweisung „Archiv".**

Lenkung von Aufzeichnungen [Kapitel 4.2.4]

Aufzeichnungen sind Dokumente, die Vorgaben beinhalten, nach denen der Anwender vorgehen muss. Aufzeichnungen sind Nachweisdokumente, mit denen Vorgänge, erzielte Messwerte etc. nachgewiesen werden können, z. B.:

- Protokollstreifen mit dem Temperaturverlauf während der Sterilisierung
- Dokumentation von Befunden auf der Karteikarte oder der elektronischen Patientenkarte
- ärztliches Dokumentationssystem mit Befunden, Therapie etc. im Krankenhaus

Eine inhaltliche Veränderung der Aufzeichnungen im Nachhinein würde eine Verfälschung der Wirklichkeit bedeuten. Aufzeichnungen dienen somit der Erhaltung relevanter Daten.

Verantwortung der Leitung [Kapitel 5]

Das Engagement und die Beteiligung des Praxisinhabers um die „Kundenzufriedenheit“ ist wesentliche Voraussetzung für ein effektives und effizientes Qualitätsmanagementsystem. Die Einführung, Aufrechterhaltung und ständige Verbesserung eines Qualitätsmanagementsystems kann ohne die Unterstützung der Praxisleitung nicht funktionieren. Wichtig ist festzulegen, wie die einzelnen Verantwortungsbereiche auf die Mitarbeiter der Arztpraxis verteilt werden. Sinnvoll ist es, im Rahmen des Teamgedankens jeder Arzthelferin einen eigenen Verantwortungsbereich zuzuweisen. Diese Verantwortlichkeiten werden durch Arbeitsplatzbeschreibungen dokumentiert. Außerdem sollte eine der Helferinnen die Position der Qualitätsmanagementbeauftragten übernehmen und zusätzlich eine leitende Kraft bestimmt werden.

Verpflichtung der Leitung [Kapitel 5.1]

Die DIN EN ISO 9001:2000 fordert, dass die Praxisleitung verpflichtet ist, ein Qualitätsmanagementsystem zu etablieren und dieses fortdauernd zu verbessern. Damit ein Qualitätssystem für die Praxis den größtmöglichen Nutzen bringt, ist es unbedingt notwendig, dass der Praxisinhaber in die Qualitätsarbeit integriert ist und dafür Sorge trägt, dass das Qualitätssystem in der Praxis gelebt wird. Der Arzt muss eine aktive Rolle einnehmen und sicherstellen, dass alle Mitarbeiter das Qualitätssystem für sinnvoll erachten und zur Mitarbeit hoch motiviert sind. Der Praxisinhaber kann die Überwachung des Qualitätsmanagementsystems dennoch an die Qualitätsbeauftragte der Praxis delegieren.

Vorgaben: Verantwortung der Leitung

- Festlegung der Qualitätsziele und Qualitätspolitik
- jährliche Bewertung der Ergebnisse des Qualitätsmanagementsystems durch den Praxisinhaber

- Bereitstellung der erforderlichen Mittel zum Aufbau und zur Pflege des QM-Systems
- Kommunikation der Bedeutung der Erfüllung von Patientenanforderungen an die Mitarbeiter

Patientenorientierung [Kapitel 5.2]

Bei der Implementierung von Qualitätssicherungsprogrammen in der ambulanten Versorgung muss die Patientenzufriedenheit im Mittelpunkt aller Bemühungen des Praxisteams stehen. Deshalb ist besonders wichtig, die Erwartungen der Patienten an die Praxis zu ermitteln und deren Erfüllung zu gewährleisten. Eine hohe Zufriedenheit der Patienten ist auch deshalb wichtig, da hierdurch die eigene Wettbewerbsposition deutlich gestärkt wird. Als Instrument des Qualitätsmanagements kommt der Patientenbefragung eine besondere Bedeutung zu. Patientenbefragungen liefern, wenn sie methodisch durchgeführt werden, dem Praxisteam wertvolle Hinweise und Informationen über Schwachstellen des Praxisablaufs. Patientenbefragungen sind deshalb ein wichtiges Element im Qualitätsmanagement. Voraussetzung für den erfolgreichen Transfer der Ergebnisse in das Praxismanagement ist eine sorgfältige Durchführung dieser Erhebung. Durch die Befragung der Patienten bietet sich die Möglichkeit, direkte Informationen über Prozesse und Problembereiche zu erhalten. So lassen sich Schwachstellen aufdecken, aber auch Lösungsvorschläge sammeln. Dieses Potenzial nicht zu nutzen, würde bedeuten auf eine wichtige Informationsquelle zu verzichten. Als zentrales Element sollten die Patienten insbesondere auch danach befragt werden, welche Leistungsmerkmale der Praxis ihnen wichtig sind und wie zufrieden die Patienten mit diesen Merkmalen sind.

Vorgabe: Patientenbefragung

- sorgfältige Planung und Durchführung
- Zieldefinition der Befragung
- Stichprobendefinition (Voll- oder Teilerhebung?)
- Festlegung des Zeitraums der Befragung
- Zeitpunkt der Ausgabe/Rückgabe der Fragebögen
- Art der Rückgabe (Einwurfbox im Wartezimmer?)
- Art und Umfang des Fragebogens
- Auswertung des Fragebogens
- Information der Patienten über die Ergebnisse der Befragung

In diesem Sinne ist auch die Einführung eines systematischen Beschwerdemanagementsystems zu werten. Die Informationen aus den durch die Patienten artikulierten Beschwerden können wertvolle Hinweise auf mögliche Qualitätsdefizite geben und umfangreiche Verbesserungspotenziale aufzeigen. Somit sind Beschwerden als wertvolle Beiträge zur Qualitätsverbesserung zu verstehen. Um die Anonymität der Patienten zu gewährleisten, kann zum Beispiel im Wartezimmer ein „Meckerkasten" aufgestellt werden. Der Patient erhält hierdurch die Möglichkeit, sich aktuell und ungenannt, negativ oder auch positiv über die gerade in Anspruch genommene „Behandlung" zu äußern. Eine zusätzliche Möglichkeit ist, direkt auf der Praxishomepage eine Rubrik „Beschwerden" einzurichten. Damit das Beschwerdemanagement auch funktioniert, sollten durch das Praxisteam eindeutige Regelungen festgelegt werden:

- Die Beschwerdekultur der Praxis muss umfassend sein, d. h. Mitarbeiter, Praxisleitung, Patienten der Praxis mit einbeziehen.
- Direkte Aufforderung der Praxismitarbeiter an die Patienten zur Mitteilung von Anregungen, Wünschen oder Defiziten.
- Anonymität muss gewährleistet sein.
- Das Beschwerdemanagement sollte durch extra Informationen, Flyer, Broschüren, Plakate und auf der Praxishomepage bekannt gemacht werden.
- Schnellstmögliche Bearbeitung der Beschwerden und Transparenz (Patienten sollten das Beschwerdeergebnis und die Konsequenzen erfahren).

Qualitätspolitik [Kapitel 5.3]

Durch die Qualitätspolitik werden die Ziele und Absichten des Praxisinhabers sowie Verantwortung in Bezug auf Qualität ausgedrückt. Somit finden sich in der Qualitätspolitik die Voraussetzungen des Praxisinhabers wieder, die Vorstellungen der Mitarbeiter und die technischen und strukturellen Möglichkeiten der Praxis. Neben der erfolgreichen Behandlung einer Erkrankung oder der Linderung eines Leidens kann im Rahmen der Qualitätspolitik für die Zukunft vereinbart werden, dass diese erfolgreiche Behandlung unter möglichst geringem finanziellen, organisatorischen, personellen und zeitlichen Aufwand bei gleichzeitig optimaler medizinischer Qualität erreicht werden soll. Mit dem Wissen um die zukünftigen Ziele der Praxis kann die Qualitätspolitik dann verbindlich festgelegt werden. Die Praxisleitung sollte die Qualitätspolitik auch äußeren Faktoren, wie z. B. den Patientenwünschen und technischen Neuerungen, anpassen. Die Qualitätspolitik muss eine Verpflichtung zur Erfüllung der Anforderung enthalten, und sie muss auf kontinuierliche Verbesserung des Qualitätsmanagementsystems ausgerichtet sein. Ob die Mitarbeiter die Qualitätspolitik verstanden haben, kann durch Mitarbeiterbefragungen, Selbstbewertung und Audits überprüft werden.

Vorgaben: Vermittlung der Qualitätspolitik
- durch Mitarbeitergespräche
- schriftliche Informationen
- Tagungspunkt bei Gesprächsroutinen
- Einbeziehen der Mitarbeiter bei der Festlegung der Qualitätspolitik (im Rahmen eines Workshops)

Planung [Kapitel 5.4]

Qualitätsziele [Kapitel 5.4.1]

Wer bewusst Verantwortung übernehmen möchte, muss zunächst einmal wissen, wo er überhaupt steht. Führen durch Ziele ist ein Ansatz, der vor allem auch unter dem Begriff „Management by Objectives" verbreitet ist. Alle Teammitglieder sollten ihre persönlichen und die Ziele der Praxis genau kennen und vor allem auch bestrebt sein, diese zu erreichen. Insbesondere muss den Praxismitarbeitern bewusst sein, dass nur mit messbaren Zielen die vom Qualitätsmanagement geforderte ständige Verbesserung erreicht werden kann. Vom Praxisinhaber werden deshalb jährlich schriftliche Qualitätsziele erarbeitet. Diese müssen in Einklang mit der Qualitätspolitik der Praxis stehen, wobei die Zielerreichung in halbjährlichen Abständen überprüft und mit dem Praxisteam in einer Teambesprechung diskutiert wird. Bei der Zielbeschreibung sind grundsätzliche Aspekte zu berücksichtigen. Zunächst ist festzulegen, warum ein bestimmtes Ziel erreicht werden sollte (Zielgrund), gleichzeitig wird der Endtermin (Zieltermin) der Zielerreichung bestimmt. Notwendigerweise hat dann auch die Zielquantität eine Bedeutung, nämlich wie viel erreicht werden soll. Erst wenn diese Vorgaben geklärt sind, kann die Zielqualität bestimmt werden. Je genauer Sie die Praxissituation beschreiben können, umso besser lassen sich die Ziele planen. Klar definierte Ziele haben zudem den Vorteil, dass Sie an jeder Stelle und jederzeit die Fortschritte beurteilen können und somit auch in der Lage sind, frühzeitig Korrekturmaßnahmen zu ergreifen. Mögliche Qualitätsziele sind zum Beispiel die Steigerung der Mitarbeiterzufriedenheit oder die Verminderung der Wartezeit von Patienten. Messbare Qualitätsziele können auch die Verminderung der Beschwerdeanzahl sein. Wichtig ist aber nicht nur die schriftliche Festlegung der Qualitätsziele, sondern auch die zugehörige Qualitätsplanung, d. h., wie können Ziele erreicht werden? Eine sehr gute Möglichkeit diese strategischen Zielgrößen strukturiert darzulegen ist durch die Anwendung der Balanced Scorecard gegeben. Durch diese Übersichtskarten wird den Praxisinhabern ermöglicht, ihr Unternehmen sicher und umfassend zu überblicken.

Planung des Qualitätsmanagementsystems [Kapitel 5.4.2]

Zur Erreichung der Qualitätsziele ist eine systematische und planmäßige Vorgehensweise erforderlich. Bei dieser Planung ist festzulegen, welche Mittel benötigt werden und welche Aktivitäten notwendig sind, um die vorgegebenen Ziele zu erreichen. Um beim oben genannten Beispiel – Qualitätsziel: Verkürzung der Wartezeit für Patienten – zu bleiben, muss zunächst festgelegt werden, wie dieses Ziel erreicht werden kann. Diese Planung muss im Sinne des Qualitätsmanagementsystems schriftlich dokumentiert werden. Durch die schriftliche Festlegung des Qualitätsziels und Darlegung der Qualitätsplanung kann dann zum Beispiel in 6 Monaten überprüft werden, ob das vorgegebene Ziel „Verkürzung der Patientenwartezeit" erreicht wurde oder nicht. Verfahrensanweisungen, die zur Beschreibung der Optimierung von Prozessen erstellt werden, dienen somit ebenfalls dem Nachweis der vorgenommenen Planung des Qualitätsmanagementsystems. Die Realisierung von Qualitätsverbesserungen darf also nicht dem Zufall überlassen, sondern interne Audits, Patientenbefragungen, Lieferantenbefragungen etc. müssen geplant und strukturiert durchgeführt werden. Es muss auch festgelegt werden, auf welche Weise die Ergebnisse in Aktionen umgesetzt werden.

Verantwortung, Befugnis und Kommunikation [Kapitel 5.5]

Das Schaffen von Kompetenz- und Verantwortungsbereichen ist eine notwendige Voraussetzung für eine einwandfreie Praxisorganisation. Die Aufgaben der einzelnen Mitarbeiterinnen können hierzu in Arbeitsplatzbeschreibungen und in einem Organigramm festgelegt werden. Hierdurch wird Klarheit an Schnittstellen innerhalb der Praxisstruktur geschaffen und ein Nachweis der Aufgabenstellung erbracht.

Vorgaben: Festlegung der Verantwortungen und Befugnisse
- Organigramm
- Zuständigkeitsmatrix
- Stellenbeschreibungen
- Prozessbeschreibungen

Verantwortung und Befugnis [Kapitel 5.5.1]

Eine Stellenbeschreibung regelt die Aufgaben, die Pflichten, Kompetenzen und den Verantwortungsbereich eines jeden Mitarbeiters der Praxis. Somit ist die Stellenbeschreibung ein Instrument, das den Arbeitseinsatz des Einzelnen organisiert.

Beauftragter der obersten Leitung [Kapitel 5.5.2]

Der Bereich „Beauftragter der obersten Leitung“ wird durch den Praxisinhaber wahrgenommen. Die Qualitätsmanagementbeauftragte sollte zur Wahrnehmung ihrer Aufgaben mit entsprechenden Befugnissen und Kompetenzen ausgestattet werden. In einem jährlichen, schriftlich verfassten Qualitätsbericht sollte die Qualitätsmanagementbeauftragte der obersten Leitung berichten. Außerdem sollte sie zur Berichterstattung gegenüber dem Praxisteam jährlich einen Workshop organisieren. Aushänge an Informationstafeln können über die Ergebnisse von Patientenbefragungen informieren oder auch Anerkennungsschreiben von Patienten dokumentieren.

Interne Kommunikation [Kapitel 5.5.3]

Die interne Kommunikation wird am besten durch monatliche, protokollierte Teambesprechungen nachgewiesen. Ein Besprechungsprotokoll dient hierbei der Verteilung von Aufgaben und der späteren Überprüfung der Erledigung derselben. Durch Festlegung und Dokumentation dieser Teambesprechungen, durch Informationsweitergabe mittels Umlaufmappen, Aushängen am Info-Board, Internet-Anschlüssen mit eigenem Zugang und E-Mail-Nutzung auch der Mitarbeiterinnen lassen sich geeignete Kommunikationsprozesse im Sinne des Qualitätsmanagementsystems nachweisen.

Managementbewertung [Kapitel 5.6]

Die Leitung der Arztpraxis bewertet und beurteilt jährlich die Wirksamkeit und den Nutzen des Qualitätsmanagementsystems der Praxis und entscheidet, ob Änderungen erforderlich sind. Die Bewertung des Qualitätsmanagementsystems gibt also über dessen Wirksamkeit Auskunft und initiiert Verbesserungen. Der Qualitätsmanagementbeauftragten fällt hierbei die Aufgabe zu, die zur Bewertung erforderlichen Informationen zusammenzustellen und Verbesserungen aufzuzeigen. Diese Bewertung des Qualitätsmanagementsystems sollte jeweils schriftlich erfolgen.

Vorgaben: Verwendung folgender Informationen für die Bewertung

- Audit-Ergebnisse
- Auswertung des Kundenfeedbacks (Patientenbefragungen, Lieferanten, Kliniken, Zuweiserpraxen etc.)
- Informationen aus Beschwerden
- Informationen über Prozesse
- Verbesserungsmaßnahmen
- Benchmarking

Eingaben der Bewertung [Kapitel 5.6.2]

Die Managementbewertung sollte immer durch die ärztliche Leitung erfolgen und keinesfalls an die Qualitätsmanagementbeauftragte delegiert werden. Als Grundlage der Bewertung dienen die durch die Qualitätsmanagementbeauftragte der Arztpraxis erstellten Audits, der von ihr jährlich verfasste Qualitätsbericht, Patientenrückmeldungen und die Beurteilung, inwieweit es gelungen ist, vorgegebene Ziele zu erreichen.

Ergebnisse der Bewertung [Kapitel 5.6.3]

Das Ergebnis dieser Bewertung muss schriftlich dokumentiert werden und alle erforderlichen Maßnahmen aufführen, um das Qualitätsmanagementsystem zu verbessern. Dieser Bericht, der beim Zertifizierungsaudit gefordert wird, enthält nicht nur die Zielsetzungen der Praxis, sondern bei Abweichungen auch die anzuwendenden Handlungsweisen für das folgende Jahr. Dieses Management-Review stellt gewissermaßen die Basis dar, die zur Verbesserung des Qualitätsmanagementsystems ergriffen wird. Eine Möglichkeit der Dokumentation ist die Erarbeitung von Zielvereinbarungen. Hierzu werden die von der jeweiligen Mitarbeiterin anzustrebenden Ziele schriftlich festgelegt.

Management von Ressourcen [Kapitel 6]

Für jede Arztpraxis bestehen spezielle Voraussetzungen, die gegeben sein müssen, damit die vorgesehenen Leistungen auch erbracht werden können. Anders ausgedrückt, tragen die Arbeitsbedingungen und das Umfeld der Praxis ebenso wie die vorhandene Infrastruktur zum Erfolg bei. Unter Ressourcen werden in der Arztpraxis vor allem die personelle und räumliche Ausstattung und der Anteil der Geräte verstanden.
Die Einführung und Aufrechterhaltung eines QM-Systems erfordert nicht nur engagierte und interessierte Mitarbeiter sondern auch die notwendige Infrastruktur und entsprechende finanzielle Mittel. Benötigte Ressourcen sollten deshalb bereits im Vorfeld ermittelt werden, um das

- Qualitätsmanagementsystem einzuführen und aufrecht zu erhalten,
- seine Wirksamkeit ständig zu verbessern und
- die Kundenforderungen erfüllen zu können.

Bereitstellung von Ressourcen [Kapitel 6.1]

Die Norm fordert die Bereitstellung von personellen und finanziellen Mitteln, um das Qualitätsmanagementsystem einzuführen und zu pflegen. Die Praxisleitung muss deshalb sämtliche Voraussetzungen schaffen, damit die angestrebten Qualitätsziele auch erreicht werden können. Zunächst ist es notwendig, eine Analyse des Ist-Zustandes durchzuführen. Hierzu wird ermittelt, über welche personelle, materielle (medizinische Geräte) und bauliche Ausstattung die Praxis verfügt. Dann muss analysiert werden, ob diese Ausstattung genügt, um die vorgesehenen Ziele erreichen zu können. Ziel ist, Ressourcen der Praxis effektiv einzusetzen, damit optimale Leistungen hervorgebracht werden können. Durch Selbstbewertungen, Mitarbeiterbefragungen und Arbeitsplatzanalysen lassen sich die erforderlichen Ressourcen ermitteln.

Personelle Ressourcen [Kapitel 6.2]

Eine qualitativ hochwertige Betreuung und Behandlung der Patienten lässt sich nur mit hoch qualifiziertem und motiviertem Personal realisieren. Die Kompetenz des Personals kann nachgewiesen werden durch Schulungsnachweise, Prüfungsergebnisse und die Beurteilung in Mitarbeitergesprächen.

Schulung [Kapitel 6.2.2]

Die fachliche Kompetenz kann nur durch eine permanente und konsequente Ausrichtung auf Fort- und Weiterbildungsmaßnahmen auf Dauer gewährleistet werden. Deshalb sollte der Schulungsbedarf entsprechend dokumentiert werden. Neben Schulungen, die intern angeboten werden, sind auch externe Fortbildungen für das Personal zu berücksichtigen. Wichtig ist, dass auch auf externe Referenten zurückgegriffen wird. Grundlage für ein funktionierendes Weiterbildungssystems ist zunächst einmal die den Mitarbeitern gebotene Möglichkeit zur Teilnahme. Hierzu ist nicht nur die Freistellung von der Tätigkeit Voraussetzung, sondern auch die Bereitstellung der notwendigen finanziellen Mittel durch den Praxisinhaber. Darüber hinaus sollte Weiterbildung immer als Arbeitszeit gewertet werden. Im Rahmen einer Betriebsvereinbarung sollte durch den Arbeitgeber dargelegt werden, dass Weiter- und Fortbildung durch den Praxisinhaber gewünscht und auch gefördert werden. Der Weiterbildungsbedarf und die Fortbildungswünsche können im Rahmen der Mitarbeiterbefragung ermittelt werden. Die Mitarbeiterbefragung als Instrument des Qualitätsmanagements ist sowohl ein Instrument der Organisations- und Personalentwicklung als auch ein wesentliches Führungsinstrument. Auch das EFQM-Modell räumt der Mitarbeiterorientierung und der Mitarbeiterzufriedenheit einen hohen Stellenwert ein. Die vorgesehenen Fort- und Weiterbildungen sollten zu Beginn des Jahres in einem Schulungsplan festgelegt werden. Über den Besuch der Fortbildungen sind dann immer schriftliche Nachweise zu erbringen, wobei diese Teilnahmebestätigungen in einem separaten Schulungsordner abgelegt werden. Hierdurch ist der aktuelle Ausbildungsstand der Mitarbeiter dokumentiert. Geeignete Aufzeichnungen im Sinne des Qualitätsmanagements sind die Protokolle der Mitarbeitergespräche, Teilnehmerlisten von Schulungen, Teilnahmebescheinigungen und Ausbildungszertifikate.

Infrastruktur [Kapitel 6.3]

Die Infrastruktur umfasst neben den notwendigen Einrichtungen der Arztpraxis wie Behandlungsräume, medizinische Geräte und Labor auch die damit verbundenen Instandhaltungs- und Sicherungsaktivitäten, einschließlich notwendiger Reparaturen. Damit notwendige Instandhaltungstermine nicht übersehen werden, empfiehlt sich die Erstellung einer Checkliste (Wartungsplan), die die Termine für die Sicherheitsüberprüfung der medizinischen Geräte übersichtlich darstellt. Dabei sind die gesetzlichen Vorgaben (z. B. MedGV) streng zu beachten.

Arbeitsumgebung [Kapitel 6.4]

Der Sicherheit am Arbeitsplatz ist oberste Priorität einzuräumen. Bei der Arbeitsplatzgestaltung müssen deshalb Sicherheitsvorschriften und ergonomische Forderungen ebenso beachtet werden wie Hygiene, Sauberkeit, Licht, Hitze und Belüftung. Festlegungen hierzu können durch Herstelleranweisungen, gesetzliche Anforderungen und Prüfanweisungen nachgewiesen werden. Gefahren für die Mitarbeiter, die durch die Handhabung von Geräten und Arbeitsstoffen oder durch bestimmte Tätigkeiten (Blutentnahmen nur mit Handschuhen) auftreten können, müssen soweit wie möglich ausgeschlossen sein.

Vorgaben: Bereitstellung von Ressourcen
- Personalkosten
- Fort- und Weiterbildung
- Zertifizierung des QM-Systems
- Aufrechterhaltung und Verbesserung des QM-Systems
- Infrastruktur (Arbeitsplätze, Hardware, Software, Geräte etc.)

Dienstleistungsrealisierung [Kapitel 7]

Dieser Abschnitt repräsentiert das eigentliche Kernstück der Norm, da die nachfolgend aufgeführten Tätigkeiten der Leistungserbringung der Arztpraxis dienen.

Planung [Kapitel 7.1]

Mit Prozessen wird das Leistungsspektrum der Praxis beschrieben, d. h. alle diagnostischen und therapeutischen Maßnahmen. Wesentliches Charakteristikum des Qualitätsmanagements ist die Ausrichtung an diesen Leistungsprozessen. Zu Beginn des Qualitätsmanagementsystems muss zunächst die Frage geklärt werden, welche Vorgänge als Prozesse definiert werden. Anschließend werden die Maßnahmen festgelegt, um die Kriterien des Qualitätsmanagements auf die Prozesse anzuwenden und eine Verbesserung dieser Prozesse einzuleiten (Bsp.: Durch welche Maßnahmen kann die Wartezeit der Patienten reduziert werden?).

Patientenbezogene Prozesse [Kapitel 7.2]

Eine zentrale Bedeutung des Qualitätsmanagements kommt der Patientenorientierung zu. Da die Erzielung einer hohen wahrgenommenen Dienstleistungsqualität und Zufriedenheit der Patienten entscheidend für den Erfolg der Praxis ist, sind die Aktivitäten des Praxisteams nachhaltig an den Anforderungen der Patienten auszurichten.

Ermittlung der Patientenforderungen [Kapitel 7.2.1]

Eine zentrale Bedeutung des Qualitätsmanagements kommt der Patientenzufriedenheit zu. Dies bedeutet zunächst, dass sämtliche Arbeitsabläufe und Prozesse innerhalb der Praxis auf die Bedürfnisse und Anforderungen der Patienten abgestimmt werden. Qualität als oberstes Ziel definiert sich demnach nicht nur an der eigentlichen medizinischen Versorgungsleistung, vielmehr müssen auch die Erwartungen der Patienten und der Öffentlichkeit an die Leistungen einer Arztpraxis mit berücksichtigt werden. Qualitätssicherung meint somit ein patienten- und prozessorientiertes Vorgehen, wobei sich sowohl Führungskräfte als auch Mitarbeiter unterer Hierarchieebenen der Notwendigkeit zur Patienten- und Qualitätsorientierung jederzeit bewusst sein sollten. Im Rahmen des ständigen Verbesserungsprozesses müssen auch alle strukturellen, personellen und technischen Ressourcen eingebunden sein, wobei vor allem auch die Bereitschaft bestehen muss, sich ständig weiterzuentwickeln und zu verbessern. Zufriedene Patienten sind wichtige Werbeträger der Arztpraxis. Zudem wirkt sich die Zufriedenheit mit der Betreuung äußerst positiv auf die Compliance aus. Die Ermittlung der Patientenerwartungen erfolgt kontinuierlich durch das Gespräch mit Arzt und Praxisteam, außerdem durch standardisierte Analysen mittels Patientenbefragungen in regelmäßigen Abständen. Patientenbefragungen sind zu einem wesentlichen Element eines Qualitätsmanagementsystems in Arztpraxen geworden. Sie sind eine gute Methode, um neben der Ermittlung der Patientenzufriedenheit auch Schwachstellen in unterschiedlichen Bereichen zu erkennen. Der Fragebogen wird mit Schreibstift von einer Mitarbeiterin an den Patienten übergeben. Als Schreibunterlage kann ein im Bürohandel erhältliches Block-Klemmbrett für DIN A4 mit Stiftschlaufe dienen. Der Umfang des Fragebogens sollte im Allgemeinen nicht mehr als 2 DIN-A4-Seiten umfassen, außerdem muss er einfach und übersichtlich gestaltet sein. Die Rückgabe des ausgefüllten Fragebogens kann durch Einwurf in eine Box, die im Wartezimmer aufgestellt wurde, erfolgen oder durch Rücksendung des ausgefüllten Fragebogens per Post. Wichtig ist, dass die Fragebogenaktion anonym erfolgt. Hierdurch ist eine höhere Rücklaufquote gewährleistet. Angestrebt werden sollte eine Rücklaufquote von > 50 %. Allerdings reicht die Erhebung der Daten alleine nicht aus, um entsprechende Verbesserungen umzusetzen. Wichtig ist bei einer Fragebogenaktion, dass das Praxisteam auch dazu bereit ist, aus den erhaltenen Ergebnissen entsprechende Konsequenzen zu ziehen. Wird dieses Instrument des Qualitätsmanagements eingesetzt, sind einige Grundsätze zu beachten:

Vorgabe: Patientenbefragung

- Erfolgt die Patientenbefragung durch eine Firma?
- Welche Mitarbeiterin organisiert die Befragung?
- Festlegung der Zielgruppe
- Wer wertet die Fragebögen aus?
- Ziel der Befragung?
- Größe der Stichprobe?
- Art und Umfang der Befragung

Die Durchführung einer Patientenbefragung erfordert erhebliches personelles Engagement. Vor allem den zeitlichen Aufwand bei der Gestaltung und Erarbeitung der Fragen sollte der Praxisinhaber nicht unterschätzen. Zudem muss berücksichtigt werden, dass die Patientenzufriedenheit – bei selbstentwickelten Fragebögen ohne wissenschaftliche Basis – mit einem nicht qualitätsgesicherten Instrument gemessen wird. Inhalt einer Fragebogenaktion ist nicht die Bewertung der allgemeinen Zufriedenheit des Patienten, sondern, als wesentliches Instrument des Qualitätsmanagements, die konkrete Bewertung der medizinischen Versorgung, die Beseitigung von Schwachstellen und die Qualitätsverbesserung. Um Patientenumfragen zur relevanten Qualitätsbeurteilung nutzen zu können, müssen die Fragebögen sorgfältig entwickelt werden. Die Qualität des angewendeten Messinstruments ist entscheidend für die Ergebnisse. Dabei sollten Fragen zu allen relevanten Aspekten des Praxisbesuchs gestellt werden. Gut geeignet für die Auswertung ist eine Bewertungsskala von 1–5, wobei die Ziffer 1 „sehr zufrieden“, die Ziffer 5 „sehr unzufrieden“ bedeutet.

Bewertung der Dienstleistungsforderung [Kapitel 7.2.2.]

Die Bewertung der Patientenerwartungen und die Überprüfung der Umsetzung erfolgen durch den Praxisinhaber.

Kommunikation mit den Patienten [Kapitel 7.2.3]

Wesentliche Basis für eine patientenorientierte Qualitätsförderung ist das persönliche Gespräch. Patientenorientierte Kommunikationstechniken und Telefontraining lassen sich in Seminaren erlernen und als externe Weiterbildung im Sinne des Qualitätsmanagementsystems auch dokumentieren. Unterlagen, welche die Kommunikation mit den Patienten unterstützen und als Nachweis im Sinne der Norm dienen, sind zugleich auch Elemente der Marketingstrategie der Praxis.

■ Homepage

- Bei Erstellung einer Praxishomepage sind in jedem Fall die Pflichtangaben nach dem Gesetz über rechtliche Rahmenbedingungen für den elektronischen Geschäftsverkehr (EGG) und dem Teledienstgesetz (TDG) zu beachten. Fragen Sie bei Ihrer zuständigen Ärztekammer nach, welche formalen Angaben hierzu verpflichtend sind. Im Allgemeinen wird die Angabe der Berufsbezeichnung, Zusatzbezeichnungen, Praxisanschrift und E-Mail-Adresse verlangt. Ebenso muss angegeben werden, in welcher Ärztekammer und Kassenärztlichen Vereinigung Sie Mitglied sind und in welchem Jahr und durch welches Regierungspräsidium, in welchem Bundesland Ihnen die Approbationsurkunde verliehen wurde.

■ Allgemeine Informationsbroschüren

- Hier können Sie aktuelle Themen aus Gesundheit und Praxis aufgreifen. Sie können über präventive Maßnahmen informieren und durch Impf- und Vorsorgeempfehlungen den Praxiserfolg steigern.

■ Flyer zu speziellen Themen

- Diese informieren über privat zu vergütende Zusatzleistungen (IGeL-Leistungen) der Praxis und bieten aktuelle Informationen zu verschiedenen Gesundheitsthemen.

■ Praxisbroschüre

- Mit der individuell gestalteten Praxisbroschüre informieren Sie über das gesamte Leistungsspektrum der Praxis, nutzen die Möglichkeiten der eigenen Kompetenzdarstellung und stellen die Mitarbeiter der Arztpraxis mit Ausbildung und Schwerpunkten vor.

- **Eigene Praxiszeitung**
  - Die Gestaltung einer eigenen Praxiszeitschrift ist sehr aufwändig. Allerdings können Sie diese ebenfalls dazu nutzen, um über interessante Inhalte aus dem Gesundheitsbereich und erfolgreich absolvierte Fortbildungen der Mitarbeiter zu berichten.

Zum zentralen Instrument der Qualitätssicherung gehört auch ein systematisches Beschwerdemanagement. Beschwerden können wertvolle Hinweise auf mögliche Qualitätsdefizite liefern und zeigen mögliche Verbesserungspotenziale auf. Wenn Beschwerden professionell bearbeitet werden, kann dies die Patientenbindung ebenfalls steigern. Um Beschwerden systematisch zu erfassen, ist es notwendig, diese schriftlich zu dokumentieren. Die Erledigung von Beschwerden erfolgt dann möglichst kurzfristig durch den Arzt. Beschwerden sind Ausdruck einer Unzufriedenheit der Kunden oder auch der Mitarbeiter. Kunden einer Arztpraxis sind nicht nur die Patienten selbst, sondern auch Angehörige von Patienten, ärztliche Kollegen, Pflegedienste, Krankenkassen, Lie-

Praxis Dr. Frank	**Verfahrensanweisung Beschwerdebearbeitung**	**Kapitel 05 VADok 05-03**

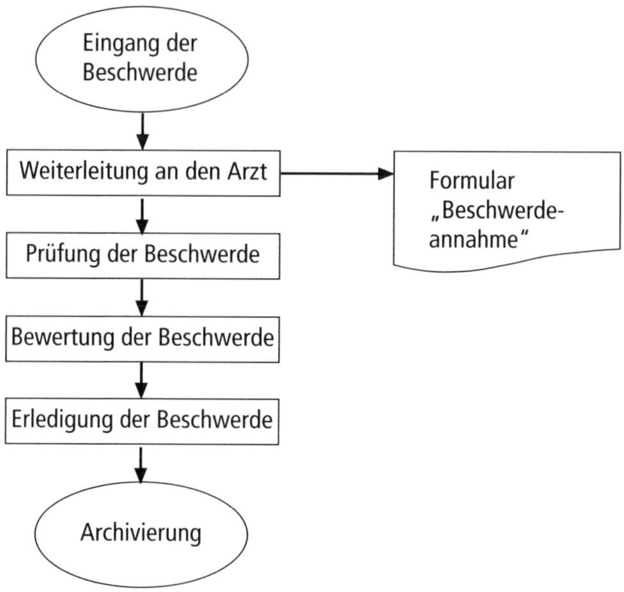

Version 1.0	**Ersteller:**	**Freigegeben**	**Seite 2 von 3**
Stand:	Müller	Dr. Frank	

Beispiel für die Verfahrensanweisung „Beschwerdemanagement". **Abb. 28**

Praxis Dr. Frank	**Formular Beschwerdeannahme** entsprechend VADok 05-03	**Kapitel 04 Formulare**

Betr.: Herrn/Frau ....
Datum: .... Uhrzeit: ....
Bezug auf Vorfall am: .... um .... Uhr.
Angenommen durch: ....

Darstellung der Beschwerde:

Stellungnahme:

Entscheidung durch die Praxisleitung:

☐ Entschuldigung mündlich ☐ Brief geschrieben

☐ Beschwerde nicht berechtigt

Version 1.0	Ersteller:	Freigegeben	Seite 1 von 1
Stand:	Müller	Dr. Frank	

Abb. 29 **Beispiel für ein Formular zur Beschwerdeannahme.**

feranten und viele mehr. Als Grundsatz muss gelten, dass jede Beschwerde ernst genommen und unverzüglich bearbeitet wird. Beschwerden werden als Chancen gesehen, die Leistungen des Praxisteams zu verbessern. Sowohl für das Erkennen und Vermeiden von Fehlern als auch für die Entgegennahme von Beschwerden ist jeder Mitarbeiter der Praxis verantwortlich.

Damit die Mitarbeiterinnen über eine Handlungsanweisung bei Patientenbeschwerden verfügen, sollte gemeinsam eine entsprechende Verfahrensanweisung „Bearbeitung einer Beschwerde“ erstellt werden (s. Abb. 28). Hierzu sollte auch ein Formular „Beschwerdeannahme“ entworfen werden (s. Abb. 29). Die Verfahrensanweisung wird dahingehend erstellt, dass sich das Praxisteam verpflichtet, eingehende Beschwerden nach einem standardisierten Verfahren zu bearbeiten. Ziel muss sein, dass Beschwerden immer gleich behandelt werden und der Patient das Gefühl bekommt, dass die Beschwerde ernst genommen wird. Deshalb dokumentieren alle Mitarbeiter auf dem Pflichtformular „Beschwerdeannahme“ den Grund der Beschwerden des Patienten. Außerdem sollte die Mitarbeiterin eine persönliche Stellungnahme abgeben. Nach Rücksprache mit der Praxisleitung wird das weitere Vorgehen abgestimmt.

Entwicklung [Kapitel 7.3]

Mit der Einführung des Begriffs „Tailoring" wird dem Anwender nun wesentlich deutlicher die Möglichkeit gegeben, die Norm an den jeweiligen Betrieb anzupassen. So können nun Anforderungen, die für die einzelne Arztpraxis als nicht sinnvoll erscheinen, aus dem Qualitätsmanagementsystem ausgeschlossen und zusätzliche Forderungen eingebunden werden (z. B. die Erfüllung von Leitlinien). Die Ausschlüsse müssen im Qualitätsmanagementhandbuch mit einer kurzen Begründung dokumentiert werden. Deshalb ist die nachfolgende Bemerkung im Handbuch korrekt:
In der Praxis erfolgt keine wissenschaftliche Forschung im Sinne der ISO 9001.

Beschaffung [Kapitel 7.4]

Durch eine Bewertung der Lieferanten wird sichergestellt, dass bei der Beschaffung nur Lieferanten berücksichtigt werden, die den geforderten Qualitätsstandard erfüllen. Zur Kostensenkung bei der Beschaffung von Verbrauchsmaterialien für die Praxis sollte ein konsequentes Beschaffungsmarketing erfolgen. Delegieren Sie diese Aufgabe prinzipiell an eine ihrer Mitarbeiterinnen.

Vorgabe: Beschaffung
- regelmäßige Lieferantenbewertung
- Kommunikation mit den wichtigsten Lieferanten
- Analyse und Beobachtung der Anbieter
- Preisvergleiche
- Materialeingangskontrolle
- Materialbeschaffung nur nach Bedarf
- neue medizinische Entwicklungen wahrnehmen

Beschaffungsprozess [Kapitel 7.4.1]

Der Beschaffungsprozess wird durch eine Verfahrensanweisung „Beschaffung", die Bewertung von Lieferanten durch die Verfahrensanweisung „Lieferanten" geregelt. Bewertungskriterien sind neben der Produktqualität auch das Preis-Leistungs-Verhältnis, Liefertermineinhaltung, Freundlichkeit und Flexibilität.

Beschaffungsangaben [Kapitel 7.4.2]

Durch Kataloge und Preislisten von Lieferanten, Bestellnotizen und Auftragsbestätigungen kann die Praxis die Beschaffung nachweisen. Diese Beschaffungsunterlagen enthalten alle notwendigen Angaben, die zu einer einwandfreien Lieferung notwendig sind. Anforderung des Qualitätsmanagementsystems ist aber auch, dass Artikelnummern, Bestellungen mit Lieferterminen und Angaben über das Produkt aufgeführt sind.

Verifizierung von beschafften Produkten [Kapitel 7.4.3]

Bevor der Lieferant die Empfangsbestätigung für die komplette Lieferung erhält, muss die Ware auf Vollständigkeit und Vollzähligkeit überprüft werden. Die Einlagerung der Ware erfolgt erst nach der durchgeführten Eingangskontrolle. Eine Unterschrift auf dem Lieferschein durch die Mitarbeiterin, die die Ware entgegengenommen hat, bestätigt die ordnungsgemäße Lieferung. Dieser unterschriebene Lieferschein ist dann Grundlage der Bezahlung der Rechnung und kann in die Buchhaltung gegeben werden.

Dienstleistungserbringung [Kapitel 7.5]

Eine patientenorientierte Arztpraxis wird im Allgemeinen bestrebt sein, die Tätigkeiten und Abläufe auf die Wünsche, Anforderungen und Erwartungen der Patienten auszurichten. Voraussetzung hierzu ist, dass jedem Mitarbeiter der Praxis die Erwartungen der Patienten bekannt sind und dass die Qualität der Dienstleistungen im Praxisablauf ständig eingehalten wird. Erst wenn jeder Patient einwandfrei betreut wird und seine eigenen Anforderungen erfüllt sieht, entsteht ein optimales Ergebnis: ein zufriedener Patient. Dies erfordert aber mitunter außergewöhnliche Anstrengungen, die sowohl die persönlichen Erwartungen und geäußerten Wünsche des Patienten als auch eine qualitativ hochwertige Versorgung umfassen. Letztlich besteht nur durch eine in diesem Sinne konsequente Patientenorientierung die Chance zur Erlangung von Wettbewerbsvorteilen und einer durch den Patienten subjektiv wahrgenommenen optimalen Positionierung der Arztpraxis am modernen Gesundheitsmarkt.

Lenkung der Dienstleistungserbringung [Kapitel 7.5.1]

Um dem Patienten gegenüber zu gewährleisten, dass sämtliche medizinischen Tätigkeiten nach dem aktuellen Wissen durchgeführt werden und um die Erfordernisse und Erwartungen des Patienten jederzeit sicherzustellen, werden Verfahrensanweisungen, Arbeitsanweisungen sowie Checklisten erstellt. In den Arbeitsanweisungen und Checklisten ist festgelegt, wie die einzelnen Tätigkeiten im Ablauf durchgeführt werden, sodass keine fehlerhaften Ergebnisse entstehen. Systematische Fehler können somit frühzeitig erkannt und korrigiert werden. Der Inhalt dieser Dokumente ist für alle Mitarbeiter verbindlich, außerdem werden die Dokumente durch die Qualitätsbeauftragte der Praxis regelmäßig kontrolliert, korrigiert und aktualisiert. Diese Dokumentation bildet die Basis des Qualitätsmanagements und gewährleistet den reibungslosen organisatorischen Ablauf und sichert hierdurch die hohe Dienstleistungsqualität.

Prozessvalidierung [Kapitel 7.5.2]

Prozesse werden systematisch analysiert und verbessert. Die Validierung der Prozesse erfolgt durch regelmäßige Teambesprechungen und Kontrolle der Qualitätsbeauftragten der Arztpraxis.

Kennzeichnung und Rückverfolgbarkeit [Kapitel 7.5.3]

Die Rückverfolgbarkeit ist durch die Patientenkartei gewährleistet. In dieser sind alle erhobenen Befunde, Diagnosen, therapeutisches Vorgehen und die Medikation mit Dosierungsangaben dokumentiert. Im Labor erfolgt die Kennzeichnung der Patientenproben im Allgemeinen durch Aufkleben von Barcode-Etiketten. Mit dieser Kennzeichnung lassen sich anhand der Labornummern die Patienten jederzeit rückverfolgen.

Eigentum des Kunden [Kapitel 7.5.4]

Die vom Patienten zur Untersuchung bzw. Durchführung einer Behandlung bereitgestellten Gegenstände werden mit der notwendigen Sorgfalt behandelt und gelagert. Diese Gegenstände (z. B. Röntgenbilder, Untersuchungsergebnisse, Fremdbefunde) werden bei der Annahme registriert und anschließend archiviert. Bei Verlust oder Beschädigung wird der Patient informiert. Besonders in Arztpraxen, die viel mit anderen Ärzten und Labors zusammenarbeiten, sind die vom Patienten mitgebrachten Unterlagen zahlreich und müssen jederzeit im Originalzustand wieder zurückgegeben werden können. Deshalb ist eine konsequente Pflege des Archivs und die stetige Dokumentation unbedingt notwendig.

Lenkung von Überwachungs- und Messmitteln [Kapitel 7.6]

Unter dem Element „Prüfmittelüberwachung“ können alle Regelungen zusammengefasst werden, die den Umgang mit medizinischem Gerät, die Überprüfung ihrer Verwendbarkeit und die Gewährleistung einer regelgerechten Funktion organisieren. Der Praxisinhaber hat mit geeigneten Maßnahmen dafür zu sorgen, dass alle medizinischen Geräte der Praxis dem Stand der Technik entsprechen sowie durch ausreichende Pflege, Wartung und Funktionsprüfungen nachvollziehbar funktionieren. Die Benutzung defekter Geräte ist in jedem Fall zu verhindern. Die für die Geräte vorhandenen Unterlagen und Angaben für die Pflege, Wartung und Funktionsprüfung sind in der Nähe des jeweiligen Geräts abzulegen, ebenso wie die Formblätter zur Erfassung der durchgeführten Maßnahmen zur Prüfmittelüberwachung bzw. Kalibration. Alle Geräte, die der Prüfmittelüberwachung unterliegen, tragen eine so genannte Identifikationsnummer, die auch Bestandteil der Dokumentennummer der dazugehörigen Arbeitsanweisung ist. Die Verfahrensanweisung „Prüfmittel" enthält alle in der Praxis eingesetzten medizinischen Geräte und Prüfmittel aufgelistet. Ein Wartungsplan legt fest, wann Wartungsarbeiten durchgeführt werden müssen. Wartungsarbeiten, die von Fremdfirmen durchgeführt werden, müssen schriftlich bestätigt werden. Bei einigen Geräten und Instrumenten sind auch regelmäßig Tätigkeiten zur laufenden Wartung und Instandhaltung durch das Praxisteam selbst durchzuführen. Auch diese Wartungsarbeiten sind in jedem Fall schriftlich zu dokumentieren.

Messung, Analyse und Verbesserungen [Kapitel 8]

Das folgende Kapitel dient der Beurteilung der Leistungsfähigkeit des Qualitätsmanagementsystems der Praxis. Prinzipiell wird analysiert, inwieweit das Praxisteam in der Lage ist, die Anforderungen an eine optimale Versorgung der Patienten zu erfüllen. Das heißt, Prozessabläufe, Dienstleistungsergebnisse und das Qualitätssystem werden bewertet, und es wird analysiert, inwiefern die gesetzten Qualitätsziele tatsächlich erreicht wurden. Entsprechend der gewonnenen Erkenntnisse sind dann Korrektur- und Verbesserungsmaßnahmen einzuleiten.

Patientenzufriedenheit [Kapitel 8.2.1]

Als Instrument des Qualitätsmanagements dient die Patientenbefragung mittels standardisiertem Fragebogen. Außerdem ist die Ermittlung der Patientenzufriedenheit ein laufender Prozess jeder Arztpraxis durch persönliche Gespräche mit den Patienten während der Sprechstunden und dem Beschwerdemanagement. Die Ergebnisse der Patientenzufriedenheitsanalysen werden einheitlich als Thema der Teambesprechungen aufgegriffen.

Internes Audit [Kapitel 8.2.2]

Das interne Audit ist ein gut geeignetes Instrument, um praxisinterne Prozesse und die Qualität der Dienstleistung zu untersuchen, zu beurteilen und Verbesserungspotenziale zu identifizieren. Ein Audit ist deshalb vor allem ein Mittel, um die Wirksamkeit des Qualitätsmanagementsystems objektiv bewerten zu können. Das Qualitätssystem muss deshalb mindestens einmal jährlich auditiert werden. Hierbei wird nachgeprüft, ob die Abläufe in der Praxis den Forderungen der Norm und den Vorgaben des Qualitätsmanagementsystems entsprechen. Ausgangspunkt dieser praxisinternen Bewertung ist die Zielstellung des internen Audits:

- Beurteilung des Qualitätsmanagementsystems unter Berücksichtigung der Vorgaben; werden Anordnungen und Vereinbarungen in der täglichen Arbeit umgesetzt?
- Beurteilung der Effektivität und Effizienz; werden die vom Praxisteam gewünschten Ergebnisse auch tatsächlich erreicht?
- Sind die festgelegten Anordnungen geeignet, die Ziele und Ergebnisse der Praxis zu erreichen?
- Identifizierung von Verbesserungspotenzialen.

Grundlage ist ein Audit-Plan, der den zeitlichen Rahmen festlegt. Der Auditor erstellt anschließend einen zusammenfassenden Audit-Bericht, der als Ergebnis das Qualitätsmanagementsystem der Arztpraxis beurteilt. Dieser Bericht wird der Praxisleitung zur Kenntnisnahme, Bewertung und Diskussion vorgelegt. Die Schwachstellen werden in Abstimmung mit der betroffenen Mitarbeiterin analysiert, dokumentiert und die Verbesserungsmaßnahmen festgelegt. Die Überwachung der Korrekturmaßnahmen obliegt ebenfalls dem Auditor. Die Durchführung der internen Audits erfolgt durch die Qualitätsbeauftragte der Arztpraxis. Damit sie diese Aufgabe professionell ausführen kann, ist eine Schulung „Qualitätsmanagement für Arzthelferinnen" dringend zu empfehlen.

Überwachung und Messung von Prozessen [Kapitel 8.2.3]
Wesentliche Bedeutung eines jeglichen Qualitätsansatzes, gleich welcher Orientierung (DIN EN ISO oder EFQM-Modell), haben die Prozesse der Praxis. Das Praxisteam muss die Folge, Zusammenhänge und Wechselwirkungen dieser Prozesse identifizieren, planen und überprüfen. Wesentliche Aufgabe des Mitarbeiters ist, die Methoden und Arbeitsweisen festzuschreiben mit dem Ziel, konstante Prozessbedingungen zu schaffen. Hierzu müssen auch die erforderlichen Prüfmethoden, Messtechniken und Auswertungsmethoden ermittelt werden. Außerdem muss gewährleistet sein, dass die Prozessdokumentation und prozessbezogenen Aufzeichnungen jederzeit verfügbar sind. Was konkret gemessen wird, ist abhängig von den formulierten Qualitätszielen der Praxis, wobei der Grundgedanke immer die Verbesserung der Patientenzufriedenheit ist. Die Patientenbefragung ist ein Messinstrument zur Erfassung der Ergebnisqualität. Die Erfassung der Mitarbeiterzufriedenheit erfolgt ebenfalls mittels Fragebögen. Als Messgrößen dienen die Zahl der Arbeitsunfähigkeitszeiten, Fluktuationsrate und Intensität der Fort- und Weiterbildungswünsche. Messinstrumente sind die Aufzeichnungen in der Personalakte, die Fortbildungsbescheinigungen und Schulungspläne.

Vorgaben: Messgrößen
- Neuzugänge von Patienten und Patientenabwanderung
- Steigerung der Umsätze von Selbstzahlerleistungen
- Verminderung von Wartezeiten
- Patientenzufriedenheit
- Mitarbeiterzufriedenheit
- Einsparungen bei Laborleistungen
- Einsparung von Medikamentenkosten
- Überstunden des Personals

Überwachung und Messung von Produkten [Kapitel 8.2.4]

In der Praxis erfolgt keine Produktentwicklung im Sinne der ISO 9001.

Lenkung von Fehlern [Kapitel 8.3]

Fehlervermeidung ist ebenfalls ein zentrales Thema des Qualitätsmanagements. Für die Praxis hat sich bewährt, ein relativ einfaches System zur Dokumentation von Fehlern und Beschwerden einzuführen, da nur bei systematischer Erfassung und Auswertung entsprechende Gegenmaßnahmen zur Fehlervermeidung entwickelt werden können.

Vorgaben: Fehlererfassung
- Beschwerdemanagement und Beschwerdebücher
- Patientenbefragungen und Mitarbeiterbefragungen
- Fehlerstrichlisten
- Protokolle

Die Mitarbeiterinnen der Praxis müssen verpflichtet werden, jeden entdeckten Fehler zu dokumentieren und Patientenbeschwerden entsprechend dem Beschwerdemanagement aufzunehmen. Die Dokumente zur Fehlererfassung, zu Beanstandungen und Beschwerdeaufnahmen werden von der Qualitätsmanagementbeauftragten gesammelt und ausgewertet. In den Teambesprechungen werden die aufgeführten Sachverhalte thematisiert. Im gemeinsamen Gespräch werden dann Ideen zur Fehlervermeidung und Entscheidungsfindung gesucht.

Datenanalyse [Kapitel 8.4]

Entscheidend ist nicht der Umfang der Daten, sondern die konsequente Nutzung. Nicht bei allen Patienten muss eine Zufriedenheitsanalyse durchgeführt werden; es genügt, aus einer Stichprobe Rückschlüsse zu ziehen. Wichtig ist, dass die im Qualitätsmanagementsystem ermittelten Daten regelmäßig analysiert werden. In der gemeinsamen Teambesprechung werden die Daten besprochen und nach Verbesserungsmöglichkeiten gesucht.

Verbesserung [Kapitel 8.5]

Fortwährende Verbesserungen im Sinne des Qualitätsmanagements beruhen auf der Eingrenzung oder Beseitigung bestehender Schwachstellen (dokumentiert durch Verkürzung der Wartezeiten), Verbesserung der Versorgungsqualität (dokumentiert durch Verminderung der Krankenhauseinweisungen) oder Ausweitung der therapeutischen oder diagnostischen Möglichkeiten der Praxis. Konsequent durchgeführte Schritte zu Verbesserungen sollten jedoch erst nach Abstimmung mit allen Mitarbeiterinnen erfolgen, da eine Neuerung nur dann sinnvoll umgesetzt werden kann, wenn das Praxisteam von der Notwendigkeit der Maßnahmen überzeugt ist. Wesentliche Aufgabe im Rahmen eines Qualitätsmanagementsystems ist die Verbesserung und Weiterentwicklung von Prozessen.

Korrekturmaßnahmen [Kapitel 8.5.2]

Eine Korrekturmaßnahme bezieht sich auf die Behebung der Fehlerursache. Deshalb muss als Erstes festgestellt werden, weshalb ein Fehler überhaupt aufgetreten ist. Anschließend werden Korrekturmaßnahmen festgelegt, die eine Wiederholung des Fehlers ausschließen sollen.

Vorbeugungsmaßnahmen [Kapitel 8.5.3]

Vorbeugemaßnahmen sind das Ergebnis vorausschauender Planung. Hierdurch wird versucht, Fehler, die noch gar nicht aufgetreten sind, aber prinzipiell möglich wären, von vornherein auszuschließen. Instrumente der Vorbeugemaßnahmen sind Verbesserungsvorschläge und **F**ehler**m**öglichkeits- und **E**influss**a**nalysen (FMEA). Bei FMEA wird versucht, kritische Komponenten und Schwachstellen der Praxis zu identifizieren und mögliche Fehler frühzeitig zu erkennen. Zur methodischen Durchführung der FMEA empfiehlt sich die Benutzung eines Formblattes, auf dem mögliche Fehler aufgeführt werden und eine Risikobewertung erfolgt. In der Teambesprechung kann eine Risikobeurteilung nach der Wahrscheinlichkeit des Auftretens der Fehler stattfinden.

5 Zertifizierung

Neben dem vorrangigen Ziel, die Praxisorganisation durch umfassendes Qualitätsmanagement in allen Bereichen transparenter und effizienter zu gestalten, kann die gesicherte Qualität dann durch eine Zertifizierung auch nach außen gegenüber den Patienten, der Fachöffentlichkeit und Kostenträgern dargestellt werden. Die Zertifizierung belegt den erfolgreichen Einsatz eines Qualitätsmanagementsystems durch eine externe Überprüfung. Basis der DIN EN ISO 9001 : 2000 sind Patienten-, Prozess- und Mitarbeiterorientierung. Die Norm fordert ein umfassendes Qualitätsmanagementsystem mit geplanten, gelenkten und überwachten Prozessen, um die Kundenforderungen zu ermitteln und zu erfüllen. Mit der Entscheidung des Praxisteams, ein Qualitätsmanagementsystem einzuführen, wurde per se ein kontinuierlicher Verbesserungsprozess veranlasst, der eine deutliche Erhöhung der Dienstleistungsqualität der Arztpraxis bedingt. Mit der erfolgreichen Zertifizierung nach der DIN-EN-ISO-Norm ist dann auch die Basis für TQM (Total Quality Management) geschaffen, wodurch die Weiterentwicklung eines umfassenden Qualitätsmanagementsystems gewährleistet ist – mit dem Ziel, dass Qualität zum wichtigsten Erfolgsfaktor der Praxis wird.

Ablauf des Zertifizierungsverfahrens

Nach Abschluss des Systemaufbaus und dem erfolgreich durchgeführten internen Audit kann mit einem unabhängigen Zertifizierungsinstitut Verbindung aufgenommen werden. In einem ersten Vorgespräch kann sich der Vertreter der Firma bereits ein Bild über die Praxis und den Stand des Qualitätssystems machen. Bestehen noch Unsicherheiten bezüglich der korrekten Erfüllung der Normenforderungen, so kann im Rahmen eines Vor-Audits durch das Zertifizierungsunternehmen eine aktuelle Bestandsaufnahme erfolgen. Das ist gewissermaßen ein Probelauf, in dem sich die Praxis gefahrlos einem Audit unterziehen kann. Es wird die Gelegenheit geboten, den Auditor kennen zu lernen, und man hat bis zum Zertifizierungsaudit Zeit gefunden, Fehler und Mängel im System auszubessern. Beim Audit selbst muss man 2 Schritte unterscheiden. Zunächst wird die Arztpraxis ihr QM-Handbuch beim ausgewählten Zertifizierer einreichen. Dann überprüfen die Auditoren, ob dieses Handbuch den Anforderungen gerecht wird. Die Überprüfung bezieht sich auf den Inhalt und die Forderungen der Norm. Fehler und Abweichungen im Handbuch werden dann beim Audit zur Sprache kommen. Die Auditoren werden auch anhand der Projekte überprüfen, ob die Regelungen des Handbuchs in der Arztpraxis eingehalten werden. Hierzu werden die Mitarbeiter der Praxis zu verschiedenen Themen befragt, es werden Sachverhalte festgestellt und Verfahren hinterfragt. Die Auditoren vor Ort werden sich vor allem dafür interessieren, ob die Umsetzung der Vorgaben in der Praxis auch tatsächlich erfolgt. Gleichzeitig wird die Übereinstimmung der Dokumentation sowohl mit den Normforderungen als auch mit den Prozessabläufen überprüft. Durch Praxisbegehung sowie Interviews mit den Mitarbeitern und der Praxisleitung erfolgt die Begutachtung bezüglich der wirksamen Umsetzung des Qualitätsmanagements. Abweichungen von der Norm werden während des Audits besprochen. Über das gesamte Audit wird eine Dokumentation erstellt, die der Praxisinhaber erhält. Als Bestätigung eines erfolgreich verlaufenden Zertifizierungsaudits wird der Praxis dann das Zertifikat ausgehändigt. Dieses hat eine Gültigkeit von 3 Jahren. Die Gültigkeit allerdings ist an die jährlichen Überwachungsaudits gebunden. Im Rahmen der Kurzaudits erfolgt einmal jährlich die Durchsicht der Dokumentation mit stichprobenartiger Überprüfung und Bewertung wesentlicher Elemente. Nach 3 Jahren erfolgt ein Wiederholungsaudit zur Verlängerung des Zertifikats um weitere 3 Jahre.

6 Internet

Als ein historisch gewachsener Verbund von Computersystemen, der in den USA seinen Ursprung hat, ist das Internet in nur wenigen Jahren zu einem festen Bestandteil unseres Alltags geworden. Wenn es seinerzeit auch ausschließlich dem Militär, den Hochschulen und anderen öffentlichen Institutionen vorbehalten war, kann heutzutage dennoch jeder seinen Computer mit dem Internet verbinden. Im Wesentlichen ist das Internet ein weltweites Computernetzwerk, wobei der bekannteste Internet-Dienst, das **W**orld **W**ide **W**eb (www) erst seit 1991 existiert. Mit Hilfe des Internets und der Sammlung von Multimedia-Dokumenten – dem World Wide Web – können über die vernetzten Computer alle nur denkbaren Informationen jederzeit von überall her abgerufen werden. Um in das Internet zu gelangen, benötigen Sie einen Computer und ein Modem bzw. eine ISDN-Karte. Außerdem brauchen Sie eine Kommunikationssoftware, um das Modem nutzen zu können, einen Internet-Anbieter (Provider), der eine Verbindung zum Internet herstellt, und eine Browser-Software. Eine beträchtliche Schwierigkeit, die mit der Nutzung des Internets verbunden ist, liegt jedoch besonders in dessen Informationsvielfalt begründet, da die Menge an Informationen, die das Internet zur Verfügung stellt, nahezu unüberschaubar geworden ist. Um das Internet für medizinische Fragestellungen bestmöglich einsetzen zu können, ist umfangreiche Erfahrung erforderlich, die vor allem durch dessen intensive Nutzung gewonnen werden kann. Grundsätzlich sollten Sie deshalb gezielt versuchen, die Arbeit mit dem Internet in Ihren täglichen Praxisablauf einzubinden. Auch für Ärzte stellt das Internet eine umfangreiche, aktuelle und nützliche Informationsquelle dar. Eine zukünftig sicherlich besondere Rolle bei der Weiterentwicklung unseres Gesundheitswesens wird die Bezeichnung E-Health bekommen. Dieser Begriff bezeichnet die Verbreitung und Vermarktung von Gesundheit über das Internet. Ärzte können über Internet-Portale ein umfassendes Informationsangebot abrufen, Experten zu speziellen medizinischen Problemen befragen und über Online-Shops notwendigen Praxisbedarf bestellen. Online-Apotheken beliefern Patienten und über entsprechende Web-Seiten können Patienten auch auf aktuelle Forschungsergebnisse zu Erkrankungen und Medikamenten zugreifen. Über das Internet erhalten Patienten vergleichende Informationen zu Arztpraxen, Kliniken und Versicherungen und können sich in Diskussionsforen mit anderen Patienten austauschen oder ebenfalls Expertenrat einholen. Die wachsende Bedeutung von E-Health ist unbestritten, wobei steigende Qualitätsanforderungen an moderne Arztpraxen speziell auch durch diese veränderten Strukturen verursacht sind. Die modernen Möglichkeiten der Kompetenzerweiterung von Patienten durch diese online angebotenen Gesundheitsinformationen macht es für die behandelnden Ärzte zukünftig unumgänglich, sich mit dem Thema intensiv auseinander zu setzen und E-Health gleichermaßen als Chance und Herausforderung anzuerkennen. Besondere Serviceleistungen, die sich direkt an unsere Patienten wenden, bieten Unternehmen, die bereits sehr erfolgreich E-Health-Foren zu verschiedenen Krankheiten und Gesundheitsthemen eingerichtet haben. Einige typische Nutzanwendungen des Internets für Arztpraxen sind:

- Online-Banking
- Labordatenübermittlung
- Abruf medizinischer Fachinformationen
- Literatursuche
- E-Commerce (online einkaufen, z. B. Praxisbedarf)
- Übertragung von Patientendaten
- ärztliche Kommunikation
- Arzt-Patienten-Kommunikation
- Datenaustausch zwischen Arztpraxen und Kassenärztlichen Vereinigungen oder der PVS

Das Hauptproblem bei der Arbeit mit dem Internet ist die umfangreiche Menge an verfügbaren Informationen. Daraus ergeben sich 3 Schwierigkeiten:

- die erfolgreiche Suche der benötigten Informationen,
- die Entscheidung über den Umfang der Suche nach diesen Informationen,
- die Bewertung und Organisation der gefundenen Informationen.

Um eine effiziente Suche nach den gewünschten Informationen durchzuführen, ist es notwendig, entsprechende Techniken anzuwenden. Deshalb sollten zunächst folgende Fragen beantwortet werden:

- Welche Informationen brauche ich?
- Wie kann ich die gesuchten Informationen in Suchbegriffe fassen?
- Welche Suchmaschine eignet sich für die Suche am besten?
- Wie viele Informationen werden benötigt?

Eine zusätzliche Methode der sachgerechten Bereitstellung relevanter Informationen wird durch so genannte Internet-Portale ermöglicht. Portale sind hierbei Angebote, die die Arbeit im Netz deutlich erleichtern können. Im Prinzip ist ein Portal eine Auflistung von Verweisen, so genannten Links, auf Inhalte im Internet. Gute Portale liefern hierbei vor allem auch eine Bewertung der Angebote mit und versuchen, die Vielzahl der Publikationen im Internet aufzuarbeiten und zusammenzufassen. Wenn Sie einfallsreich recherchieren, erhalten Sie im Internet in kürzester Zeit die notwendigen Auskünfte. Sie haben jederzeit aktuelle wissenschaftliche Informationen zur Hand und erhöhen hierdurch die Qualität Ihrer täglichen Arbeit.

Vorgaben: Internet-Recherche
- Konzentrieren Sie sich auf eine gut vorbereitete Suche.
- Entscheiden Sie sich für eine Suchmaschine.
- Formulieren Sie Ihre Suchanfrage sorgfältig.
- Geben Sie nicht zu allgemeine Stichworte ein, Sie erhalten sonst tausende von belanglosen Seiten.
- Lassen Sie sich nicht von Links zu anderen interessanten, aber irrelevanten Seiten ablenken.
- Sollte eine interessante Seite aufgelistet werden, können Sie deren Adresse über ein Lesezeichen speichern.
- Überprüfen (und modifizieren Sie ggf.) Ihre Suchanfrage.

Datensicherheit im Internet

Wer sich mit dem Internet verbindet, wird Teil eines weltweiten Netzwerkes. Da die Kommunikation über das Internet jedoch stets in beide Richtungen verläuft, können, während Sie mit dem Internet verbunden sind, andere Computer auch auf Ihren Praxiscomputer zugreifen. Jede Bewegung, die Sie im Internet ausführen, kann gespeichert und ausgewertet werden. Jede Verbindung zum Internet stellt deshalb eine potenzielle Gefahr dar. Patientendaten können ausgespäht, verändert oder gelöscht werden, Viren, Würmer und Trojaner können auf Ihren Rechner gelangen, es lassen sich Passwörter erfahren oder man kann sich in die Home-Banking-Software einklicken. Ein besonders brisantes Thema ist deshalb die Datensicherheit. Würmer sind kleine Programme, die sich per E-Mail selbst verschicken und E-Mail-Anwendungen infizieren. Viren sind ebenfalls kleine Programme, die sich jedoch über Disketten, Software oder direkt aus dem Internet auf Ihrem Computer einnisten können. Sie können sich dann selbst reproduzieren und über Netzwerke oder das Internet in jedem Computer verbreiten.

Computerviren können bei Computerprogrammen Fehler verursachen, ganze Festplatten löschen oder auch neu formatieren. Jedes aus dem Internet geladene Programm und jedes Dokument kann Viren enthalten. Der wichtigste Verbreitungsweg für Viren und Würmer ist aber die E-Mail. Viele Dokumente werden mit Microsoft Word erzeugt und als Anhang mit der E-Mail verschickt. Dieser Anhang kann dann einen Wurm oder ein Virenprogramm enthalten. Dies sind vor allem ausführbare Dateien wie *.exe* oder *.com* oder Dateien mit Textdokumenten vom Typ *.doc* oder Tabellen vom Typ *.xls*. Hacker hingegen sind Personen, die in Computer und Netzwerke über einen externen Zugriff eindringen, um diese zu manipulieren oder auszuspionieren.

- **Computerviren**
- **Virus:**
  Das Virus verändert Computerprogramme. Durch Aufruf des Programms wird das Virus aktiviert und kann zum Beispiel eine Festplatte zerstören.
- **Wurm:**
  Ein Wurm wurde so programmiert, um möglichst viele Computer eines Netzwerkes zu befallen. Die Verteilung eines Wurms erfolgt automatisch, zum Beispiel über Verteilerlisten von E-Mails.
- **Trojanisches Pferd:**
  Dieses späht Daten aus, verändert oder löscht diese oder leitet Daten an Ihren Programmierer (Hacker) weiter.

Das Makro-Virus verursacht insbesondere bei Dokumenten von Microsoft Office und deren Vorlagen entsprechende Schäden. Weiterhin muss beachtet werden, dass eine E-Mail nur die Sicherheit einer Postkarte bietet. Computertechnisch versierten Personen ist es ein Leichtes, fremde E-Mails zu lesen, abzufangen und zu modifizieren. Um Befunde oder Patientendaten per E-Mail versenden zu können, muss deshalb in jedem Fall ein zugelassenes und zertifiziertes Verschlüsselungsverfahren eingesetzt werden. Um auf eine E-Mail zuzugreifen und WWW-Seiten im Internet ansehen zu können, ist eine Browser-Software erforderlich. Die bekanntesten Browser sind der Netscape Navigator und der Microsoft Internet Explorer. Mit diesen Web-Browsern werden die Anweisungen für die Übertragung der Internet-Seiten interpretiert, da sie HTML – **H**yper **T**ext **M**arkup **L**anguage – verstehen. Vor allem der Internet Explorer ist neben den Mail-Programmen Outlook und Outlook Express das beliebteste Ziel von Hackerattacken. Beim Mail-Austausch bieten – neben technischen Sicherheitsvorkehrungen – vor allem gesundes Misstrauen und die Vorsicht des Anwenders einen gewissen Schutz. HTML ist die Grundlage für den Aufbau aller Web-Seiten. Jeder HMTL-Befehl legt ein Erscheinungsmerkmal einer Web-Seite fest, also zum Beispiel, ob ein Satz fett geschrieben, in einer bestimmten Größe oder in einer anderen Farbe angezeigt wird oder ob in der Mitte der Seite ein Bild gezeigt wird. Inzwischen kommt auch kaum mehr eine Web-Seite ohne aufwändige Präsentationen aus. Mit der Programmiersprache Java können so genannte Java-Applets erstellt werden. Dies sind aktive Komponenten, die auf einer Web-Seite integriert werden können, und die dafür sorgen, dass eine Web-Seite eine interaktive Komponente erhält und zum Beispiel auch Eingaben entgegennehmen kann. Um diesen Ansprüchen zu genügen, sind die Browser entsprechend kompliziert programmiert und dadurch auch fehleranfällig. Diese Sicherheitslücken sind wie offene Türen, durch die sich von außen auf die Daten zugreifen lässt. Auch Java-Applets können auf die Dateien des Rechners zugreifen. Viele Web-Seiten arbeiten auch mit cookies. Das sind kleine Dateien, die über das Internet auf Ihrem Rechner gespeichert werden. Wenn Sie die Web-Seite das nächste Mal abrufen, kann sie über den cookie erkennen, wann Sie zum letzten Mal diese Seite besucht haben. Cookies können zwar keine Viren auf den Computer übertragen, allerdings werden sie genutzt, um z. B. ein Benutzerprofil des Internet-Nutzers zu erstellen. Grundsätzlich ist es möglich, über cookies das Surf- oder Einkaufsverhalten auszuspionieren. Sie sehen, sobald Sie mit Ihrem Praxisrechner über das Internet mit anderen Rechnern verbunden sind, treten einige nicht unerhebliche Risiken auf. Als Arzt sollten Sie Ihre Praxisrechner deshalb nie ohne zusätzliche Schutzmaßnahmen für den Internet-Zugang nutzen. Eine gute Möglichkeit des Schutzes ist, für Internet-Recherchen und E-Mail-Kommunikation einen separaten Rechner zu nutzen, der nicht an das Praxisnetzwerk angeschlossen ist.

Vorgaben: Datensicherheit im Internet

- Jedes aus dem Internet heruntergeladene Programm und jedes Dokument auf Viren prüfen.
- Praxisrechner nicht für den Zugang ins Internet nutzen. Trennen Sie konsequent Internet-Rechner von Rechnern, die patientenbezogene Daten enthalten.
- Für den Zugang ins Internet einen separaten Rechner anschaffen.
- Installieren Sie Virenwarnprogramme und lassen Sie Ihre Computer regelmäßig von einem solchen Antivirenprogramm überprüfen.
- Keine E-Mails von unbekannten Absendern öffnen.
- Mit dem Praxisrechner keine E-Mails empfangen oder verschicken.
- Nutzen Sie für E-Mails Verschlüsselungsprogramme.
- Nutzen Sie die Möglichkeit des Browsers, Sicherheitseinstellungen vorzunehmen.
- Installieren Sie die aktuellste Version des Browsers (das bedeutet weniger Programmierfehler).

E-Mail

Einer der wichtigsten Dienste des Internets ist die elektronische Post. Für den niedergelassenen Arzt hat die E-Mail viele Vorteile, zumal nicht nur die eigentliche Nachricht, sondern auch Dateien verschiedenster Formate durch die E-Mail verschickt werden können. Wird an die E-Mail eine Datei als Anlage angehängt, so erhält der Empfänger diese E-Mail inklusive der anhängenden

Datei. Wenn Sie selbst eine E-Mail mit einer solchen angehängten Datei erhalten, können Sie diese aber nur einsehen, wenn Sie die Anwendung haben, mit der die Datei ursprünglich erstellt wurde. E-Mails bieten durch rasche Informationsübermittlung viele Vorteile und können praktisch von jedem Rechner aus, der mit dem Internet verbunden ist, verschickt oder empfangen werden. Sie müssen aber auch hier Vorsorge treffen, dass Sie sich nicht mit überflüssigen Informationen beschäftigen müssen. Sie sollten deshalb den größten Teil Ihrer E-Mails löschen, nachdem Sie diese gelesen und bearbeitet haben. Legen Sie zur Aufbewahrung von E-Mails, die Sie behalten wollen, sinnvoll benannte Ordner an, damit Sie diese jederzeit schnell wieder finden.

Vorgaben: Datensicherheit bei E-Mails

- Versenden von Patientendaten oder Befunden nur mit zertifiziertem Verschlüsselungsverfahren.
- Die elektronische Unterschrift auf der E-Mail bestätigt dem Empfänger die Richtigkeit des Absenders.
- Keine E-Mails von unbekannten Absendern öffnen.
- Jedes Dokument vor dem Öffnen auf Viren überprüfen.
- Beachten, dass die normale E-Mail das Sicherheitsniveau einer Postkarte hat.

In der Praxis können auch die Mitarbeiterinnen oder – in einer Gemeinschaftspraxis – ärztlichen Kollegen Tätigkeiten übernehmen, zu denen die Recherche in medizinischen Datenbanken oder die Übermittlung von Nachrichten mittels E-Mail gehört. Hierzu lassen sich speziell für Ihr Praxisteam entsprechende Assistenz-Zugänge anlegen, sodass auch die Mitarbeiter über eigene E-Mail-Adressen und Passwörter für den Zugang ins Internet verfügen. Fragen Sie bei Ihrem Provider nach.

Vor allem in den USA bieten niedergelassene Ärzte schon seit geraumer Zeit individuelle Beratungen im Internet an. Hierzu können sich die Patienten über das Internet in einer Webpage einloggen (z. B. www.medem.com/default.cfm), geben die Nummer ihrer Kreditkarte an und richten dann die Anfrage per E-Mail an den Arzt. Die Informationen für den Patienten werden dann durch den Arzt mittels E-Mail verschlüsselt verschickt und das Beratungshonorar für den Arzt wird vom Konto des Patienten abgebucht.

E-Mail-Marketing

Gesundheit und Medizin gehören zu den Top-Themen im Internet und zählen zu den Interessengebieten mit den höchsten Zuwachsraten. Zwischenzeitlich wurde eine umfassende Zahl von Gesundheitsdiensten eingerichtet, sodass das Internet von unseren Patienten häufig als erste Quelle für Gesund-

heitsinformationen außerhalb des Arztbesuches genutzt wird. Unsere Patienten finden im Internet umfassende Informationen zur aktuellen medizinischen Forschung und die Möglichkeit, Experten zu speziellen Krankheitsbildern zu befragen. Darüber hinaus existiert eine Vielzahl von Gesundheitsportalen, die neben Informationen zu Fitness und Wellness auch umfassende Diskussionsforen anbieten.
Eine bewährte, individuelle Serviceleistung für den Patienten ist es, diesen per E-Mail-Newsletter über die gesundheitsbildenden Themen zu informieren. Dabei ist jedoch zu beachten, dass Kompliziertes vermieden wird. Vor allem einfache Ideen und Informationen sind glaubwürdig, weil sie transparent sind. Darüber hinaus sind sie leicht zu verstehen, zu behalten und weiterzugeben. Richtig angewendet kann der E-Mail-Newsletter entscheidend dazu beitragen, die Patientenbindung nachhaltig zu erhöhen, Weiterempfehlungen der Praxis zu generieren und die Praxisphilosophie im Patienten zu verankern.

Vorgaben: Newsletter per E-Mail

- Unverlangt zugesandte E-Mails sind nicht zulässig, deshalb Einverständnis unterschreiben lassen.
- E-Mails können vom Patienten nur positiv aufgenommen werden, wenn dieser sie selbst angefordert hat.
- Eine kurze Antwort-E-Mail an die gerade eingetragene Adresse sollte immer erfolgen (Sehr geehrte/r Frau/Herr ... wir danken für Ihr Interesse an unserem E-Mail-Newsletter, den sie von nun an regelmäßig erhalten. Ihr Praxisteam Dr. ...).
- Die E-Mail sollte auch Hinweise enthalten, wie die Adresse des Patienten wieder aus der Liste gelöscht werden kann.

Aufbau einer Literatursammlung

Wer an der medizinischen Forschung aktiv teilnehmen oder als interessierter Arzt über den aktuellen Forschungsstand und neue Ergebnisse in seinem Fachgebiet auf dem Laufenden sein möchte, kommt nicht umhin, sich eine persönliche Literatursammlung aufzubauen. Dies kann mit einer Literaturkartei oder in Form einer elektronischen Datenbank erfolgen. Eine weitere Möglichkeit ist, die Arbeiten zu einem bestimmten Thema in jeweils einer Hängeregistratur-Mappe einzuordnen. Vorteil dieses Portfolios ist, dass alle Informationen zu einem bestimmten medizinischen Thema mit einem Handgriff zur Verfügung stehen. Bei weiter reichendem wissenschaftlichen Interesse sollte jedoch eine elektronische Literaturdatenbank eingesetzt werden. Prinzipiell eignet sich jede Datenbank auch zum Aufbau einer Literaturverwaltung.

Ebenso können Praxiscomputerprogramme neben der Verwaltung der Patientenkartei auch zur Literaturverwaltung eingesetzt werden. Die Universität Düsseldorf stellte bisher eine kostenfreie Literaturdatenbank (LiteRat) zur Verfügung: www.phil-fak.uni-duesseldorf.de/erzwiss/literat/lr-bezug.htlm

Vorgaben: Literatursammlung
- vor jeder Dokumentation erfolgt das Sichten und Lesen der Veröffentlichung
- Bewertung der Veröffentlichung
- nähere Angabe zum Inhalt oder eigenen Kommentar erstellen
- Aufnahme der Studie in die Literaturdatenbank

Literaturrecherche im Internet

Innerhalb kürzester Zeit hat das Internet als Informationsmedium enorm an Bedeutung gewonnen. Hierbei sind aber nicht nur Forschungsinteressen ein wesentlicher Beweggrund für Informationsrecherchen, sondern auch Fortbildungsaspekte und die Möglichkeit, Informationen von Experten für nahezu alle medizinischen Fragestellungen zu erhalten. Darüber hinaus wird durch das Internet der Zugang auf Datenbanken (s. Tab. 23) möglich, deren Nutzung bisher vor allem den wissenschaftlich arbeitenden Kollegen vorbehalten war. Um auch im Internet zuverlässig und qualitativ hochwertige Daten zu erhalten, wird derzeit angestrebt, die medizinischen Internet-Seiten mit einem Qualitäts-Gütesiegel zu versehen. Einige Online-Anbieter von Gesundheitsinformationen haben sich bereits dazu verpflichtet, die Standards der Schweizer **H**ealth-**O**n-the-**N**et-Foundation (HON) zu erfüllen (www.hon.ch). Eine weitere Initiative ist das MedCERTAIN-Siegel der Universität Heidelberg. Das von der Europäischen Union geförderte MedCertain-Projekt (www.medcertain.de) bietet eine technische Variante der Qualitätszertifizierung von medizinischen Informationen im Internet.
Suchmaschinen (s. Tab. 24) sind Programme, die alle erfassten Web-Seiten nach den eingegebenen Suchbegriffen durchsuchen und die Adressen aller Seiten, die diese Suchbegriffe enthalten, anzeigen. Um mit Suchmaschinen effektiv arbeiten zu können, ist die Entwicklung geeigneter Suchstrategien notwendig. Es ist deshalb sehr wichtig, die wesentlichen Regeln bei der Nutzung einer Suchmaschine zu kennen und vor allem auch in der Lage zu sein, die Recherche nach medizinischen Informationen immer weiter einzugrenzen. Zunächst muss man auch zwischen Web-Katalog und Suchmaschine unterscheiden. Für einen Web-Katalog werden die Informationen durch eine Redaktion thematisch erfasst und zum Teil auch bewertet. Reine Suchmaschinen registrieren rund um die Uhr, was im Internet erscheint. Zu diesen gehört auch die Suchmaschine www.google.de.

Medizinische Datenbanken im Internet. Tab. 23

Datenbank	umfasst	Beschreibung
Medline www.ncbi.nlm.nih.gov/pubmed	Gesamtmedizin	weltweit die wichtigste Medizindatenbank; Suchmaschine in der größten medizinischen Bücherei
Dimdi www.dimdi.de	Gesamtmedizin	bietet Recherchemöglichkeiten in Medline und Embase und weiteren medizinischen Datenbanken
Cochrane Library www.cochrane.de	Gesamtmedizin	größte Datenbank zu randomisierten klinischen Studien und systematischen Übersichtsarbeiten
MedPilot www.medpilot.de	Gesamtmedizin	ermöglicht simultane Recherche in zahlreichen Fachdatenbanken

Suchmaschinen im Internet. Tab. 24

Suchmaschine	Adresse	Beschreibung
Dr. Antonius	www.dr-antonius.de	medizinische Suchmaschine
Cambase	www.cambase.de	Suchmaschine für Komplementärmedizin
Google	www.google.de	allgemeine Suchmaschine; bietet Übersetzungshilfe bei englischen Texten
HON (Health On the Net)	www.hon.ch	Qualitätsbeurteilung der Seiteninhalte
Medizinindex	www.medizinindex.de	Datenbank der Medizin-Server Deutschlands
Metager	www.metager.de	Metasuchmaschine über deutschsprachige Suchmaschinen
Metanex	www.metanex.de	Meta-Suchdatenbank; ermöglicht gleichzeitig mehrere Fach- bzw. Literaturdatenbanken abzufragen
Scirus	www.scirus.com	Suchmaschine, die nur wissenschaftliche Websites und Datenbanken durchsucht
Suchfibel	www.suchfibel.de	bietet ausführliche Tipps zur Suche im Internet

7 Zukünftige Konzepte

Durch gesellschaftliche Entwicklungen, Neuerungen des modernen Gesundheitsmarktes und den eindeutigen Tendenzen nach zusätzlichen Qualitätsforderungen in der Medizin werden die wirtschaftlichen Rahmenbedingungen auch für Arztpraxen in Zukunft nachdrücklich verändert. Auch Praxen, denen bisher durch engagierte Service- und Dienstleistungsangebote die Differenzierung von Wettbewerbern gut gelingt, werden sich zukünftig mit einem immer enger werdenden Gesundheitsmarkt auseinander setzen müssen. Die gegenwärtigen Entwicklungen machen es deshalb dringend notwendig, sich in Zukunft diesem zunehmenden Wettbewerb zu stellen und moderne Managementmethoden und Marketinginstrumente neben einer hohen Dienstleistungsqualität einzusetzen und als zentralen Wettbewerbsfaktor anzuerkennen. Da der Arzt selbst immer ein Teil des Praxismarketings ist, sollte er sich in seinem Verhalten an dessen Erfordernissen orientieren. Das bedeutet: Nicht nur die fachliche Qualifikation ist ausschlaggebend für den zukünftigen Erfolg einer Arztpraxis, sondern auch die kommunikativen Fähigkeiten des gesamten Praxisteams und vor allem auch die Voraussetzungen, den Patienten umfassend führen und betreuen zu können. Die Patienten werden zukünftig nicht nur eine gleichmäßig hohe Behandlungsqualität und die schnelle Umsetzung aktuellen medizinischen Wissens fordern, sondern die Bereitschaft, nur standardisierte Dienstleistungen zu erhalten, wird deutlich vermindert. Immer häufiger werden sich insbesondere jüngere Patienten als umfassend informierte und mitverantwortliche Partner der Behandlungsabläufe verstehen. Ursachen dieser Entwicklungen sind vielfältig, aber auch auf den zunehmenden Wettbewerb auf allen Ebenen unseres Gesundheitssystems und die Entwicklung von E-Health, also der Nutzung elektronischer Medien und die Auswirkungen des Internets zurückzuführen. Das Internet als Informationsmedium ermöglicht Zugriff auf professionelle Datenbanken, medizinische Leitlinien, Gesundheitsportale und spezialisierte Seiten für alle Patientengruppen. Durch diese Entwicklung wird das Verhältnis zwischen Arzt und Patient verändert, da E-Health dem Patienten vor allem auch ermöglicht, eine aktivere Rolle zu übernehmen. Der Patient ist ausführlich über sein Krankheitsbild informiert und hat mitunter auch einen Wissensvorsprung gegenüber dem behandelnden Arzt. Alle diese Punkte führen dazu, dass der Arzt und sein Praxisteam die Aktivitäten künftig noch mehr auf die Bedürfnisse, Erwartungen und Ansprüche der Patienten ausrichten müssen. Gleichzeitig gilt es aber, die medizinische Qualität und Wirtschaftlichkeit dieser Leistungen deutlich zu optimieren. Die Dienstleistungsqualität einer Arztpraxis muss deshalb in zunehmenden Maße einer Vielzahl unterschiedlicher Ansprüche gleichzeitig gerecht werden:

- Die Fähigkeit zur Patientenbindung und Entwicklung von patientenorientierten Angeboten wird ein immer wichtigerer Wettbewerbsfaktor sein.
- Patienten wollen in medizinische Entscheidungen und Therapien aktiv einbezogen werden.
- Da der Wissensstand Online-informierter Patienten zunimmt, wird es notwendig, sich als Praxisteam auf diesen Informationsbedarf vorzubereiten. Die neuen Medien bieten vielfältige Möglichkeiten der Information und Kommunikation.
- Für die Präsentation gegenüber den Patienten, Kollegen und Entscheidungsträgern müssen qualitativ hochwertige Medien (Praxisbroschüren, Internet-Auftritt, Veranstaltungen in der Praxis etc.) entwickelt werden.
- Gesundheitsbezogene Aktionen müssen zielorientiert und zielgruppengerecht gestaltet werden.
- Im Mittelpunkt steht die Patientenzufriedenheit, über die die Qualität einer Arztpraxis zukünftig vermehrt gemessen und definiert wird.

Damit die Ausrichtung der Praxis auf diese Anforderungen gelingt, benötigt der Arzt auch engagierte Mitarbeiter, die fachlich gut ausgebildet und im Umgang mit den ihnen anvertrauten Patienten erfahren sind. Die Mitarbeiter der Praxis sind ein wesentlicher und wichtiger Bestandteil des Marketingkonzepts der modernen Arztpraxis. Um die tägliche Arbeit nachdrücklich optimieren zu können und auch wirtschaftlich zu gestalten, ist zunächst jedoch eine sehr genaue Analyse der Abläufe notwendig. Auf dieser Basis kann das Praxisteam dann ein erfolgreiches Marketingkonzept erarbeiten. Aufgabe ist hierbei vor allem auch, langfristige Nachfrage zu schaffen, das heißt, die Praxis muss ihr Angebot direkt auf die einzelnen Patientengruppen ausrichten. Deshalb sollte Praxismarketing immer mit der Ermittlung der Patientenbedürfnisse beginnen. Die Gestaltung des Leistungsangebots einer Arztpraxis kann sich dann vor allem auch nach der Nachfragesituation orientieren. Ziele dieser Marketingstrategien sind:

- Erhöhung der Patientenbindung
- Vertrauensaufbau
- Imagebildung
- Erschließung neuer Patientengruppen

Da die Fragen nach der Leistungsfähigkeit einer Arztpraxis, der Kostenstruktur, Servicequalität und den erzielten Behandlungsergebnissen folglich in den Vordergrund treten werden, gewinnt in diesem Zusammenhang die Frage nach einem umfassenden Qualitätsmanagementsystem auch für Arztpraxen immer mehr an Bedeutung. Vor allem die Zertifizierung eines Qualitätsmanagementsystems wird diesen Wettbewerb fördern und die Veröffentlichung der Zertifizierungsergebnisse wird Patienten, Kostenträgern und der Öffentlichkeit die gewünschte Transparenz liefern. Patienten können hierdurch die Möglichkeiten intensiv nutzen, den besten Leistungserbringer mit dem patientenfreundlichsten Service zu erkennen und diese Praxis, die zudem über optimale Diagnostik- und Therapiemöglichkeiten verfügt als Anlaufstelle zu wählen. Somit wird die Patienten- und Dienstleistungsorientierung zu einer entscheidenden Fragestellung im marktorientierten Gesundheitswesen, weshalb sich niedergelassene Ärzte zukünftig vermehrt auch als Unternehmer verstehen müssen. Dabei erfordert die Erhaltung der Wettbewerbsfähigkeit und somit die Zukunftssicherung einer Arztpraxis die stete Bereitschaft zur Verbesserung der gebotenen Dienstleistungsqualität. Die Basis dieser Zielsetzung wiederum ist neben der notwendigen unternehmerischen Qualität des Praxisinhabers auch die fachliche, soziale und technische Kompetenz des gesamten Praxisteams.

■ Unternehmerische Voraussetzungen

Unternehmerischer Erfolg lässt sich durch umfassende Wirtschaftsanalysen und Praxisanalysen realisieren. Zur wirtschaftlich erfolgreichen Praxisführung bedarf es eines Praxismanagements auch in den Bereichen Controlling, Organisation und Personal. Das Dienstleistungsangebot wird ständig überprüft und korrigiert. Eine Unternehmensphilosophie wird entwickelt, die Einfluss auf das Marketing des Unternehmens Arztpraxis hat.

■ Fachliche Voraussetzungen

Das Fachwissen wird ständig aktualisiert und ergänzt. Optimale Ergebnisse können nur von kompetenten Ärzten und gut ausgebildetem Personal erbracht werden. Qualitätsmanagementorientierte Qualifizierung des Praxisinhabers und seiner Mitarbeiter gilt als Basis für die Ausrichtung der Praxis unter Qualitätsgesichtspunkten. Führungsqualität bedeutet hierbei, Entscheidungen frühzeitig zu treffen, Verantwortung abzugeben und für neue Perspektiven jederzeit offen zu sein. Führungsfähigkeit umfasst somit mehr als die reine Fachkompetenz. In der Kommunikation mit den Patienten muss das Praxisteam ständig bemüht sein, auf die fachliche Kompetenz und das absolvierte Weiterbildungs- und Fortbildungsengagement des Praxisinhabers und der Mitarbeiterinnen hinzuweisen.

■ Soziale Voraussetzungen

Die Mitarbeiterinnen müssen im Umgang mit den Patienten erfahren sein und eine absolut patientenorientierte Dienstleistungsqualität bieten.

Technische Voraussetzungen
Das Leistungsangebot muss sich stets auf dem neuesten und höchsten Stand der wissenschaftlichen Erkenntnis befinden. Die medizinischen Geräte sind auf dem Stand der Technik.

Ist ein Qualitätsmanagementsystem erfolgreich in der Praxis etabliert und das Praxisteam über Jahre hinweg damit zufrieden, dann kann man daran denken, es zu erweitern und Elemente hinzuzunehmen, die aus den Bereichen des Total Quality Management (TQM) kommen. In diesem Zusammenhang gewinnt jedoch nicht nur die Frage nach einem umfassenden Qualitätsmanagement immer mehr an Bedeutung, sondern das Praxisteam muss ein Konzept entwickeln, welches das Leistungsangebot der Praxis um Individuelle Gesundheitsleistungen erweitert und diese letztendlich in ein zukunftsorientiertes Gesamtkonzept integriert. Die Sicherung von Wettbewerbsvorteilen kann nur gelingen, wenn das Praxisteam frühzeitig eigene Stärken und Schwächen vor dem Hintergrund der Chancen und Risiken erkennt und analysiert.
Die skizzierten Darlegungen verdeutlichen, dass in der gesundheitlichen Versorgung ein zunehmender Qualitätswettbewerb zu verzeichnen ist. Deshalb wird es für Arztpraxen unumgänglich, die eigenen Wettbewerbsvorteile im Rahmen des Dienstleistungsmarketing zu sichern und zu erweitern. Insbesondere wird auch die Bewertung der Qualität der angebotenen Leistungen als Unterscheidungsmerkmal immer wichtiger, wobei insbesondere die Aufwand-Nutzen-Relation (Effizienz) angesichts der begrenzten Mittel zukünftig stärker beachtet wird. Neben dem Ziel, durch ein Qualitätsmanagementsystem die interne Organisation der Praxis in allen Bereichen transparenter und effizienter zu gestalten, wird darüber hinaus umfassend dokumentiert, inwieweit sich das Praxisteam systematisch um die Qualitätsfähigkeit der Praxis bemüht.
In der Zukunft des deutschen Gesundheitswesens wird die Diskussion um Qualität und Wirtschaftlichkeit deutlich zunehmen. Die Ursachen hierfür sind vielfältig, unter anderem aber auch durch die demografische Entwicklung der Bevölkerung, Zunahme der Versorgungsangebote, Entwicklungen der Medizin- und Informationstechnologien und die gestiegenen Ansprüche der Bevölkerung an das Gesundheitswesen bedingt. Da bei gleichbleibenden Rahmenbedingungen die steigenden Leistungsausgaben der Krankenkassen nicht durch höhere Einnahmen kompensiert werden können, wird die Basis gesetzlicher Vorgaben eine Senkung oder zumindest die Einfrierung der Kosten bei gleichzeitiger Forderung nach Erhöhung der Qualität der medizinischen Versorgung sein. Um auf diese Herausforderungen adäquat reagieren zu können, sind innovative Konzepte unumgänglich. Deshalb sollte sich jeder Praxisinhaber eindringlicher als bisher fragen, welches die wirklichen Kernkompetenzen seines Erfolgs sind, die es weiterzuentwickeln gilt. Hierbei ist aber immer zu bedenken, dass kleine Schritte keine großen Probleme lösen können, Veränderungen müssen immer leidenschaftlich sein. In diesem Sinne kann ein profes-

sionell geführtes Qualitätsmanagementsystem – das vor allem die Patientenorientierung in den Mittelpunkt der Betrachtungen stellt – nicht nur durch Optimierung der Praxisabläufe zu einer Qualitätssteigerung führen, sondern auch die Wettbewerbsfähigkeit sichern. Der optimale Einsatz verfügbarer Ressourcen wird darüber hinaus zu einer höheren Wirtschaftlichkeit des Unternehmens Arztpraxis führen. Allerdings darf hierbei Qualitätsmanagement nicht als bloßes Marketinginstrument missverstanden werden. Ziel ist vielmehr, neben der Neuausrichtung der Arztpraxis unter Qualitätsgesichtspunkten, die gesamte Leistungsqualität des Praxisteams ständig zu verbessern. Somit wird durch die Implementierung eines Qualitätsmanagementsystems in die Arztpraxis jederzeit gewährleistet, dass die Leistungen des gesamten Praxisteams den vielfältigen Erwartungen gerecht werden und eine überlegene Dienstleistungsqualität auf Dauer gesichert bleibt.

8 Linksammlung

www.aqs.de

Die **A**rbeitsgemeinschaft zur Förderung der **Q**ualitäts**s**icherung in der Medizin (AQS) wurde 1993 gegründet. Die AQS setzt sich paritätisch aus Vertretern der Bundesärztekammer, der KBV, der Deutschen Krankenhausgesellschaft, der Spitzenverbände der gesetzlichen Krankenkassen und des Verbands der privaten Krankenversicherung und der Berufsorganisation der Krankenpflegeberufe zusammen. Die Aufgaben der AQS sind im SGB V geregelt.

www.awmf-leitlinien.de

Die **A**rbeitsgemeinschaft der **W**issenschaftlich-**M**edizinischen **F**achgesellschaften (AWMF; www.awmf.org) wurde bereits 1962 von den seinerzeit 16 medizinischen Fachgesellschaften gegründet, vor allem um über fachübergreifende Fragen zu beraten und gemeinsame Interessen zu vertreten. Nachdem in den USA, Kanada und Großbritannien bereits seit vielen Jahren Leitlinien für die Medizin entwickelt wurden, hat sich der Sachverständigenrat für die Konzertierte Aktion im Gesundheitswesen wiederholt für die Erstellung von Leitlinien ausgesprochen und diese Aufgabe an die AWMF übertragen. In dieser sind zwischenzeitlich 132 wissenschaftliche Fachgesellschaften aus allen Bereichen der Medizin zusammengeschlossen.

www.aezq.de

Die **Ä**rztliche **Z**entralstelle **Q**ualitätssicherung (ÄZQ) wurde auf Beschluss der Vorstände von Bundesärztekammer und Kassenärztlicher Bundesvereinigung 1995 gegründet. Schwerpunkt ihrer Arbeit liegt vor allem auf der kritischen Bewertung von medizinischen Leitlinien. Neben einer umfassenden Hyperlinksammlung zu nationalen und internationalen Leitliniendatenbanken sind auch die Berichte zu den im so genannten „Leitlinien-Clearingverfahren" jeweils behandelten Leitlinien aufgeführt.

www.cambase.de

Eine einfache Suchmaschine, die den Zugang zu komplementären Methoden wie Naturheilverfahren, Homöopathie, Phytotherapie, Traditioneller Chinesischer Medizin und Anthroposophischer Medizin ermöglicht.

www.clinet.de
CliNet hat sich zum Ziel gesetzt, die Kommunikation zwischen medizinischen Einrichtungen, Ärzten und Organisationen des Gesundheitswesens zu fördern. Um dies zu erreichen, wurde eine Plattform geschaffen, die den Erfahrungsaustausch ermöglicht und in der Beteiligte aus allen Bereichen des Gesundheitswesens ihre Kompetenz einbringen können. Darüber hinaus findet sich die fachliche Unterstützung interessensgleicher Experten.

www.cmxs.de
Auf der Homepage des Anbieters für Content-Management-Systeme (cmXs) kann man sich regelmäßig neue, modernste Designs von Internet-Auftritten unterschiedlicher Facharztrichtungen anschauen. Auch inhaltlich und strukturell kann man sich auf den Seiten der Referenzärzte immer wieder nützliche Anregungen holen. Anfragen an M. Taller, Tel.: 0721/4763350.

www.cochrane.de
Das Deutsche Cochrane Zentrum in Freiburg führt seit dem Aufbau des deutschen Cochrane-Web-Servers eine fortlaufende Liste mit relevanten Literaturhinweisen in deutschsprachigen und internationalen Publikationen der Cochrane Collaboration. Es handelt sich hierbei um eine umfangreiche und regelmäßig aktualisierte Literaturliste zum Themenkomplex Cochrane Collaboration, systematische Übersichtsarbeiten, Evidence-based Medicine (EBM) und kritische Literaturrecherche. Die transparente Einbeziehung wissenschaftlicher Literatur und vor allem auch die Qualitätsbewertung von Studien ist die wesentliche Basis dafür, damit niedergelassene Ärzte jederzeit auf wissenschaftlich gesicherte Übersichtsarbeiten zurückgreifen und Evidence-based Medicine im Praxisalltag umsetzen können. Die Cochrane Library enthält systematische Übersichtsarbeiten (Reviews) über verschiedene medizinische Fragestellungen. Das Cochrane Zentrum Deutschland findet sich unter www.cochrane.de/deutsch/index.htlm. Abstracts of Reviews lassen sich auch recherchieren unter www.cochrane.de/cochrane/revabstr/mainindex.htm. Eine zusätzliche Recherchemöglichkeit bietet die Suchmaschine www.ceres.uwcm.ac.uk. Neue medizinische Leitlinien nach den Kriterien der Evidence-based Medicine finden sich unter www.guideline.gov/body_home.asp und www.leitlinien.de.

www.dimdi.de
Im Geschäftsbereich des Bundesministeriums für Gesundheit gehört das **D**eutsche **I**nstitut für **M**edizinische **D**okumentation und **I**nformation (DIMDI) zu den bedeutendsten Anbietern von medizinischen Online-Informationen in Deutschland. Im Internet kann man über DIMDI auf eine Vielzahl medizinischer Datenbanken kostenfrei zugreifen. DIMDI ermöglicht auch, gefundene Titel online (kostenpflichtig) zu bestellen. Dies kann einfach über www.subito-

doc.de, den Bestelldienst der deutschen Bibliotheken, erfolgen. Auch DIMDI stellt die Medline kostenlos zur Verfügung. Die Datenbankvorschau bei DIMDI führt zunächst alle Treffer zu dem eingegebenen Suchbegriff auf, die in den wichtigsten Datenbanken gefunden wurden. Darüber hinaus stellt DIMDI jedem Interessierten einen themenbezogenen Newsletter im Abonnement zur Verfügung. Regelwerke, Nomenklaturen und Klassifikationen lassen sich downloaden. Auch Vorschläge für die Bewertung medizinischer Verfahren und Technologien werden in HTA (**H**ealth **T**echnology **A**ssessment) nach Sichtung durch das Kuratorium der HTA zur Verfügung gestellt.

■ www.evidence.de

Das Wissensnetzwerk evidence.de stellt evidenzbasierte Leitlinien praxisrelevant als Portfolio zu einzelnen Krankheitsbildern zusammen. Ziel des Wissensnetzwerkes ist, das weltweit verfügbare Wissen aus medizinischen Datenbanken, Studien und Leitlinien zu bewerten und sowohl für Mediziner als auch für Patienten verständlich darzustellen. Informationen zur Diagnostik und Therapie unterschiedlicher Krankheitsbilder werden in Flussdiagrammen dargestellt, über einen Link im jeweiligen Flussdiagramm wird die Volltextversion mit den Angaben zur Evidenz sowie Literaturangaben und Studienergebnissen aufgerufen. In einer Patientenleitlinie sind die Inhalte laiengerecht und alltagsrelevant ausgearbeitet.

■ www.freemedicaljournals.com

Eine der vielen Übersichten über frei im Internet zugängliche Journals und Zeitungen findet sich bei Free Medical Journals.

■ www.google.de

Suchmaschinen sind unentbehrlich für die Arbeit im Internet. Google ist derzeit eine der besten Suchmaschinen, die dem Internet zur Verfügung stehen. Die Rangfolge der Treffer wird bei Google nach der Zahl externer Empfehlungen bestimmt. Das heißt, je häufiger eine Website von einer anderen Site aus verlinkt wurde, desto höher ist ihr Wert. Uninteressante Seiten haben deshalb kaum eine Chance, aufgeführt zu werden. Google verknüpft bei der Suche die Suchwörter automatisch mit einem logischen UND. Formulieren Sie Ihren Suchbegriff deshalb möglichst genau und geben Sie mehr als einen Suchbegriff ein. Eine Wendung, die aus mehreren Worten besteht, setzen Sie in Anführungszeichen. Dann listet Google nur Seiten auf, bei denen die Wörter exakt in dieser Reihenfolge auftauchen. Möchten Sie allerdings nur die Seiten angezeigt bekommen, auf denen jeweils nur eins von mehreren Suchwörtern enthalten ist, verknüpfen Sie die Begriffe einfach mit OR. Gefundene Seiten werden dann in einem neuen Fenster geöffnet, wenn Sie auf den Punkt „Einstellungen" neben dem Suchfeld gehen und anschließend auf der folgenden Seite die Option „Öffne für Suchergebnisse neues Browser-Fenster" aktivieren.

- **www.gqmg.de**

Die **G**esellschaft für **Q**ualitäts**m**anagement in der **G**esundheitsversorgung (GQMG) möchte die Entwicklung und Anwendung von Qualitätsmanagement in allen Berufsgruppen und Bereichen der Gesundheitsversorgung fördern und existierende Qualitätsmanagementaktivitäten in den verschiedenen Versorgungsbereichen aufgreifen, unterstützen und dazu beitragen, diese zu koordinieren.

- **www.healthnet-services.de**

Umfangreiches Informationsangebot zu medizinischen Fachgebieten mit News und vielfältigen Angaben zu Diagnosen und Therapien. Über www.google.de ist es auch möglich, englische Originaltexte in Sekundenschnelle ins Deutsche zu übersetzen.

- **www.hon.ch**

Seit langem wird angestrebt, medizinische Internet-Seiten mit einem anerkannten Qualitäts-Gütesiegel zu versehen. Einige Online-Anbieter von Gesundheitsinformationen verpflichten sich bereits, die Standards der Schweizer **H**ealth-**O**n-the-**N**et-Foundation (HON) von 1995 „The Use of the Internet and World Wide Web for Telematics in Healthcare“ zu erfüllen. Der Inhalt der angegebenen Seiten wird von einer Redaktion bewertet. Das HON-Zeichen auf den Artikeln bedeutet demnach, die Seite wurde von der Health-On-the-Net-Foundation bewertet. Eine neuere Form ist das MedCERTAIN-Siegel der Forschungsgruppe Cybermedizin der Universität Heidelberg. Das zugrunde liegende Konzept (www.medcertain.org) ist ein von der EU gefördertes Projekt.

- **www.infoball.de**

Infoball bündelt alle Suchanfragen des Nutzers und recherchiert im „Standard-Account“ kostenlos in zwölf der größten Bibliotheken der Welt und nach Registrierung in bis zu 600 weiteren Bibliotheken. Die gefundenen Titel können dann, soweit sie bei den Lieferanten verfügbar sind, direkt online bestellt werden. Wer sich – ebenfalls kostenlos – mit Namen und Adresse anmeldet, der erhält zusätzlich Leistungen: Der registrierte Benutzer kann sich ein virtuelles Bücherregal anlegen und dort die gefundene Literatur und Sucheinstellungen speichern. Der Nutzer des „Professional-Account“ hat Zugriff auf über 20.000 internationale Fachzeitschriften aller Themengebiete: Abrufbar sind bibliografische Daten, zahlreiche Kurzzusammenfassungen und teilweise Volltexte. Als Portal für Fachinformationen bietet Infoball Zugang zur Fachliteratur weltweit und zu allen Fachgebieten.

- **www.jcaho.org**

Die **J**oint **C**ommision on **A**ccreditation of **H**ealthcare **O**rganizations (JCAHO) hat eines der umfangreichsten Systeme geschaffen, mit dem in den USA externe Überprüfungen und Akkreditierungen von ambulanten und stationären Gesundheitseinrichtungen durchgeführt werden.

- **www.jeder-fehler-zaehlt.de**

Unter dieser Internet-Adresse können Hausärzte anonym über eine gesicherte Internetverbindung über Fehler und kritische Ereignisse in ihrer Praxis berichten. Die Berichte werden dann geprüft, angegebene Fehler und kritische Ereignisse klassifiziert und in eine Datenbank gestellt. Um ein gemeinsames Lernen aus den Fehlern zu ermöglichen, werden die Auswertungen dem interessierten Hausarzt und Fachpublikum zugänglich gemacht.

- **www.kompetenznetze-medizin.de**

Die Kompetenznetze werden vom Bundesforschungsministerium gefördert und sollen nicht nur die Kommunikation zwischen Wissenschaftlern, sondern auch zwischen Forschung und Praxis verbessern. Die Homepage bietet Zugang zu aktuellen Forschungsergebnissen und Datenbanken sowie Kontaktmöglichkeiten mit Wissenschaftlern und Kollegen.

- **www.med-connect.de**

Katalogbasierter Wegweiser zu den weltweit verfügbaren medizinischen Web-Servern. Die thematisch gegliederte Linksammlung wird von einem unabhängigen Ärzteteam redaktionell betreut, sodass die Qualität der Quellen gesichert ist. Den inhaltlichen Schwerpunkt bilden vor allem Quellen, die für den Praxisalltag nützlich sind.

- **www.medline.de**

Medline ist die von Medizinern weltweit am meisten verwendete Datenbank der **N**ational **L**ibrary of **M**edicine (NLM). PubMed (www.ncbi.nlm.nih.gov/pubmed) ist eine Art Suchmaschine der NLM, mit deren Hilfe sich Medline und andere Datenbanken abrufen lassen. Bereits 1971 wurde der erste Online-Zugang eingerichtet, und heute wird Medline im Internet jede Woche mit etwa 7.500 Artikeln aktualisiert.

- **www.medpilot.de**

Dieses neue Suchportal im Internet, ermöglicht mit nur einer Suchanfrage die gleichzeitige Recherche in mehreren verschiedenen medizinischen Datenbanken. Als gemeinsames Projekt der Deutschen Zentralbibliothek für **M**edizin (ZBMed) und des **D**eutschen **I**nstituts für **M**edizinische **D**okumentation und **I**nformation (DIMDI) wird es im Rahmen der Virtuellen Fachbibliotheken von der **D**eutschen **F**orschungs**g**emeinschaft (DFG) gefördert. MedPilot ist speziell auf die Bedürfnisse von Ärzten zugeschnitten und ermöglicht die schnelle und einfache Nutzung des äußerst umfangreichen Informationsangebots von ZBMed und DIMDI über eine einzige Suchoberfläche. Bei Verfügbarkeit ist direkt an die Recherche auch die Dokumentbestellung oder der Onlinezugriff auf Volltexte möglich. Gefundene Buchtitel können außerdem online über eine integrierte Schnittstelle bestellt werden.

- **www.medscape.com**

Das wichtigste englischsprachige Gesundheitsportal für Mediziner. Der Internet-Auftritt bietet eine Fülle an aktuellen Informationen, Meldungen, Referaten und Fortbildungsangeboten (Übersetzung in Deutsch über www.google.de).

- **www.ncbi.nlm.nih.gov/pubmed**

Medline ist eine Datenbank, in der medizinische Fachzeitschriften in umfassender Weise bibliographisch dokumentiert werden. Sie ist die weltweit von Medizinern am häufigsten verwendete Datenbank der **N**ational **L**ibrary of **M**edicine (NLM) in den USA. Das Angebot der NLM zählt zu einem der besten überhaupt im Internet. PubMed ist die Suchmaske, mit der Medline abgerufen werden kann.

- **www.scirus.de**

Scirus ist eine Suchmaschine, die nur wissenschaftliche Websites und Datenbanken durchsucht.

- **www.subito-doc.de**

Kostenpflichtiger Bestelldienst der deutschen Bibliotheken. Subito bietet Zugriff auf weit über eine Million Zeitschriften aus allen Ländern der Welt und allen Wissensgebieten, wobei verschiedene Tarife für unterschiedliche Nutzergruppen und für die Art der Lieferung (E-Mail oder per Post) bestehen.

- **www.zbmed.de**

ZBMed ist die größte medizinische Bibliothek Europas. Ihre Aufgabe ist die Beschaffung, Erschließung und Bereitstellung von wissenschaftlicher Literatur und anderen Medien zu allen Fachgebieten der Medizin, zum Gesundheitswesen sowie zur naturwissenschaftlichen Anthropologie.

Weitere Links

- **www.afgis.de**

Qualitätsstandards für Websites im Gesundheitswesen.

- **www.agmb.de**

Arbeitsgemeinschaft für medizinisches Bibliothekswesen. Übersicht über nationale und internationale Bibliotheken.

- **www.akdae.de**

Arzneimittelkommission der deutschen Ärzteschaft.

- **www.amedeo.com**

Medizinliteraturdienst, der wöchentliche Übersichten der aktuellen wissenschaftlichen Literatur anbietet.

- **www.bqs-online.de**

Bundesgeschäftsstelle für Qualitätssicherung.

- **www.countway.med.harvard.edu**

Neben der National Library of Medicine, eine der größten medizinischen Büchereien der Welt.

- **www.denic.de**

Man kann hier überprüfen, ob ein Domain-Name schon vergeben wurde. Jeder Server im Netz hat eine eigene IP-Nummer, die in den Domain-Name umgewandelt wird.

- **www.destatis.de**

Statistisches Bundesamt Deutschland.

- **www.din.de**

Deutsches **I**nstitut für **N**ormung (DIN).

- **www.ebm-netzwerk.de**

Umfangreiche Informationen zu Evidence-based Medicine, Kontaktadressen zu Arbeitsgruppen, Linkliste.

- **www.efqm.org und www.deutsche-efqm.de**

Selbstbewertungsverfahren nach dem Modell der **E**uropean **F**oundation of **Q**uality **M**anagement (EFQM).

- **www.egms.de**

German Medical Science ist ein interdisziplinäres E-Journal für den Gesamtbereich der Medizin.

- **www.evimed.ch**

Praxisorientierter Forschungs- und Wissenstransfer.

- **www.findmybook.de**

Diese Büchersuchmaschine hilft, neue, gebrauchte und fremdsprachige Bücher zu finden und das günstigste Angebot auszuwählen.

- **www.g-ba.de**

Der Gesetzgeber hat den gemeinsamen Bundesausschuss als neues Gremium der gemeinsamen Selbstverwaltung zum 1. Januar 2004 eingerichtet.

- **www.gbe-bund.de**

Gesundheitsberichterstattung des Bundes.

- **www.gesundheitsziele.de**

Dies ist ein gemeinsames Vorhaben des Bundesministeriums für Gesundheit und Soziale Sicherung und der Gesellschaft für Versicherungswirtschaft und -gestaltung.

- **www.quidelines.gov**

Internationale und US-Leitlinien.

- **www.igelarzt.de**

Das Internet-Portal zum Thema IGeL-Leistungen bietet ständig aktuelle Informationen zu IGeL-Leistungen.

- **www.iso.ch**

International **O**rganization for **S**tandardization.

- **www.ktq.de**

Kooperation für Transparenz und Qualität im Krankenhaus.

- **www.ludwig-erhard-preis.de**

Die Site des Deutschen Qualitätspreises.

- **www.metager.de**

Wichtigste deutsche Metasuchmaschine.

- **www.nccam.nih.gov**

Datenbank des National Center for Complementary and Alternative Medicine des National Institute of Health.

- **www.nejm.org/content/index.asp**

New England Journal of Medicine.

- **www.on-norm.at**

Österreichisches Normungsinstitut (ON).

- **www.snv.ch**

Schweizer Normungsvereinigung (SNV).

- **www.suchfibel.de**

Ausführliche Tipps zur Suche im Internet.

9 Anhang

Glossar

Abweichung
Beschreibt das Fehlen eines oder mehrerer erforderlicher Elemente des Qualitätsmanagementsystems sowie die fehlende Umsetzung und Aufrechterhaltung eines solchen Elements, oder eine Situation, die aufgrund verfügbarer objektiver Beweise Zweifel an der Qualität der Praxis aufkommen lassen würde. Das Auftreten schon einer Abweichung in Zuge eines Audits bedeutet die Nichterfüllung der Normanforderung, d. h. das Zertifikat kann zurzeit nicht vergeben werden.

Akkreditierung
Verfahren, nach dem eine autorisierte Stelle die formelle Anerkennung erteilt, dass eine Organisation kompetent ist, eine Zertifizierung durchzuführen und ein Zertifikat zu vergeben. Durch die Akkreditierung wird sichergestellt, dass das Zertifikat fachlichen Standards entspricht.

Algorithmus
Eine Vorschrift zur Lösung einer Aufgabe in endlich vielen definierten Schritten. Realisierung von Algorithmen in der Informatik sind z. B. Computerprogramme.

Arbeitsanweisungen (AA)
Verbindliche Festlegungen eines Arbeitsablaufes. Arbeitsanweisungen legen fest, welche Tätigkeiten und Verrichtungen wie an einem Arbeitsplatz zu vollziehen sind.

Audit
Aus dem Englischen stammender Begriff, dem im Deutschen „Revision“ oder „Überprüfung“ entspricht. Standardisierte und unabhängige (objektive) Überprüfung eines Qualitätsmanagementsystems. Im Rahmen eines internen Audits führt die Qualitätsmanagementbeauftragte strukturierte und problemorientierte Gespräche mit den Mitarbeitern und der Praxisleitung durch, um festzustellen, inwieweit das Qualitätsmanagement der Praxis umgesetzt wird bzw. vorgegebene Standards erreicht werden. Richtig eingesetzt ist das Audit ein ideales Instrument, um die Weiterentwicklung des Qualitätsmanagement-

systems zu unterstützen und erzielte Verbesserungen zu stabilisieren. Voraussetzung für die Aufrechterhaltung der Zertifizierung nach DIN EN ISO 9001 : 2000 ist die Durchführung von jährlichen externen Überwachungsaudits durch die akkreditierte Zertifizierungsstelle.

■ Audit-Bericht
Dokumentiert zusammenfassend die Ergebnisse eines durchgeführten Audits. Er enthält auditierte Sachverhalte und mögliche Abweichungen, Feststellungen und Empfehlungen.

■ Auditor/Visitator/Visitor
Einige Qualitätsmanagementmodelle arbeiten mit Auditoren, Visitatoren oder Visitoren. Diese bewerten das QM-System der Arztpraxis und überprüfen, ob das Praxisteam die Standards des vorgegebenen Qualitätsmanagementmodells einhält. Ergebnisse und mögliche Verbesserungsvorschläge werden anschließend mit den Mitarbeitern der Praxis besprochen. Das niederländische Visitatie-Modell ist entsprechend organisiert, wobei Ärzte, die mit diesem QM-Modell arbeiten, sich gegenseitig visitieren.

■ Aufbauorganisation
Beschreibt die Organisationsstruktur der Arztpraxis. Darstellbar ist diese z. B. in Organigrammen, aus denen ersichtlich ist, wie die einzelnen organisatorischen Einheiten miteinander verbunden sind. Ferner sind hier die Zuständigkeiten wie Verantwortlichkeiten, Befugnisse und Verteilung der Aufgaben eindeutig geregelt.

■ Auswertungen
Beschreiben die Ergebnisse der regelmäßigen Überprüfung von Informationen, z. B. über die Zufriedenheit unserer Patienten sowie unserer Mitarbeiter. Basis dieser Auswertungen sind demnach die Patientenzufriedenheit, die Ergebnisqualität, die Mitarbeiterzufriedenheit und die Beschwerdestatistik. Alle Auswertungen gehen in den jährlichen Qualitätsbericht des Qualitätsmanagementsystems ein.

■ Benchmarking
Verfahren zum Leistungsvergleich eines Unternehmens mit anderen im Markt befindlichen Anbietern nach einem festgelegten Vergleichsschema. Verglichen werden können Prozesse, Systeme, Produkte und Dienstleistungen gemäß der Kriterien Kosten, Qualität, Zeit, Kundenorientierung, Zufriedenheit etc.

■ Beschaffung
Vorgang beim Einkauf von Produkten unter Berücksichtigung qualitätsrelevanter Gesichtspunkte. Kernpunkte sind neben den festzulegenden Qualitäts-

anforderungen an das Produkt die Auswahl und Beurteilung des Lieferanten und die Wareneingangsprüfung.

■ Beschwerde
Ausdruck der Unzufriedenheit von Patienten (bzw. Kunden), unabhängig von der sachlichen Richtigkeit.

■ Beschwerdemanagement
Standardisiertes Vorgehen bei der Bearbeitung und Bewertung einer Beschwerde. Man versteht darunter das Bemühen des Praxisteams, die Kundenzufriedenheit zu verbessern. Die Patienten müssen hierbei allerdings auch die Gelegenheit erhalten, ihre Unzufriedenheit anonym zu artikulieren.

■ Brainstorming
Methode der Ideensammlung. Das Praxisteam sucht gemeinsam unter der Leitung eines Moderators nach Ideen zur Lösung eines vorgegebenen Problems. Sämtliche Ideen werden schriftlich dokumentiert, systematisiert und von der Gruppe bewertet. Wichtige Regeln für die Durchführung eines Brainstormings sind: keine Kritik, keine Bewertung oder Beurteilung der Einfälle während des Meetings, Entwicklung möglichst vieler Vorstellungen und gedankliche Weiterentwicklung bereits genannter Ideen.

■ Checkliste
Systematisierte Liste der für einen Vorgang bedeutsamen Gesichtspunkte. Ziel des Einsatzes von Checklisten ist es, insbesondere für sich wiederholende Problemstellungen standardisierte Vorgehensweisen anzubieten, die eine vollständige Ausführung von Tätigkeiten garantiert.

■ Cochrane Collaboration
Internationale Organisation von Klinikern, Methodikern und weiterer Wissenschaftler mit dem Ziel, systematische Reviews von randomisierten kontrollierten Studien zu erstellen, zu aktualisieren und systematisch im Gesundheitswesen einzubinden. Das Deutsche Cochrane Zentrum in Freiburg führt seit dem Aufbau des deutschen Cochrane-Web-Servers eine fortlaufende Liste mit relevanten Literaturhinweisen in deutschsprachigen und internationalen Publikationen der Cochrane Collaboration. Die transparente Einbeziehung wissenschaftlicher Literatur und vor allem auch die Qualitätsbewertung von Studien ist die wesentliche Basis dafür, dass niedergelassene Ärzte jederzeit auf wissenschaftlich gesicherte Übersichtsarbeiten zurückgreifen und Evidence-based Medicine im Praxisalltag umsetzen können.

■ **Cookies**
Werden im Internet von den Servern auf den Computer des Anwenders übertragen. Sie liefern dem Server Informationen über das Nutzungsverhalten des Anwenders.

■ **Corporate Identity**
Die unverwechselbare Identität einer Arztpraxis, wie sie sich in Logos und Symbolen darstellt.

■ **DFÜ-Netzwerk (Datenfernübertragung)**
Per DFÜ wird eine Verbindung mit einer entsprechenden Gegenstelle aufgebaut und z. B. eine Labordatenübertragung ermöglicht.

■ **Dienstanweisung (DA)**
Verbindliche Festlegung eines Arbeitsablaufes. Die Dienstanweisung legt fest, welche Tätigkeiten und Verrichtungen wie an einem Arbeitsplatz zu vollziehen sind.

■ **Deutsches Institut für Normung e. V. (DIN)**
Eingetragener Verein mit Sitz in Berlin. Die Normungsarbeit wird in 4.600 Arbeitsausschüssen mit 28.500 Experten geleistet. Das DIN mit seinen verschiedenen Organen ist die autorisierte nationale Vertretung in den Gremien der internationalen und der europäischen Normungsorganisationen.

■ **DIN EN ISO 9000 bis 9004**
Die Bezeichnung besagt, dass diese Norm international (ISO), europäisch (EN für Euronorm) und in Deutschland (DIN) gilt. Die DIN EN ISO 9000 gliedert sich in zwei Teile: Teil 1 gibt Hinweise zur Auswahl und Anwendung der einzelnen Normen und einen Überblick zu qualitätsbezogenen Zielen und Verantwortlichkeiten, Teil 2 liefert einen allgemeinen Leitfaden zur Auswahl und allgemeine Hilfestellungen zur Anwendung der Normen 9001 bis 9003. Von zentraler Bedeutung ist die Norm DIN EN ISO 9001 mit ihren Forderungen an die Qualitätssicherung und Darlegung des Qualitätsmanagementsystems. Die DIN ISO 9002 und 9003 sind hinsichtlich der Zielsetzung gleich, sie befassen sich allerdings weniger mit den Unternehmensaktivitäten. Die DIN ISO 9004 kann mit der Erklärung zu grundlegenden Begriffen und Informationen über die Bestandteile und Elemente von Qualitätsmanagementsystemen als Leitfaden für das Qualitätsmanagement bezeichnet werden.

■ **Dokumentenlenkung**
Umgang mit Dokumenten hinsichtlich der Erstellung, Prüfung, Freigabe, Änderung, Verteilung und Vernichtung. Als Hilfsmittel dient eine Dokumentenliste bzw. Dokumentenmatrix.

Dokumentenliste
Dient der Übersicht über alle internen Dokumente und Daten. Diese werden von den Qualitätsbeauftragten geführt und enthalten folgende Angaben: Art des Dokuments, Erstellung und Freigabe, Verteilung, aufbewahrende Stelle, Archivierung bzw. Vernichtung und Aufbewahrungsdauer.

Effektivität
Eine Maßnahme ist effektiv, wenn sie geeignet ist, das formulierte Ziel zu erreichen

Effizienz
Eine Maßnahme ist dann effizient, wenn eine vorgegebene Wirkung mit minimalem Ressourceneinsatz erreicht werden kann. Das bekannteste Instrument zur Effizienzbestimmung ist die Kosten-Wirksamkeits-Analyse (cost-benefit-analysis).

EMBASE (Excerpta Medica database)
Europäische Datenbank für medizinische Literatur, welche die amerikanische MEDLINE sinnvoll ergänzt.

Ergebnisqualität
Umfasst alle Veränderungen im Gesundheitszustand eines Patienten, die auf die medizinische Intervention zurückzuführen sind.

European Foundation for Quality Management
Die seit 1988 bestehende European Foundation for Quality Management (EFQM) ist ein freiwilliger Zusammenschluss von etwa 800 europäischen Unternehmen mit dem Ziel, durch die Anwendung des Total Quality Management (TQM) die eigene Wettbewerbsfähigkeit nachhaltig zu stärken. Im Rahmen einer Selbstbewertung analysieren die Mitarbeiter selbst ihre Organisation anhand von 9 Hauptkriterien und 32 Unterkriterien. Das EFQM-Modell ist Grundlage der bedeutendsten europäischen Auszeichnung für unternehmerische Spitzenleistungen, dem European Quality Award (EQA).

Evaluation
Bewertung der Wirkungen von Maßnahmen oder Verfahren hinsichtlich vorher festgelegter Kriterien. Auch alle Verfahren zum Qualitätsmanagement müssen evaluiert werden, um ihre Leistung und die Kosten im Kontext des Gesundheitssystems bewerten zu können.

Evidenz (evidence)
Begriff für Informationen aus wissenschaftlichen Studien, die einen Sachverhalt erhärten oder widerlegen.

Evidenzbasierte Medizin (Evidence-based Medicine)
Methode wissenschaftlicher Erkenntnis, die definierte Kriterien für die Wertung wissenschaftlicher Studien hat. Hauptzweck der evidenzbasierten Medizin ist, den Patienten entsprechend der besten zur Verfügung stehenden wissenschaftlichen Kenntnisse zu behandeln.

Flussdiagramm
Technik zur bildhaften Darstellung von Arbeitsabläufen oder Prozessen.

GKV-Modernisierungsgesetz
Das 2003 im Konsens von SPD und Union erarbeitete und am 1. Januar 2004 in Kraft getretene Gesetz sieht eine Reihe von Neuerungen in Sachen Qualität vor. So sollen die Kassenärzte künftig praxisintern Qualitätsmanagement betreiben und die Kassenärztlichen Vereinigungen Qualitätsberichte vorlegen.

Homebanking
Homebanking ermöglicht das schnelle Erledigen von Bankgeschäften online über den Computer.

Implementierung
In Zusammenhang mit der evidenzbasierten Medizin werden hierunter alle Maßnahmen und Instrumente verstanden, die dazu dienen, relevante wissenschaftliche Ergebnisse in der Praxis umzusetzen.

ISO 9000 ff.
Diese internationale Normreihe stammt aus dem Ende der 80er-Jahre und wird ständig weiterentwickelt. Sie gibt Empfehlungen zur Organisation, zum Aufbau, zur Aufrechterhaltung, zur Dokumentation, zu internen und externen Kontrollen sowie zur Zertifizierung von Qualitätsmanagementsystemen. Akkreditierte Zertifizierungsstellen prüfen durch besonders geschulte Auditoren, ob die gesetzlichen und dokumentierten Standards eingehalten werden und bezeugen dies durch Zertifikate. Die ISO 9000 in der Ausgabe 2000 ist eine Weiterentwicklung dieser Norm mit Berücksichtigung von Ergebnismerkmalen und zeigt eine Annäherung an die Modelle des Business Excellence (EFQM, TQM). Wichtigste Änderungen sind die weitaus stärkere Kundenorientierung, die Orientierung an den Prozessen und das Management der Ressourcen. Weit deutlicher als bisher wird die konsequente Verbesserung und Weiterentwicklung des gesamten Unternehmens gefordert.

Joint Commission on Accreditation of Healthcare Organizations (JCAHO)
Organisation in den USA, die externe Überprüfungen und Akkreditierungen von ambulanten und stationären Gesundheitseinrichtungen aller Art durchführt.

KTQ
Kooperation für Transparenz und Qualität im Krankenhaus. Ein von der Bundesärztekammer, dem Verband der Angestellten-Krankenkassen und der Deutschen Krankenhausgesellschaft entwickeltes Zertifizierungsverfahren für Krankenhäuser, das sich an das erprobte Verfahren der Joint Commission in den USA anlehnt und jetzt auch für Arztpraxen verfügbar ist.

Leitlinien
Systematisch entwickelte, wissenschaftlich begründete und praxisorientierte Entscheidungshilfen über eine angemessene ärztliche Vorgehensweise bei speziellen gesundheitlichen Problemen.

Medline
Eine von der US-amerikanischen National Library of Medicine kostenlos bereitgestellte Literaturdatenbank.

Metaanalyse
Statistisches Verfahren, das die Untersuchungsergebnisse einzelner Studien zusammenfasst.

Mitarbeitergespräch
Dokumentiertes Gespräch zwischen dem Praxisinhaber und den Mitarbeitern zu folgenden Themenbereichen: Arbeitsreflexion und Abstimmung der Arbeitsziele, Zufriedenheitsbewertung, Besprechung organisatorischer Probleme, Regelung von Handlungs- und Verantwortungsspielräumen, Stärken- und Schwächenanalyse, Entwicklungsmöglichkeiten und Feststellung des Fortbildungsbedarfs.

Peer Review
Kontrolle und Bewertung des Qualitätsmanagementsystems der Arztpraxis durch Fachkollegen mit gleicher Spezialisierung.

Prozessqualität
Zur Prozessqualität gehören alle Handlungen und Interaktionen, die zwischen Arzt, Praxismitarbeitern und Patienten ablaufen. Hierzu zählt auch die technische Qualität der diagnostischen und therapeutischen Leistungen einer Arztpraxis.

Qualität
Maß für die Güte einer Leistung. Zur Beurteilung der Qualität werden Indikatoren aus verschiedenen Bereichen herangezogen (Struktur-, Prozess- und Ergebnisqualität).

■ Qualitätsbeauftragte der Praxis

Die Qualitätsbeauftragte der Praxis hat die Verantwortung, Befugnis und Qualifikation, die Verwirklichung und Aufrechterhaltung eines mit den Anforderungen der Norm übereinstimmenden Qualitätsmanagementsystems sicherzustellen.

■ Qualitätsberichte

Ab 2004 müssen die Kassenärztlichen Vereinigungen (KVen) Qualitätsberichte veröffentlichen – das sieht das GKV-Modernisierungsgesetz vor. Dabei müssen sie nicht über jede einzelne Arztpraxis Rechenschaft ablegen sondern über die Qualitätsanstrengungen und -erfolge in der Region.

■ Qualitätsmanagement (QM)

Alle Tätigkeiten, die im Rahmen eines Qualitätsmanagementsystems die Qualitätspolitik, die Ziele und Verantwortungen festlegen sowie diese durch Mittel wie Qualitätsplanung, Qualitätslenkung, Qualitätssicherung und Qualitätsverbesserung verwirklichen. Durch das Qualitätsmanagement soll die Qualität der Dienstleistung verbessert werden.

■ Qualitätsmanagementsystem (QM-System)

Zur Realisierung eines Qualitätsmanagements erforderliche Organisationsstruktur, Verfahren, Prozesse und Mittel. Ein Qualitätsmanagementsystem ordnet und strukturiert eine Arztpraxis. Es regelt Verantwortlichkeiten und Befugnisse, legt fest, wie einzelne Tätigkeiten auszuführen sind und wie diese ineinander greifen. Es definiert, welche finanziellen Mittel, welches Personal, welche Anlagen, Einrichtungen, Techniken und Methoden eingesetzt werden. Ein dokumentiertes QM-System schafft Transparenz in der Praxis und sorgt für klare Organisationsabläufe. Jede Praxis muss ein individuelles QM-System entwickeln, das ihren eigenen Bedürfnissen entspricht.

■ Qualitätspolitik

Umfassende Absichten und Zielsetzungen der Praxis zur Qualität, wie sie durch die Praxisleitung formell festgelegt werden.

■ Qualitätssicherung

Alle geplanten und systematischen Tätigkeiten, die innerhalb eines QM-Systems verwirklicht sind. Die Qualitätssicherung verfolgt im Gesundheitswesen das Ziel, die nach dem jeweiligen Stand der Erkenntnisse erreichbare Qualität tatsächlich auch zu erreichen bzw. zu sichern. Qualitätssicherung in der ambulanten Versorgung ist nicht nur Aufgabe der einzelnen Arztpraxis sondern insbesondere der Kassenärztlichen Vereinigung (KV). Diese legt Anforderungen fest, die alle Ärzte einer Region erfüllen müssen, wenn sie eine bestimmte Leistung erbringen wollen.

Richtlinien
Regelungen, die von einer legitimierten Institution erarbeitet und veröffentlicht werden. Richtlinien sind verbindlich.

Standard
Vorgabe qualitativer und/oder quantitativer Art bezüglich der Erfüllung festgelegter Qualitätsforderungen.

Strukturqualität
Beschreibt die zur Verfügung stehenden Ressourcen und Mittel, die organisatorische Umgebung der Leistungserbringung sowie die technischen und finanziellen Voraussetzungen für die Durchführung der Aufgaben.

Suchmaschine
Serviceangebot im Internet, mit dessen Hilfe man bestimmte Seiten und Inhalte finden kann.

Umfassendes Qualitätsmanagement (TQM)
Auf der Mitwirkung aller Mitarbeiter beruhende Führungsmethode, die Qualität in den Mittelpunkt stellt und durch Zufriedenstellung der Patienten auf langfristigen Erfolg sowie auch auf den Nutzen für die Praxisleitung und der Mitarbeiter ausgerichtet ist.

Verfahrensanweisung (VA)
Dokumentiert verbindliche Vorgaben oder Vorgehensweisen.

Wirtschaftlichkeit
Vergleich der Aufwendungen und Leistungen von Maßnahmen im Qualitätsmanagement.

Zentralstelle der deutschen Ärzteschaft zur Qualitätssicherung in der Medizin (ÄZQ)
Gemeinsame Einrichtung von Bundesärztekammer und Kassenärztlicher Bundesvereinigung. Ziele sind die Koordination der ärztlichen Qualitätssicherungsmaßnahmen gemäß Berufsrecht und Kassen-(Vertrags-)arztrecht in enger Zusammenarbeit mit wissenschaftlich-medizinischen Fachgesellschaften.

Zertifikat
Ein Zertifikat ist eine Bescheinigung, die bestätigt, dass ein Unternehmen über ein Qualitätsmanagementsystem verfügt, das den DIN-EN-ISO-Normen entspricht. Die Gültigkeitsdauer des Zertifikats beträgt 3 Jahre, wenn mindestens

einmal im Jahr ein sog. Überwachungsaudit mit positivem Ergebnis durchgeführt wird.

Zertifizierung
Mit der Zertifizierung wird ein Prüfverfahren durch eine anerkannte (akkreditierte) Prüfungsgesellschaft bezeichnet, in dessen Verlauf die Erfüllung von Anforderungen der Normenreihe DIN EN ISO 9001:2000 an die Ausgestaltung eines Qualitätsmanagementsystems bewertet wird. Das Zertifizierungsverfahren beinhaltet in der Regel eine Vorprüfung (Vor-Audit), eine Bewertung der schriftlichen Unterlagen des Qualitätsmanagementsystems (QM-Handbuch) und ein innerhalb der Organisation durchzuführendes Zertifizierungsaudit. Zertifizierung bedeutet den Nachweis, im Rahmen einer unabhängigen, externen Überprüfung bestimmte Anforderungen erfüllt zu haben. Der Gesetzgeber verlangt zwar im GKV-Modernisierungsgesetz, dass die Kassenärzte Qualitätsmanagement betreiben, der Nachweis von Zertifikaten ist aber nicht vorgesehen.

Kontakte und Adressen

CEN
Europäisches Komitee für Normung
Zentralsekretariat
Rue de Stassart 36
B-1050 Brüssel
www.cenorm.de

DEKRA
DEKRA AG
Prüf- und Zertifizierungsstelle
Schulze-Delitzsch-Str. 49
70565 Stuttgart
☎ 0711/786112267
www.dekra.de

DGÄQ
Deutsche Gesellschaft der Ärzte für Qualitätsmanagement
Institut für Med. Biometrie und Epidemiologie der Universität
Bunsenstr. 3
35037 Marburg
www.dgaeq.de

DQS
Deutsche Gesellschaft zur Zertifizierung von Qualitätsmanagementsystemen (DQS)
August-Schanz-Str. 21a
60433 Frankfurt/Main
☎ 069/954270
www.dgq.de

EFQM
European Foundation for Quality Management
Brussels Representative Office
Avenue des Pléiades 15
B-1200 Brussels
www.efqm.org

EQZERT
Europäisches Institut zur Zertifizierung von Managementsystemen und Personal
Auchertwiesenstr. 5
89081 Ulm
www.eqzert.de

EUROCERT
Gesellschaft zur Zertifizierung von Personal- und Qualitätsmanagement-Systemen mbH
Frenzenstr. 6a
50374 Erftstadt

GQMG
Gesellschaft für Qualitätsmanagement in der Gesundheitsversorgung
Tersteegenstr. 3
40474 Düsseldorf
www.gqmg.de

ON
Österreichisches Normungsinstitut
Heinestr. 38
A-1021 Wien
www.on-norm.de

■ **SAS**

Schweizerische Akkreditierungsstelle
Lindenweg 50
CH-3003 Bern-Wabern
www.sas.admin.ch

■ **SNV**

Schweizer Normungsvereinigung
Mühlebachstr. 54
CH-8008 Zürich
www.snv.ch

■ **TGA**

TGA-Trägergemeinschaft für Akkreditierung GmbH
Gartenstr. 5
60594 Frankfurt/Main
www.tga-gmbh.de
Auskünfte über akkreditierte Zertifizierungsinstitutionen

■ **TÜV**

TÜV Südwestdeutschland e. V.
Zertifizierungsstelle
Dudenstr. 28
68167 Mannheim
☎ 0621/395367

Sachverzeichnis